职业教育餐饮类专业教材系列

食品卫生与安全

（修订版）

王亚伟　主　编

董红兵　刘静娜　副主编

科学出版社

北　京

内 容 简 介

本书结合食品卫生与安全的特点，重点介绍食品卫生和食品安全的基础理论及其相关知识，强调实用性和可操作性。书中运用大量案例，介绍了食品卫生的基本理论和食源性疾病对人类可能造成的危害。

全书共分六章和概论，主要包括食品污染、各类食品的卫生、食品添加剂的卫生、食源性疾病与食物中毒、食品卫生安全管理、掺假食品的识别与快速检验。每一章设置知识目标、技能目标、篇首案例、本章小结、思考题、本章推荐阅读书目和相关连接等栏目。

本书可作为高等职业教育、成人教育餐饮管理与服务类专业、食品类专业教材，也可供食品生产和餐饮工作人员参考。

图书在版编目（CIP）数据

食品卫生与安全/王亚伟主编.—北京：科学出版社，2011.8
（职业教育餐饮类专业教材系列）
ISBN 978-7-03-032099-5

Ⅰ.①食… Ⅱ.①王… Ⅲ.①食品卫生-高等职业教育-教材②食品安全-高等职业教育-教材 Ⅳ.①R155.5②TS201.6

中国版本图书馆 CIP 数据核字（2011）第 167043 号

责任编辑：沈力匀 / 责任校对：王万红
责任印制：吕春珉 / 封面设计：汇瑞中

科 学 出 版 社 出版
北京东黄城根北街 16 号
邮政编码：100717
http://www.sciencep.com

新科印刷有限公司印刷
科学出版社发行 各地新华书店经销

*

2011 年 8 月第 一 版 开本：787×1092 1/16
2021 年 1 月修 订 版 印张：13 3/4
2021 年 1 月第六次印刷 字数：332 000

定价：**42.00 元**
（如有印装质量问题，我社负责调换〈新科〉）
销售部电话 010-62134988 编辑部电话 010-62135235（VP04）

前　　言

　　食品卫生与食品安全的基本理论和基本技能是食品专业、烹饪专业以及相关专业学生和科研人员、工程技术人员的必修课程。本书是根据高职高专人才培养目标编写的，也可以作为中等职业学校及相关专业学生和其他相关专业科研、技术人员的参考书。

　　我们组织了几位多年从事营养与食品卫生教学、科研和检验工作的高职高专院校教师参与本书的编写。力求根据学生的专业特点和基础知识背景，从应用的角度，较系统地阐述食品卫生与食品安全的基本理论和技能。本书主要内容包括：概论、食品污染、各类食品的卫生、食品添加剂、食源性疾病与食物中毒、食品卫生安全管理、掺假食品的识别与快速检验。为了方便读者了解国家食品营养政策和膳食的营养计算，我们在书后还附有《中华人民共和国食品安全法》和《中华人民共和国产品质量法》。

　　本书的编写力求以素质为基础，以能力为本位。重视基础，对必需的基础知识、基本理论做了较为系统的介绍，为学生日后的进一步学习和发展打下了良好的基础。同时也注重实践，课前准备案例导入，使学生带着问题学，提高学生的学习兴趣；课后有本章总结和思考题，使理论更贴近实际，以此增强学生的应用能力。再者，强调可读性，在正文中加入了一些小知识、小资料、小阅读和案例，在拓宽教材所涉及的知识面的同时，也增加了教材的趣味性。

　　本书由郑州牧业工程高等专科学校王亚伟主编，武汉商业服务学院董红兵和郑州牧业工程高等专科学校刘静娜为副主编。全书共分7部分，其中概论和第四章由郑州牧业工程高等专科学校王亚伟编写；第一章由武汉商业服务学院董红兵编写，第二章由郑州牧业工程高等专科学校马柯编写，第三章由郑州牧业工程高等专科学校刘静娜编写，第五章由郑州牧业工程高等专科学校王近编写，第六章由郑州牧业高等专科学院李然然编写，附录部分内容由王亚伟收集，全书由郑州牧业工程高等专科学校王亚伟统一通稿并校对。

　　本书是在烹饪专业、酒店管理专业、食品工程专业数年教学经验教训的基础上改编的，在本书编写过程中，我们征求过一些高职高专食品工艺、食品检测、烹饪和酒店管理专业教师的意见和建议，也曾在本校和兄弟院校的食品和烹饪专业教学活动中试用，并根据这些师生的建议做了修改。对此，我们深表谢意。

　　由于作者水平有限、经验不足，加之时间仓促，不妥之处在所难免，敬请广大读者批评指正。

目　　录

概　论

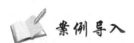 案例导入

河南双汇"瘦肉精"事件

2011年3月15日，中央电视台对"健美猪"的真相进行了暗访揭秘，其中最引人关注的是，"健美猪"的肉已经流入著名品牌"双汇"的生产线上。3月16日11点5分，双汇集团在其网站上发出正式声明，对中央电视台报道正面承认，称双汇集团对媒体报道高度重视，已召开高层会议研究部署调查处理工作。对此事给消费者带来的困扰，双汇集团深表歉意并将召回全部问题产品。声明还表示，双汇集团要求下属所有工厂，进一步加强对采购、生产、销售各环节的质量控制，严格把关，确保产品质量。并将积极配合政府职能部门，开展对此次事件所涉及的各个环节的全面检查。声明还说，食品安全是一个系统工程，双汇集团将进一步强化对产业链上下游的控制力，确保食品安全。

食品是人类社会赖以生存和发展的最基本的物质条件，食品安全状况直接关系着广大人民群众的身体健康和生命安全。近年来，随着我国经济的高速发展，生活水平的不断提高，人们不再为温饱问题而担忧，对食品的要求不只追求数量，而更多是讲究质量。自国际上连续发生"疯牛病"、"O-157大肠杆菌食物中毒"、"二噁英"等食品安全事件后，尤其是近期国内出现的"瘦肉精"、"三聚氰胺奶粉"、"反式脂肪酸"、"假冒阿胶"以及最近台湾地区出现的"塑化剂"风波等问题，食品安全又成为人们关注的焦

点。因此，深入了解食品安全的危害因素，熟悉食品安全问题产生的环节，建立科学的食品安全管理体系，对确保人类健康具有十分重要的意义。

一、食品与食品卫生的概念

根据我国《食品安全法》的规定，食品是指各种供人食用或饮用的成品或原料，以及按照传统既是食品又是药品的物品，但是不包括以治疗为目的的物品。食品是可供人类食用或饮用的物质，包括加工食品、半成品和未加工食品，不包括烟草或只作药品用的物质。

食品是维持人体生命活动的物质基础，它供给人体所需的各种营养素，满足人体的能量需求，保障人体的健康。但有时食物中有可能含有或者被污染一些有毒、有害的因素，从而引发食源性疾病，危害人体健康与生命。随着社会进步和人民生活水平的逐步提高，人们日益关注食品的安全与卫生问题，食品卫生与安全已成为重要的公共卫生问题。

我国《食品工业基本术语》中将"食品卫生"定义为：为防止食品在生产、收获、加工、运输、贮藏、销售等各个环节被有害物质（包括物理、化学、微生物等方面）污染，使食品有益于人体健康、质地良好所采取的各项措施。

《食品卫生通则》对"食品安全"的定义是"当根据食品的用途进行烹调或食用时，食品不会使消费者健康受到损害的一种保证"。"食品安全"（或称食品质量安全）就是指食品质量状况对食用者健康、安全的保证程度。用于消费者食用或饮用的食品，不得出现因食品原料、包装等问题或生产加工、运输、贮存过程中存在的质量问题而对人体健康、人身安全造成或可能造成任何不利的影响。食品的质量安全必须符合国家法律、行政法规和强制性标准的要求，不得存在危及人体健康和人身财产的不合理危险。食品安全是对最终产品而言，而食品卫生是食品安全的一部分，是对生产过程而言。"食品安全"的另一个含义是指一个国家或社会的食物保障，即是否有足够的食物供应。为避免混淆，后者多称为粮食安全。

安全性是任何食品的第一要素，获得营养和安全的食品是每个公民的权利。食品的不安全因素主要有以下几种情况：原本就存在于食物中的有毒物质，如大豆中有害成分、蘑菇中的毒素；食物在种植、养殖和生产过程中带入的有毒物质，如农药残留物、兽药残留物等；食品加工时有意或无意添加到食品中的添加物，如滥用添加剂等；食品在贮运中产生的有毒物质，如大米中的黄曲霉毒素等。

食品的安全性是一个相对和动态的概念，随着时间的推移和科学技术水平的提高，对食品安全性的认识可能会发生改变，比如对一些有毒、有害物质我们目前还未能评价其危害性或未能检出有害成分。人类消费的任何一种食品要保证绝对安全（危险性为零）几乎是不可能的。必须认识到，食品中的化学成分，无论是天然的还是添加的，不仅无法证明它是绝对安全的，而且也不可能达到绝对安全的目标。实际上食品天然的或添加的某种成分，只要摄入量充分大和食用时间足够长，都会在一些人身上引起有害的结果，也就是说所谓"安全"是相对的。绝对安全性，甚至是人们可以接受的安全性，是不能简单地在所有的环境下对所有的人都能达到的。

对于食品生产或安全管理者来说，"食品安全"是指在可接受危险度下不会对健康造成损害。虽然食品中的危害总是存在的，但危险性不仅有高有低，还可以采取一定的预防措施控制或减少危害。食品安全管理者的任务就是将发生食品对消费者健康损害事件的危险性减少到尽可能低的程度。

"食品卫生学"就是研究食品中可能存在的、威胁人体健康的有害因素及其预防措施，提高食品卫生质量，保护食用者安全的科学。食品卫生学研究的内容主要有：食品中可能存在的有害因素的种类、来源、性质、含量水平，对人体健康的影响、作用机制、检测方法、管理以及预防措施等，食品卫生学的研究方法包括生物学方法、调查统计方法和行政与法制监督管理方法等。

二、食品安全性评价

食品的安全性评价主要目的是评价某种食品是否可以安全食用。具体就是评价食品中有关危害成分或者危害物质的毒性以及相应的危险性程度，这就需要利用足够的毒理学资料确认这些成分或物质的安全剂量。食品安全性评价在食品安全性研究、监控和管理方面具有重要的意义。

食品安全的危害是食物链中可能对健康产生有害影响的，食品中的生物、化学或（和）物理因素或状态。这些危害是可影响食品安全和质量（腐败）的不能接受的污染物、细菌，或是食品中产生、存留的如毒素、酶或微生物的代谢产物等不可接受的物质。

食品安全性评价是在人体试验和判断识别的基础上发展起来的。食品安全性评价中采用的毒理学评价适用于评价食品生产、加工、保藏、运输和销售过程中使用的化学和生物性物质，以及在上述过程中产生的、污染的有害物质，也适用于评价食品中其他有害物质。

食品安全性毒理学评价程序通常有 4 个阶段：①急性毒性试验；②遗传毒性试验，传统致畸试验，短期喂养试验；③亚慢性毒性试验（90d 喂养试验、繁殖试验、代谢试验）；④慢性毒性试验（包括致癌试验）。

现代食品安全性评价除了进行传统的毒理学评价研究外，还需有人体研究、残留量研究、消费水平（膳食结构）和摄入风险评价。

三、近年来国际国内重大食品安全事件

经过多年的发展，我国的食品供给格局发生了根本性的变化：品种丰富，数量充足，供给有余。在满足食品数量需求的同时，质量却存在着严重不足。随着经济日益全球化和国际食品贸易的日益扩大，危及人类健康、生命安全的重大食品安全事件屡屡发生、令人防不胜防。新技术影响食品品质，环境恶化导致农牧渔产品受到污染，以及境外食品安全问题可能影响我国食品安全问题等，成为人们关注的热点。全世界的政府都致力于改善食品安全性。这些努力是对不断增长的食品安全问题以及消费者的日益关注做出的反应。

（一）国外主要的食品安全事件及其影响

1. 国外主要的食品安全事件

1）疯牛病

1986 年在英国发现，20 世纪 90 年代流行达到高峰。2000 年 7 月英国有 34 万个牧场的 17 万多头牛感染此病，已屠宰焚毁 30 多万头，流行趋势于 90 年代后期明显下降，但发病率每年仍以 23％的速度增加，并由英国向西欧、全欧和亚洲扩散，受影响国家超过 100 个。有科学家推测处于潜伏期的病人约 50 万人，发病后表现为进行性痴呆，记忆丧失，共济失调，震颤，神经错乱，最终死亡。

2）二噁英

1999 年，比利时、荷兰、法国、德国相继发生因二噁英污染导致畜禽类产品及乳制品含高浓度二噁英的事件。二噁英是一种有毒的含氯化合物，是目前世界已知的有毒化合物中毒性最强的。它的致癌性极强，还可引起严重的皮肤病和伤及胎儿。

3）O-157 事件

自 1996 年 6 月从日本多所小学发生集体食物中毒事件而发现元凶为"O-157"大肠杆菌以来，日本全国至当年 8 月患者已达 9000 多人。其中 7 人死亡，数百人住院治疗。"O-157"是一种长约 0.2‰mm、宽约 0.1‰mm 的杆菌。"O"是德语对这种细菌称谓的第一个字母。大肠杆菌因其抗原抗体反应不同，截至目前被分为 173 种。"O-157"于 1982 年被美国科学家定为第 157 种而得名。感染上大肠杆菌"O-157"的患者往往都伴有剧烈的腹痛、高烧和血痢。病情严重者并发溶血性尿毒症症候群（HUS）和脑炎，危及生命。"O-157"引起的食物中毒事件近年来不仅在日本，而且在美国以及欧洲、澳洲、非洲等地也发生过。据美国疾病控制和预防中心估计，"O-157"在美国每年可造成 2 万人生病，250～500 人死亡。

4）丙烯酰胺

2002 年 4 月，瑞典斯德哥尔摩大学的科学家发布一项研究报告指出，包括炸薯条在内的多种油炸淀粉类食品中含有致癌物质丙烯酰胺。这份报告指出，1kg 炸薯片的聚丙烯酰胺含量是 1000μg，炸薯条是 400μg，而蛋糕和饼干中的含量则为 280μg。丙烯酰胺这种物质人们并不陌生，在诸如塑料和染料等许多材料中都有使用。动物试验证明它有致癌危险，但 2002 年以来的多项研究却又陆续证实，在对土豆等含有淀粉的食品进行烤、炸、煎的过程中也会自然产生丙烯酰胺，这就逐渐开始掀起了一场新的食品安全风波。

5）日本福田周边地区食品放射性污染事件

日本于当地时间 2011 年 3 月 11 日 13 时 46 分发生里氏 9.0 级地震并伴发海啸，进而引起核泄漏。日本政府 21 日曾宣布，由于检测到核辐射污染超标，福岛、木厉木、群马、茨城 4 县的菠菜，以及福岛的原奶，禁止上市。23 日，首相营直人又宣布将限制农产品种类范围继续扩大。福岛县除菠菜外，增加菜花、白菜等 11 个蔬菜品种禁止食用和上市。茨城的原奶和西芹也被拉入了黑名单。

据日本共同社报道，日本厚生劳动省 23 日宣布，福岛县产的卷心菜、花椰菜等 11

种蔬菜中检测出的放射性物质大大超过《食品安全法》中设定的暂定基准。厚劳省已呼吁民众暂时不要食用这些蔬菜。

日本厚生省透露，被检测出放射性物质最多的蔬菜若连续 10 天每天食用 100g，所受到的辐射量相当于一个人在自然情况下一年所受辐射量的一半。厚生省同时指出，"如果持续食用这样的蔬菜，有可能超过一般人受辐射的安全限度。"

2. 食品安全问题造成的后果

1) 经济损失

食品安全事件造成的经济损失十分可观。英国自 1986 年公布发生疯牛病以来，仅禁止牛肉出口一项，每年就损失 52 亿美元。为彻底杜绝"疯牛病"而不得已采取的宰杀行动损失 300 亿美元。比利时发生的二噁英污染事件不仅造成了比利时的动物性食品被禁止上市并大量销毁，而且导致世界各国禁止其动物性产品的进口，这一事件造成的直接损失达 3.55 亿欧元，如果加上与此关联的食品工业，据估计其经济损失达 13 亿欧元。日本 2011 年地震伴发海啸以及引起的核泄漏事件造成的经济直接损失直接导致其当年的 GDP 下降了 1 个百分点。据 2011 年 3 月 21 日日本共同社 20 日报道，日本民间智库与 5 家证券公司日前公布的估算报告显示，这场大地震对该国经济造成的损失预计最高达 16 万亿日元（约合人民币 1.3 万亿元）。

2) 政治后果和贸易纠纷

比利时政府因二噁英事件，使欧洲乳、鸡、牛肉等食品的出口在全球范围内受困，而造成内阁倒台。2001 年德国因疯牛病导致卫生部和农业部部长辞职。欧洲消费者当前反对转基因食品在很大程度上是反映了对政府的不信任。从国际上的教训来看，食品安全问题的发生不仅使所在国在经济上受到严重损害，还可以影响到消费者对政府的信任，乃至威胁社会稳定和国家安全。

（二）国内主要食品安全事件及原因

1. 国内主要食品安全事件

过去的几年，我国进入食品安全事件多发期，有毒农副产品、有毒加工食品不计其数：福寿螺、多宝鱼、陈化粮、红心鸭蛋、抗生素蟹、避孕丸蛇、孔雀石绿鱼、哮喘药猪、石蜡瓜子、硫磺竹笋、大头奶粉、死猪腊肉、铅催乌骨鸡、地沟油、二氧化硫黄花菜、高浓度甲醇白酒、铝超标薯片、问题油条、工业盐泡菜、化学鸡蛋、敌敌畏咸鱼、塑料白饭鱼、头发酱油、陈化大米、工业漂白剂"吊白块"粉丝……。2010 年以来，一些在大众中反映强烈的食品安全案例包括一滴香、反式脂肪酸、地沟油等，尤其近期出现的漯河双汇食品的瘦肉精事件，都严重影响了我国居民的身心健康。

2. 我国食品安全问题频发的原因

当前食品安全领域之所以屡屡出现问题，无外乎下列几方面的原因：一是在当前食品安全管理体制中仍然存在部门职责重叠、管理职权紊乱及管理体制不顺的问题，食品安全工作涉及国家多个部委，在具体的行政执法工作中，难免会出现因职权重叠而产生相互推诿的情形，难以做到分工配合上的顺畅协调；二是政府管理部门缺乏有效的预警、监督、管理和惩戒机制，未能形成一张涵盖与统领食品安全整个生产流程的监督管理网络；三是我国的食品安全信用体系还未建成，加之制假、造假、售假的违法成本较低，所以仍有部分企业在利益驱动和侥幸心理驱使下进行着种种丧失商业道德甚至违法犯罪的活动；四是由于食品安全信息不对称，作为食品传播链的终端，消费者仍是市场中的弱势群体，维权成本相对偏高，无法起到推动食品行业健康发展的作用。五是技术层面的原因：包括生产规模太小而且分散。我国有 1 亿多农户进行分散、非规范化生产，包括所有的初级农产品，鸡、鸭、鱼、肉、奶、蛋等，"瘦肉精"问题就与养猪户非常分散有关。另外，假冒伪劣和不安全食品概念没有区分开来。有很多假冒食品实际上不会对消费者的健康构成危害，哪怕是潜在危害，比如上海的"染色馒头"。还有，消费者和媒体的食品安全意识与维权意识增强。各部门监管力度加大，以致一些长期存在，而一时没有发现的问题暴露出来，也使得近期食品安全问题曝光率增加，比如双汇"瘦肉精"事件。

四、食品安全管理的主要对策

1. 世界卫生组织的全球安全战略

2000 年 5 月第 53 届世界卫生大会的决议（WHO 53.15）在 WHO 的历史上首次将食品安全列入全球公共卫生的重点领域。并于 2002 年提出 WHO 全球食品安全战略计划。目标——降低食源性疾病对健康及社会的影响。措施：

（1）加强食源性疾病监测体系。

（2）改进危险性评价方法。

（3）创建评价新技术产品安全性的方法。

（4）提高 WHO 在法典中的科学和公共卫生作用。

（5）加强危险性交流和宣传。

（6）增进国家、国际协作。

（7）在发展中国家加强职能部门的建设。

2. 改善和提高我国食品安全水平的主要对策

（1）加强国家食品安全控制系统，包括人力建设与各部门之间的分工。

（2）持久开展食品污染和食源性疾病的监测，为摸清食品污染和食源性疾病的现状和评价控制措施有效性提供科学依据。

（3）将危险性分析用于食品安全立法，包括标准的制定。这是 WTO 有关协定中特别强调的，只有这样才能做到基于科学和协调一致。

（4）大力加强实验室检测能力。这是摸清食品污染和食源性疾病的现状和在国际贸易中保护国家利益的技术保障。

（5）强调企业的自身管理。因为从农场到餐桌的食物生产和消费的全过程中，企业应为食品安全的主体。

（6）建立有效保证食品安全的卫生监督体制和技术支撑体系。

（7）重视宣传教育。包括对政府部门、企业和消费者的广泛、持久的宣教。

五、学习食品卫生学的必要性和意义

随着人们生活水平的不断提高，食品卫生越来越受到社会的重视。近些年来，我国餐饮业和食品行业整体卫生状况虽然得到不断改善，但实际问题依然较为突出，食品卫生已成为我国广大消费者投诉的热点问题，同时也是制约我国餐饮业和食品行业健康繁荣发展的难点问题。其原因是多方面的，忽视食品卫生知识的教育培训是其重要因素之一。

1. 食品卫生在食品生产和餐饮经营中的现实状况

在我国经济持续稳定发展的大环境中，历经多年的努力和积累，我国餐饮业和食品行业步入了快速发展的新阶段。已成为国民经济新的增长点和国家扩大内需的重要支柱之一，但食品卫生问题依然是我国餐饮业和食品行业健康发展的重要制约性因素。虽然"清洁卫生是厨房的灵魂"、"饮食卫生是餐饮经营的命脉"早已成为国际餐饮界颇为熟知的经营常识，但"不干不净，吃了没病"、"眼不见为净"的陋习如今在国内一些餐饮从业人员和食品加工从业人员心目中仍然根深蒂固，众多饮食店的厨房和食品加工车间依然存在着诸多卫生问题。

2. 食品卫生在教育培训中的现实地位

古人云："饮食之道，关乎性命，治之之要，唯洁唯宜。"食品卫生知识是食品及相关行业工作中的重要内容，食品卫生状况是衡量社会文明程度的重要标志。食品卫生知识的培训和教育，兼有"公民社会公德宣传"和"行业专业素质提升"的双重功能。在我国中等职业学校和全日制高职高专的烹饪专业教学计划中，分别开设有"饮食营养与卫生"和"烹饪卫生学"等相关课程，劳动部门也规定食品（烹饪）卫生是烹饪职业技术培训的必修内容。就中外对比而言，差距甚为明显。例如，在日本的食品卫生法规中专设有调理师法，规定必须学习食品学、营养学、食品卫生学、公共卫生学、烹调理论与实践等课程，其中三门卫生课程占总学时的1/6。在我国全日制高职高专的酒店管理专业和本科旅游管理专业酒店管理方向的课程设置中，食品营养与卫生课程教学学时通常为48～54学时，有的甚至将其列为专业选修课。社会越进步，文明越发展，人们对饮食卫生的要求就越高，切实重视食品卫生知识教学，是我国旅游餐饮业人员、食品从业人员素质提升、行业健康发展以及与国际接轨的时代需要。

3. 食品卫生在高等教育和职业培训中的重要意义

俗话说："民以食为天"。饮食是人类社会的第一要义，是人类生活中最普遍也是最根本的事情。食品卫生对每一个人都极为重要，它不仅直接影响着个人的身体健康甚至生命安全，同时也影响着整个社会的国民素质。对食品从业人员和餐饮工作者来说，踏踏实实地搞好食品卫生，不仅是真正落实"为人民服务"行业宗旨的真实体现，也是一项基本义务和责任。

1）有利于提高对"病从口入"的认识

虽然"病从口入"对于人们而言已是一个耳熟能详的生活气息很浓的普通词汇，但众多的普通消费者对"病从口入"含义的理解却较为片面和肤浅，大都停留在望文生义的表面化阶段。通过规范系统的食品卫生知识学习，可使食品（餐饮）从业人员对致病性食品污染物的来源、种类及其对人体危害的形式、预防措施等专业知识的了解和认识更趋全面、合理、深刻，进而以专业化的认识，促进严肃化的观念，以更好地保证食品安全。

2）有利于加深对"防病重于治病"的认识

"以防为主"是食品卫生学贯彻的基本方针，与古人"不治已病治未病"、"治无病之病"的主张一脉相承。因为饮食卫生问题对人体健康甚至生命安全的威胁而导致的损失是多方面的，也是惨痛的。WHO提出的"不要死于无知"的格言，警示人们：治病只是迫不得已的最后抉择，防病才是富于智慧的理想首选。通过规范系统的食品卫生知识学习，有利于真正认清"防病"和"治病"的轻重缓急和主次先后，强化"勿以善小而不为"和"防思于未然"的责任意识，在食品（餐饮）实践工作中更自觉地重视并搞好食品卫生。

3）有利于提高对"食品卫生与合理烹调"相关性的理解

卫生、营养和感官性状是合理烹调的三要素，其中，卫生是合理烹调的第一要素，是最基本的要素。现实生活中，色、香、味、形作为菜点质量最常用的评价指标可谓妇孺皆知，"以味为核心"的论调在国人尤其是餐饮界已成为一种权威性的定评，对食物感官性状重要性的强调似乎已经超出了食物食用性的本质属性。定调中过于感性化的认识容易淡化对食品的第一要素——安全卫生的重视，进而导致我国餐饮业中"大错不少，小错不断"式的饮食卫生问题。通过规范系统的食品卫生知识学习，有利于加深对"食品卫生是合理烹调第一要素"的认识，正确地把握感性思维和理性思维的平衡，以更好地推动餐饮的科学化发展。

4）有利于提高对"食品卫生与国民素质"相关性的理解

与食品卫生密切相关的国民素质主要包括思想道德素质和躯体健康素质两个方面：一方面，食品（餐饮）从业人员是国民群体的组成部分，搞好食品卫生是食品（餐饮）从业人员职业道德的重要内容，食品卫生状况的好坏，是食品（餐饮）从业人员思想道德素质的直观反映，也是食品（餐饮）人力资源综合素质的一面镜子。另一方面，存在卫生问题的食物，可能使消费者患上食源性疾病，从而损害消费者的身体健康，削弱消费者者身体素质。通过规范系统的食品卫生知识学习，有利于深入理解"食品卫生与国民素质"之间的密切关系，明白"人人为我，我为人人"的基本道理，从而立足于行业情感和社会责任的高度，自觉严肃卫生观念，维护窗口形象。

5）有利于培养和强化餐饮实践工作中良好的职业习惯和卫生行为

课堂有助于营造一种氛围，氛围有助于形成相关意识，意识有助于指导一种行动并养成一种习惯。在课堂理论教学中，于理性的说教之间融入鲜活的实例，以增强教学的震撼力；在操作实践训练中，于感性的体验之间加强细致的要求，以增强实训的实效性。通过规范系统的食品卫生知识学习，经过一段知行互动的过程后，有利于养成良好的职业习惯，为今后的实践工作打下良好的基础。

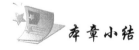 本章小结

　　本章主要从食品安全方面阐述了食品与人体健康的关系。讲述了食品、食品卫生、食品卫生学、食品安全等基本概念，揭示了目前我国居民食品卫生现状、近年来国际国内重大食品安全事件、我国食品安全问题频发的原因以及食品安全管理的主要对策。另外还阐述了学习食品卫生知识的必要性和意义，目的是为了使学生学习这门课程建立起最基本的概念。

思考题

1. 名词解释

　　食品卫生、食品卫生学、食品安全。

2. 基本概念

　　（1）学习食品卫生知识的必要性和意义。

　　（2）掌握食品安全性毒理学的评价程序。

　　（3）了解近年来国际国内重大食品安全事件。

　　（4）了解我国食品安全问题频发的原因。

　　（5）掌握食品安全管理的主要对策。

 推荐书目

　　食品卫生与安全. 2004. 汪志君. 北京：高等教育出版社.

　　食品营养与卫生. 2006. 曾翔云. 武汉：华中师范大学出版社.

 相关连接

　　中华首席医学网 http：//www. shouxi. net

　　聪慧网 http：//www. edu. hc360. com

　　人民网 河南视窗 http：//www. hnsc. com. cn/

　　凤凰网财经 http：// finance. ifeng. com/news/special/shchouwen/20110317/3688693. shtml

第一章 食品污染

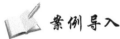 **案例导入**

几起著名的食品污染事件

（1）水俣病事件：1853～1856年日本熊本县水俣市因石油化工厂排放含汞废水，人们食用被汞污染和富集了甲基汞的鱼、虾、贝类等水生生物，造成大量居民中枢神经中毒，死亡率达38%，汞中毒者达283人，其中60余人死亡。

（2）富山痛痛病事件：1855～1872年日本富山县神痛川流域，因锌、铅冶炼厂等排放的含镉废水污染了河水和稻米，居民食用后中毒，1872年患病者达258人，死亡128人。

（3）爱知米糠油事件：1868年日本北九州市爱知县一带，因食用油厂在生产米糠油时，使用多氯联苯作脱臭工艺中的热载体，这种毒物混入米糠油中被人食用后造成中毒，患病者超过10000人，16人死亡。

第一节 概　　述

一、食品污染的概念

所谓食品污染是指食品从原料的种植、生长到收获、捕捞、屠宰、加工、贮存、运输、销售到食用前整个过程的各个环节，都有可能被某些有毒有害物质介入食品而使食品的营养价值和卫生质量降低或对人体产生不同程度的危害。简言之，有毒有害物质进入正常食品的过程，称为食品污染。任何有损于食品的安全性和适宜性的生物或化学物质、异物或非故意加入食品中的其他物质均被称为食品的污染物。

二、食品污染的分类和特点

根据污染物的性质，食品污染可分为以下三个方面。

1. 生物性污染

食品的生物性污染是指由有害微生物及其毒素、病毒、寄生虫及其虫卵、昆虫及其排泄物等对食品的污染造成的食品安全问题。其中包括微生物、寄生虫及虫卵和昆虫都可造成生物性污染。

1）微生物污染

微生物污染主要有细菌及其毒素，霉菌与霉菌毒素、病毒。

致病菌：包括能引起食物中毒、人畜共患传染病以及其他以食品为传播媒介的致病菌。

非致病菌：包括仅能引起食品腐败变质并可作为食品受到污染标志的非致病菌。

危害：这些微生物富含分解各种有机物质的酶类，在各种酶的作用下，分解食品中蛋白质、脂肪及碳水化合物产生一系列复杂的变化，可使食物的感官性能改变，营养价值降低，甚至引起严重腐败变质、霉烂，完全失去食用价值。

细菌污染是食品加工、销售过程中重要污染来源之一，主要来自食品从业人员不洁的手、工具、容器、设备以及不合理的工艺等。

病毒的污染：主要是病毒性肝炎病毒、脊髓灰质炎病毒和口蹄疫病毒，其他病毒不易在食品上繁殖。

2）寄生虫及其虫卵对食品的污染

常见虫卵有蛔虫、绦虫、中华枝睾吸虫卵及旋毛虫卵等通过病人病畜的粪便污染水体或土壤后，再污染食品或直接污染食品。

3）昆虫的污染

昆虫污染主要有粮食中的甲虫、螨类和蛾类以及动物性食品和某些发酵食品中的蝇蛆等。

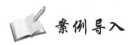 案例导入

中山部分镇区肝吸虫感染率高达四成

2010 年 1 月 16 日，据卫生部、广东省卫生厅调研发现，中山阜沙镇在一次为老年人提供的免费体检中，居然查出有三成老人都患有肝吸虫病，这是一个触目惊心的数字。

随后，国家卫生部门发布了当年第六次食品卫生预警公告，提醒市民慎防生吃水产品导致食源性寄生虫病。同时，有消息称，佛山有超过 100 万人由于吃生鱼片感染了肝吸虫病，更令人忧心的是，中山市阜沙镇个别村的肝吸虫感染率已经高达 30%～40%。究其原因，在于当地人对于食用生鱼的偏好，而充分提高居民对肝吸虫的警惕，已成当务之急。

人食生鱼容易长肝吸虫，肝吸虫病可致肝癌。

生物性污染的途径大致是：

（1）原料污染。食品原料在采集、加工前表面往往附着细菌，尤其在原料破损之处大量聚集。当进行洗涤、烫漂、煮制、注液等工艺处理时，若使用未达到国家饮用水标准的水，可以引起加工食品的污染，而且不洁净的水是微生物污染食品的主要途径及重要污染源。

（2）直接接触污染。从业人员的手、工作衣、帽，如不经常定期清洗消毒，就会有大量的微生物附着而污染食品；鼠、蝇及蟑螂等一旦接触加工食品，其体表与消化道内大量微生物会给食品造成污染。

（3）生产车间内外环境污染。空气中的微生物及其黏附在灰尘上的飞物，均可沉降于食品造成污染。

（4）用具与杂物的污染。如原料包装物品、运输工具、加工设备和成品包装容器及材料等未经消毒就接触食品，可带有不同数量的微生物，使食品遭受污染。

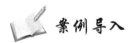 案例导入

国际大酒店食物中毒事件"元凶"已经查到

2008年10月4日绍兴国际大酒店发生严重食物中毒事件。中毒事件发生后，市卫生监督所、市疾控中心联合采集国际大酒店婚宴留样食品、尚存剩余食物和病人呕吐物、粪便等共88份样品送市疾病预防控制中心实验室进行化验。7日上午10时市疾病预防控制中心报告，送检的病人呕吐物、粪便等59份样品中检出38份致病菌——副溶血性弧菌。同时，在国际大酒店冷菜间3名厨师的肛拭样品中检测出副溶血性弧菌。由此可以认定，该中毒事件是一起由副溶血性弧菌污染食品而导致的群体性细菌性食物中毒事故。

2. 化学性污染

食品的化学性污染是指由各种有害金属、非金属、有机物、无机物对食品的污染而造成的食品安全问题。目前，危害最严重的是化学、农药、兽药、有害金属、多环芳烃类如苯并（a）芘、N-亚硝基化合物等污染物。

1）来自生产、生活和环境中的污染物

（1）农药污染。熏蒸剂、杀虫剂、除草剂、杀菌剂等农药。若使用不当或使用过量都会造成食品受到污染或在食品中有一定残留。

（2）工业"三废"污染。工业生产排出的废水、废气和废渣中所含有的各种有毒物质首先会污染水中生物、农作物、牧草等，进而污染各种食品。

（3）兽药在动物性食品中蓄积。

2）食品添加剂的污染

食品添加剂污染是指不合乎卫生要求的食品添加剂或添加剂使用不当而造成的食品污染。多见于添加剂本身含有的杂质作为有害物质而进入食品。

3）食品容器、器械、工具、包装材料、运输工具等的污染

质量不合乎卫生要求的食品容器、器械、工具、包装材料、运输工具等，其中含有

不稳定的有害物质可转移到酸性食品或油状食品中。装过有害化学物质的容器、包装材料若未经彻底洗刷与消毒处理即存放食品也可造成污染。

4）掺假、制假过程中加入的物质

食品中掺假、制假过程中所加入的物质也会造成食品污染，如在粮食制品中加入"吊白块"，硫磺熏制馒头等可造成食品甲醛、SO_2 的污染。

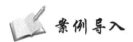 **案例导入**

岳阳县饮用水源发生砷污染　8万多居民用水受影响

2009 年 9 月 8 日 15 时，岳阳市环境监测中心站在对岳阳县城饮用水源新墙河水质进行水质例行监测时，发现砷超标 10 倍左右。新墙河是岳阳县城 8 万多居民的自来水取水口。

经连夜排查，发现污染源为临湘市一化工厂废水池发生的泄漏，致使大量高浓度含砷废水流入新墙河。目前，肇事企业已被急令关停，通过各种技术手段，污染源已彻底切断。环保总局有关负责人说，今后凡发生此类突发性环境污染事件，环保总局都将在第一时间派出工作组奔赴现场处置事件并及时向公众发布。

3. 物理性污染

食品的物理性污染是指食品生产加工过程中混入食品中的杂质超过规定的限量，或食品吸附、吸收外来的放射性物质所引起的食品安全问题。这些危害的来源有可能是原材料或包装材料中的外来物质，也可能是加工过程或工人操作带入的外来物，或者是设计或维护不好的设施和设备。

（1）来自食品产、贮、运、销过程的污染物。如粮食收割时混入的草籽、液体食品容器中的杂物、食品运销过程中的灰尘及苍蝇等。

（2）食品的掺假、制假。如粮食中掺入的沙石、肉中注入的水、奶粉中掺入大量的糖等。

（3）食品的放射性污染。食品中放射性物质主要来源于宇宙射线和地壳中的放射性物质，即天然本底。而核试验及和平利用原子能产生的放射性物质即人为的放射性污染，均可污染食品。某些鱼类能蓄积重金属，同样情况下也蓄积金属的同位素。目前食品实际污染情况主要以半衰期较长的 ^{137}铯和 ^{80}锶为最严重。特别是半衰期长的 ^{80}锶多蓄积于骨骼内，影响造血器官，并且不易排出，对人体健康有严重危害。某些海底动物如软体动物特别容易蓄积 ^{80}锶。牡蛎能蓄积大量 ^{85}锌，某些鱼类能蓄积 ^{55}铁。

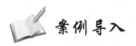 **案例导入**

德国 1/8 矿泉水铀元素含量超标

据来自柏林的消费者权益保护组织的调查结果显示，德国 1/8 的矿泉水铀元素含量超标。其中包括一些著名且价格昂贵的品牌，比如雀巢旗下的圣沛黎洛和毕雷。铀是一种放射性元素，其化学特性对人类、尤其对孩子的肾脏损害极大。

三、食品污染的特点

1. 污染物的性质

食品污染日趋严重及普遍，其中化学性物质的污染占主要地位。尤其是化肥、农药、兽药、有害金属、多环芳烃类如苯并（a）芘、N-亚硝基化合物等污染物日趋严重。

2. 污染方式

污染物质可从一种生物到达另一种生物而最后进入人体，其过程形成一条锁链关系，称为食物链。污染物从一种生物转移到另一种生物时，浓度可以不断积聚增高，称谓生物富集作用，这些食物尤其是动性食品，因居于食物链较高层次，故受到的污染程度也较严重。以致轻微的污染过程经生物富集作用后，可对人体造成严重危害。

3. 食品污染的危害

（1）急性中毒。食品被大量的病原微生物及其产生的毒素或化学物质的污染，进入人体后可引起急性中毒。

（2）慢性中毒。食物被某些有害物质污染，其含量虽少，但由于长期连续地通过食物进入人体，也可引起机体的慢性损害。

（3）致突变作用。食品中的某些污染物能引起生殖细胞和体细胞的突变，不论其突变的性质如何，一般认为都是这些化学物质毒性的一种表现。

（4）致畸作用。某些食品污染物在动物胚胎的细胞分化和器官形成过程中，可使胚胎发育异常。

（5）致癌作用。目前具有或怀疑有致癌作用的物质有数百种，而与食品污染有关的有多环芳烃、芳香胺类、氯胺类、亚硝胺化台物、黄曲雷毒素等天然致癌物以及砷、镉、镍、铅、铬等。

第二节　生物性污染

一、细菌性污染与食品腐败变质

（一）常见细菌性污染的菌属及其危害

天然食品内部一般没有或很少有细菌，食品中的细菌主要来自生产加工、贮运、销售、烹调等环节的外界污染。

污染食品的细菌有致病菌、条件致病菌和非致病菌三类。致病菌污染食品后能使人致病，如伤寒杆菌、痢疾杆菌等；条件致病菌在通常条件下并不致病，当条件改变时，特别是当人体抵抗力下降时，就有可能致病，这些细菌有变形杆菌、大肠杆菌等；非致病菌一般不引起疾病，但它们与食品的腐败变质有密切关系，而且又是评价食品卫生质量的重要的指标，这些细菌往往使食品出现特异的感官性状，如假单胞菌属、微球菌属等。另外有的细菌会产生毒素，如金黄色葡萄球菌可产生葡萄球菌毒素，这些毒素具有很强的毒性，能引起食源性疾病，严重者可致人死亡。

食品的细菌污染是造成人类食源性疾病最常见的原因，在目前发生的食物中毒事件中，细菌性食物中毒人数最多，造成的危害也十分严重。

（二）食品细菌污染指标及其卫生学意义

1. 卫生指标菌

反映食品卫生质量的细菌污染指标有两个方面：菌落总数和大肠菌群。

1）菌落总数（或称细菌总数、杂菌总数）

菌落总数是指食品检样经过处理，经一定条件下培养后（如培养基成分、培养温度与时间、pH、需氧性质等），在被检样品的单位质量（g）、容积（mL）或表面积（cm^2）食品中所含能在严格规定的条件下培养所生成的细菌菌落总数，但不考虑其种类。

它是食品的一般卫生指标。菌落总数主要作为判断食品被污染程度的标志，也可以预测食品的耐保藏性。

2）大肠菌群

大肠菌群是指一群能发酵乳糖、产酸、产气、需氧和兼性厌氧的革兰氏阴性无芽孢杆菌。包括肠杆菌科的埃希氏菌属、柠檬酸杆菌属、肠杆菌属和克雷伯菌属。

由于大肠菌群都是直接或间接来自人与温血动物的粪便，在食品中检出大肠菌群时，可推断食品中是否有污染肠道致病菌的可能，即大肠菌群也可以作为肠道致病菌污染食品的指示菌。

2. 致病菌

致病菌是严重危害人体健康的一种指标菌，有时专指"肠道致病菌和致病性球菌"，国家卫生标准中明确规定各种食品中不得检出致病菌。

食源性细菌病原体是引起人类食源性疾病的重要原因，食品公共卫生上有重要意义。常见的食源性细菌病原体主要有：空肠弯曲菌、耶尔森氏菌、沙门氏菌、志贺氏菌、大肠杆菌、弧菌、蜡样芽孢杆菌、李斯特氏菌、产气荚膜梭菌、肉毒梭菌、金黄色葡萄球菌、布氏杆菌。

（三）防止细菌污染对食品危害的措施

1. 防止细菌对食品的污染

（1）严格贯彻执行生产加工过程中的各项卫生制度和措施。生产设备与输送带在每个班次完工时，清理冲洗完后还可采用低浓度的漂白粉澄清液 300mL/kg 左右的浓度喷洒进行消毒。

（2）原料必须彻底清洗与认真挑选使原辅材料的卫生质量提高，以利于良好的杀菌效果，而装盛容器必须在使用前洗净消毒。

（3）各工序认真掌握原料按先后顺序而加工的原则，以防积压酸败（前期腐败）。缩短工艺流程，使少量微生物在未能大量繁殖前即进入杀菌缸，并设专人进行调动顺次杀菌及防止漏杀菌。加强对原辅材料及生产设备的细菌、半成品的芽孢数进行检验，要及时发现和防止腐败菌的变败。

（4）必须按照规范要求严格防止交叉污染。加工荤、素二种以上类别的产品及生、熟食品应分开；半成品、成品与原料应分开；同一产品要求在同一车间内进行，预煮后的半成品不要露天运输，防止外来污染。

（5）食品生产车间的门、窗应设有严密的防蝇装置（例如纱门、纱窗等），车间进口处设有自动的或脚踏式洗手池，加工禽肉类洗手应用的热水洗涤剂和酒精，进口处还应设有鞋子、运输车辆专用的清洗消毒设施，这些设施是防止与减少微生物污染的重要途径。

（6）车间内要有专职清洁工，每班次生产结束后应加强对设备清洗，对门、窗、墙裙、地面和下水道要进行彻底清洗，防止蚊蝇滋生和微生物的生长繁殖。

（7）食品加工车间不要存放与生产无关的杂物以及个人生活用品，避免微生物与杂质的污染。

2. 控制细菌的生长繁殖和产毒

对影响细菌生长繁殖、产毒的主要环境因素，如温度、时间、水分等应采取相应的控制措施，常用冷冻、冷藏法抑制食品中细菌的增殖，用盐腌、糖渍等提高食品渗透压的方式，或以脱水保藏等方法以抑制细菌的繁殖和产毒。

3. 彻底杀灭病原菌或去除其毒素

严格遵守杀菌规程，控制灭菌温度和时间。在烹饪过程中保证煮熟煮透，熟食品存放较长时间如再度食用前，应在食用前彻底加热后再食用。以彻底杀灭食品中的微生物。

二、霉菌、霉菌毒素及酵母对食品的污染

1. 概况

霉菌种类很多，广泛分布于自然界，大多数对人体无害。

霉菌毒素是某些霉菌的产毒菌株污染食品后产生的有毒代谢产物。目前已知的霉菌毒素约 100 种以上。霉菌和霉菌毒素对人体的健康造成的危害极大，同时据全世界统计每年平均约有 2% 的谷物因霉变不能食用，造成巨大的经济损失。

使实验的动物致癌的霉菌毒素主要有黄曲霉毒素、黄米毒素（黄天精）、杂色曲霉素、岛青霉毒素、展青霉素、红矢精、环氯素，除此还有橘青霉素、皱褶青霉素、黄绿青霉素等。其中污染及危害最大的是黄曲霉毒素。

2. 霉菌的危害

霉菌在食品中大量生长繁殖，可引起食品色、香、味、形等感官性状恶化、营养价值降低或失去，甚至还带来霉菌毒素及产生腐败变质，这种现象称为食品的霉变或霉腐。

食品中常见霉菌有曲霉属、青霉属、毛霉属、根霉菌、镰刀菌属、酵母属。曲霉、青霉往往是食品霉变的前兆，而根霉属和毛霉属的出现往往表示食品已经霉变。曲霉、青霉易产生致癌性霉菌毒素，对人体健康带来更大的危害。镰刀菌的某些种可以引起小麦、水稻等产生病害，有些使果蔬发生腐败，有些还是人和动物的致病菌。

3. 霉菌的生长及产毒条件

1）水分

水分对营养物质的吸收是必需的，霉菌生长只限于潮湿的环境中。许多霉菌在相对湿度 85%～100% 的条件下生长良好，当相对湿度降至 80%～85%，霉菌生长缓慢甚至停止。霉菌所需的水分活度比细菌和酵母菌略低，但 A_w 降至 0.7 以下，一般霉菌也不

能生长。粮食中含水量如在 17%~18%，则是霉菌繁殖与产毒的理想条件。

2）温度

一般霉菌的最适生长温度为 20~28℃，小于 10℃ 和大于 30℃ 时生长显著减弱。在 0℃ 几乎不生长。但个别品种能耐低温，能在冰冻条件下生长而引起冷藏肉类的腐败。

3）氧

大多数霉菌是严格的需氧菌，而大多数酵母则能借助无氧呼吸获得能量。

4）pH

霉菌适宜在 pH 为 4~6 的食物中生长。霉菌的营养要求较低，只要有糖及少量氮、无机盐即可，因此极易在含糖的饼干、面包、粮食类食品上生长。

5）基质

霉菌在天然食品上比在人工合成的培养基上更易繁殖。但不同的霉菌菌种易在不同的食品中繁殖，即在不同的食品中出现的霉菌以一定的菌种为主，如玉米和花生中黄曲霉及其毒素检出率高，小麦和玉米中以镰刀菌及其毒素污染为主，青霉及其毒素主要在大米中出现。

6）抗热能力

绝大多数霉菌不耐热，因此可以用将食品置于 60℃ 加热 10min 的方法予以杀灭。

7）食品中霉菌生长综合性控制措施

食品中霉菌生长综合性控制措施包括干燥（晒干、红外线干燥、使用吸湿剂）、低温、隔氧、使用防腐剂等。

影响霉菌繁殖和产毒的重要因素是天然基质中的水分和放置环境中的相对湿度。

4. 黄曲霉毒素的毒性

黄曲霉毒素属于剧毒物质，其毒性比氰化钾还高，其中以 AFB_1 毒性最大。人摄入大量黄曲霉毒素可发生急性中毒。当微量持续被摄入人体，也可造成慢性中毒。

黄曲霉毒素主要作用于肝脏，出现中毒性肝炎，中毒症状为食欲差、呕吐、发热，继之出现黄疸、腹水、下肢浮肿，甚至死亡。黄曲霉毒素持续摄入可造成的慢性毒性，其主要表现是生长障碍，肝脏出现亚急性或慢性损伤及致癌。我国及部分亚非国家的肝癌流行病学调查资料表明，凡肝癌发病率高的地区，食物中黄曲霉毒素污染也较严重，实际摄入量也较多。

黄曲霉毒素 B_1 具有最强的致癌作用。黄曲霉毒素还可引起染色体畸变和 DNA 损伤。动物实验证明长期摄入低浓度的黄曲霉毒素或短期摄入高浓度后均可诱发肝癌，此外还诱发胃癌、肾癌、泪腺癌、直肠癌、乳腺癌、卵巢及小肠等部位的肿瘤，至少 8 种动物证实这一结果。

黄曲霉毒素对幼畜、禽，尤其新生幼畜禽及雄性特别敏感。各种动物对它的敏感的程度如下：雏鸭＞雏火鸡＞雏鸡＞仔猪＞小牛＞幼马＞羔羊。动物的敏感性可因种类、年龄、性别以及营养状况等不同而有差异，各种动物中雏鸭最敏感。

5. 防霉去毒措施

黄曲霉毒素耐热，加热到 280℃ 时才会发生裂解而被完全破坏。所以一般性的加热烹调很难破坏黄曲霉毒素。紫外线可对低度黄曲霉毒素有破坏作用。

1）防霉

防霉比去毒更重要。由于霉菌的生长需要一定的气温、相对湿度、食品的含水量及氧气，如能及时有效地控制其中之一，即可达到防霉的目的。如此下述几个方面应加以考虑：

（1）控制粮食水分。粮谷收获后，应及时在阳光下晾晒、风干、烤干或密封加吸湿剂，使迅速干燥致含水量减少稻谷至13%以下，大豆11%，干果35%，玉米12.5%，花生8%以下。

（2）控制粮库的相对湿度。粮库必须设有良好的通风设备，贮粮前，库房做好降温降湿准备，使相对湿度不超过70%，贮存温度降至10℃以下，即可有效地防止粮食霉变。

（3）保持粮谷组织结构的完整性。作物在收获贮运过程，保持谷粒、花生、豆类、硬果等外壳完整无破损，可有效地防止霉菌的侵染。

（4）化学熏蒸剂及γ射线照射防霉。目前美国等许多国家正利用环氧乙烷进行粮食杀霉，环氧丙烷用于调味料、淀粉等保藏，而食品包装、水果防腐和冷库刷漆中可加2-(4-噻唑)苯并咪唑以防霉，效果较好且安全，但这类防霉剂必须按规定剂量及方法使用。

2）去毒

（1）物理去毒。剔除霉粒、碾磨、搓洗。剔除花生、玉米、豆类的霉粒是去毒的最好办法，采用剔除方法，往往可使黄曲霉毒素含量显著下降。碾磨加工可将大部分集中于米糠层和谷皮、胚层的黄曲霉毒素去除一部分，清水搓洗4次可去毒30%。

（2）植物油加碱去毒。在油脂精炼过程用1%NaOH碱炼去毒，碱可使大部分黄曲霉毒素破坏，可使花生油$AFTB_1$由5500mg/kg降至10~14mg/kg。

（3）物理吸附法。利用活性白陶土和活性炭等吸附剂加入含有黄曲霉毒素的植物油中搅拌、静置后，毒素可被吸附。

（4）氧化剂去毒。臭氧可使$AFTB_1$全部破坏。

（5）生物学解毒。近年来据研究，橙色黄杆菌、米根菌、无根根霉等可使牛奶、花生油、酱、玉米等食品中的黄曲霉毒素全部迅速破坏，但食品中营养物质也被菌体消耗。

（6）山苍子去毒。用中药山苍子或山苍子胶丸均可除去毒素。

（7）采用芳香油熏蒸解毒技术。用芳香油以常温贮藏、自然熏蒸的解毒技术，经8个月常温熏蒸，解毒常可达80%以上，能使含黄曲霉毒素800mg/kg的花生仁和花生粉毒素含量降至20mg/kg以下。

（8）其他方法。紫外线照射、高温高压处理及盐炒法等可降解部分黄曲霉毒素。

三、寄生虫对食品的污染

寄生虫就是寄生在人或动物体内的有害生物，可诱发人畜共患病和其他食源性疾病。所以，寄生虫是食品卫生检验的重要项目。

1. 与食品安全关系密切的寄生虫

与食品安全关系密切的寄生虫以蠕虫类为常见，如吸虫、绦虫、线虫等。其中猪带绦虫（包括囊尾蚴）、旋毛虫、肝片形吸虫、弓形虫原虫等常寄生于畜肉中，鱼贝类中常见的寄生虫有华枝睾吸虫（肝吸虫病）、阔节裂头绦虫、猫后睾吸虫、横川后殖吸虫、异形吸虫、卫氏并殖吸虫、有棘颚口线虫、无饰线虫等，而姜片虫则常寄生于菱角、茭白、荸荠等水生植物的表面，蔬菜瓜果则可引起蛔虫病的传播，生食鱼片（生鱼干）则易得肝吸虫病。

2. 防止寄生虫污染的措施

（1）消灭传染源。在人畜共患寄生虫病的发病地区，要积极做好家畜饲养卫生工作。禁止用人粪喂猪。采用泔脚养猪的地区，要煮熟后喂食。提倡圈养，要加强防鼠、灭鼠措施。

（2）防止线虫对水产品危害的措施。通过选择特定的渔场、特定的种类或特定的年龄组来避免捕获已污染线虫的鱼；挑选并去除已感染线虫的鱼或从鱼体中去除线虫，例如按照一个对光检查的项目表剔除；应用不同的加工技术杀死鲜鱼中的线虫。

（3）保护易感人群。大力开展卫生宣传教育，改变不卫生的生活习惯，注重个人卫生，饭前便后要洗手。不吃生的或半生不熟的食品，不吃腌制不透的鱼、虾、醉蟹、咸蟹等水产品，不吃不洁的生菜和瓜果，不吃生的菱角、荸荠等水生植物。

（4）切断传播途径。饲养家畜及其他动物时，不喂饲食生鱼或生的动物内脏等废弃物，淡水鱼养殖要禁止用人粪作饲料。

四、昆虫、螨类和有害动物的污染

食品生产企业及仓贮、经营场所中的苍蝇、蟑螂及甲虫等昆虫和老鼠等动物是造成食品污染、传播疾病、引起食物中毒的主要媒介，对食品安全卫生是一种严重的危害，应采取严密的防范和杀灭措施。

蟑螂是食品工厂和食品服务设施内最为普遍的一类害虫，也是重要的家庭害虫，它以厨房为主要栖息场所，不仅污染食品留有臭味，更重要的是传播各种病原菌，危害人体健康。此外，蟑螂还带有某些过敏性的物质，使人接触后会发生哮喘和过敏性鼻炎。蟑螂是一种四季都有的害虫，必须实施持续不断的卫生操作，使用化学药剂防治和保持环境卫生都是必要的防治措施。

各种滋生的害虫，如甲虫、蛾类、蛆污染并损害食品，使食物感官性状恶化，营养价值降低，甚至完全失去食用价值，而且有些寄生昆虫的粪便中含有毒物质，对肝脏人体具有毒性。昆虫对粮食的侵害可使其在胚芽及糊粉层中的维生素 B_1 显著减少，虫害能加快营养素物理化学性质劣化的速度，可使食物贮藏温度上升，甚至超过 45℃。

当人食用被螨类污染的白糖或其他食品后，螨虫侵入人体肠道，可损害肠黏膜而形成溃疡，引起腹痛、腹泻、肛门灼烧等症状，即为肠螨病。螨虫侵入肺部可引起肺螨病，侵入泌尿系统可引起尿路感染等。

老鼠能传播鼠疫、流行性出血热、钩端螺旋体病、地方性斑疹伤寒等疾病，严重危害人类的健康。

五、食品的腐败变质

食品的腐败变质泛指食品在微生物为主的各种因素的作用下所发生的，包括食品营养成分与感官性状的各种酶性、非酶性变化，从而使食品卫生质量降低、丧失食用价值的一切变化。例如鱼、肉、禽、蛋的腐臭、粮食的霉变、蔬菜水果的溃烂、油脂的酸败等。

1. 食品腐败变质的原因

食品的腐败变质是以食品本身的组成和性质为基础，在环境因素影响下，主要由微生物的作用而引起的；它们综合作用的结果决定着食品是否发生变质以及变质的特征和程度。

1）食品本身的组成和性质

动植物在宰杀或收获后一定时间内其所含酶类要继续进行一些生化过程，如肉、鱼类的后熟、蔬菜水果的呼吸等。食品组织中的酶类主要会引起食品组成成分的分解，加速腐败变质。

食品的营养成分构成、水分含量、pH 及渗透压等对食品中微生物的繁殖、菌相构成及优势菌种均有重要影响，从而决定食品腐败变质的进程及特征。

（1）营养成分。例如含蛋白质丰富的鱼、肉、禽、蛋及大豆制品，常以腐败菌为优势菌种，以蛋白质腐败为其基本特征；含碳水化合物多的食物在细菌和酵母的作用下，以产酸发酵为其基本特征；而油脂等以脂肪为主的食物，因不适于微生物的繁殖而主要是在理化因素作用下发生酸败。

（2）食品中水分含量。是影响微生物繁殖及引起腐败变质的重要因素，一般情况下食品的 A_w 值越小，微生物越不易繁殖，食品越不易腐败变质。干燥和高渗透压食品不利于微生物的生长，甚至可以引起微生物脱水，因而有利于食品的防腐。

（3）pH。多数细菌、霉菌、酵母的最适 pH 在 6.0 左右，而 pH＜4.5 时常可抑制多种微生物的生长。但耐酸性微生物可分解食物中酸性物质使 pH 升高，从而为一般微生物的增殖提供适宜条件，引起微生物相的变化，促进腐败变质。

（4）食品组织的完整性。食品组织溃破和细胞膜碎裂为微生物的广泛侵入与作用提供了条件，因而会促进食品的腐败变质，如细碎的肉馅、解冻后的鱼和肉、籽粒不完整的粮豆和溃破的蔬菜水果等，都易发生腐败变质。

（5）食品的状态及所含的不稳定物质也对食品的腐败变质起作用。如胶态体系的破坏、不饱和脂肪酸、色素、芳香物质等的变化均可引起食品色、香、味、形的改变，如鲜奶的凝固、面包的老化、水果的变色等。

2）微生物

在食品腐败变质过程中起重要作用的是细菌、酵母和霉菌，尤其是细菌更占优势。食品细菌如前所述。糖酵母属可耐高浓度糖，使糖浆、蜂蜜和蜜饯等食品发酵酸败；德马利氏酵母属可耐高浓度食盐，使盐腌食品变质，并可在酸性食品表面生膜和氧化有机酸；汉逊氏酵母属和毕氏酵母属可耐高浓度酒精并将酒精氧化，使酒变质；红酵母属可在肉类食品上产生色素，形成红斑。霉菌中许多菌属也与食品，特别是粮食、蔬菜、水果等腐败变质有关，其中曲霉属和青霉属最为多见，往往是食品霉变的先兆，而根霉属与毛霉属的出现则往往表示食品已经发生了霉变。

3）环境因素

食品所处环境的温度、湿度、阳光（紫外线）的照射等对食品的腐败变质均有直接作用，对食品的保藏有重要影响。

2. 食品腐败变质的化学过程与鉴定指标

食品腐败变质的过程即是在微生物酶、食品酶和其他因素作用下食品组成成分的分解过程。

因引起食品腐败变质的原因和条件复杂多变，食品成分分解的化学过程及形成产物的特征也变化不定，所以建立食品腐败变质的定量客观鉴定指标尚需进一步探讨。

1）食品中蛋白质的分解

食品腐败变质的鉴定一般采用感官、物理、化学和微生物 4 个方面的指标。

对蛋白质的腐败变质，感官指标最为敏感可靠。由于蛋白质的分解，食品的硬度和弹性下降，组织失去固有的坚韧，产生结构和外形特有的变化或颜色发生改变。蛋白质分解产物的特有气味更为明显，如氨、三甲胺、乙硫醇、硫化氢、甲基吲哚等的气味在空气中对嗅觉的刺激阈非常低。

蛋白质腐败的物理鉴定指标可根据蛋白质分解时低分子物质增多这一现象，对食品的浸出物量、浸出液电导度、折光率、冰点、黏度、肉持水量与膨润量等进行检测，其中肉浸液的黏度测定与感官鉴定符合率较高。

蛋白腐败鉴定的化学指标是挥发性盐基总氮（TVBN）。TVBN 是指食品水浸液在碱性条件下能与水蒸气一起蒸馏出来的总氮量，即在此种条件下能形成氨的含氮物。

2）食品中脂肪的酸败

脂肪的腐败程度受脂肪酸的饱和程度、紫外线、氧、水分、天然抗氧化物质、食品中微生物的解酯酶等多种因素的影响。此外，铜、铁、镍等金属离子及油料中的动植物残渣均有促进油脂酸败的作用。

油脂酸败的化学过程复杂，但主要是经水解与氧化产生相应的分解产物。在脂肪分解的早期，酸败尚不明显，由于产生过氧化物和氧化物而使脂肪的过氧化物值上升；其后则由于形成各种脂酸而使油脂酸价升高；产生醛、酮等羰基化合物。它们能使酸败的油脂产生特殊的刺激性臭味，即所谓的"哈喇"气味。

油脂酸败过程中，脂肪酸的分解可使其固有的碘价、凝固点、相对密度、折光率、皂化价等发生变化。

3）碳水化物的分解

富含碳水化合物的食品有粮食、蔬菜、水果和糖类及其制品。在微生物酶及其他因素的作用下，这些组成成分可发生水解并顺次形成其低级产物，如醇、醛、酮、羧酸，直至二氧化碳和水。这种分解反应常被称为发酵或酵解。其主要的变化指标是酸度升高，根据食品种类不同可能会表现为糖、醇、醛、酮含量升高或产气，同时也常带有这些产物的特有气味。

3. 防止食品腐败变质的措施

防止食品腐败变质的控制措施常是对食品进行加工处理，延长食品可供食用的期限，即进行有效的食品保藏。

食品保藏的基本原理是改变食品的温度、水分、氢离子浓度、渗透压以及采用其他抑菌杀菌的措施，将食品中的微生物杀灭或减弱其生长繁殖的能力。事实上各种食品保藏的方法都难以将食品微生物全部杀灭，而仅是延长微生物每代繁殖所需的时间，从而达到防止食品腐败变质的目的。

第三节　化学性污染

食品的化学性污染种类繁多，较常见和重要的有农药、有毒金属、N-亚硝基化合物、多环芳烃化合物、杂环胺、二噁英以及来自食品容器、包装材料的污染等。

一、农药对食品的污染

（一）农药的定义与分类

1. 农药的定义

根据我国《农药管理条例》的定义，农药是指用于预防、消灭或者控制危害农业、林业的病、虫、草和其他有害生物，以及有目的地调节植物、昆虫生长的化学合成或者来源于生物、其他天然物质的一种物质或者几种物质的混合物及其制剂。

2. 食品农药残留

由于使用农药而对环境和食品造成的污染（包括农药本体物及其有毒衍生物的污染）称之为环境农药残留或食品农药残留。

3. 分类

（1）按用途分为：杀（昆）虫剂、杀（真）菌剂、除草剂、杀线虫剂、杀螨剂、杀鼠剂、落叶剂和植物生长调节剂等类型。其中使用最多的是杀虫剂、杀菌剂和除草剂三大类。

（2）按化学组成及结构可将农药分为：有机磷、氨基甲酸酯、拟除虫菊酯、有机氯、有机砷、有机汞等多种类型。目前世界上使用的农药原药达 1000 多种。我国使用的有近 200 种原药和 1000 多种制剂。

（3）按毒作用方式可分为内吸性农药（如内吸磷、对硫磷，其残留多）、渗透性农药（如杀螟松）和触杀性农药（如拟除虫菊酯类）等。

（二）食品中农药残留的来源

进入环境中的农药，可通过多种途径污染食品。进入人体的农药据估计约 80％是通过食物进入的。食品中农药残留的主要来源如下。

1. 施用农药对农作物的直接污染

施用农药对农作物的直接污染包括表面黏附污染和内吸性污染。

2. 农作物从污染的环境中吸收农药

由于施用农药和工业三废的污染，大量农药进入空气、水和土壤，成为环境污染物。农作物便可长期从污染的环境中吸收农药，尤其是从土壤和灌溉水中吸收农药。其吸收量与植物的种类、根系情况、食用部分、农药的剂型、施用的方式和使用量有关，也与土壤的种类、结构、酸碱度、有机物和微生物的种类及含量等因素有关。

3. 通过食物链污染食品

通过食物链也会造成食品污染，如饲料污染农药而致肉、奶、蛋的污染；含农药的工业废水污染江河湖海进而污染水产品等。某些比较稳定的农药、与特殊组织器官有高度亲和力或可长期贮存于脂肪组织的农药（如有机氯、有机汞、有机锡等）可通过食物链的作用逐级浓缩，这种现象称之为生物富集作用。

4. 其他来源的污染

（1）粮库内使用熏蒸剂等对粮食造成的污染。

（2）禽畜饲养场所及禽畜身上施用农药对动物性食品造成的污染。

（3）粮食产、贮、运、销过程中的污染。如混装、混放、容器及车船污染等。

（4）事故性污染。如将拌过农药的种子误当粮食吃；误将农药加入或掺入食品中；施用时用错品种或剂量而致农药高残留等。

（三）食品中常见的农药残留及其性质

1. 有机磷

有机磷是目前使用量最大的杀虫剂，常用的有敌百虫、敌敌畏、乐果、马拉硫磷等。

作用：部分品种可用做杀菌剂（如稻瘟净、异稻瘟净、敌瘟灵）或杀线虫剂（如克线丹、丙线磷、苯线磷）。

性质：此类农药的化学性质较不稳定，易于降解而失去毒性，故不易长期残留，在生物体的蓄积性亦较低。

2. 氨基甲酸酯类

作用：此类农药可用做杀虫剂（常用品种有西维因，涕灭威、混戊威、克百威、灭多威、残杀威等）或除草剂（如禾大壮、哌草丹、丁草特、野麦畏等），某些品种（如涕灭威、克百威）还兼有杀线虫活性。

性质：氨基甲酸酯类农药的优点是药效快，选择性较高，对温血动物、鱼类和人的毒性较低，易被土壤微生物分解，且不易在生物体内蓄积。

3. 拟除虫菊酯类

作用：常用做杀虫剂和杀螨剂，目前大量使用的品种已达数十个。

性质：此类农药属于高效低残留类农药，20 世纪 80 年代以来开发的产品如溴氰菊酯（敌杀死，凯素灵）、丙炔菊酯、苯氰菊酯、三氟氯氰菊酯等的有效使用量甚至低于 $10g/hm^2$。在环境中的降解以光解为主，其次是水解和氧化反应。除虫菊酯类农药的缺点是高抗性，即昆虫在较短时间内可对其产生抗药性而使其杀虫活性降低甚至完全丧失。多种农药复配使用可延缓其抗性的发生。

4. 有机氯

有机氯是早期使用的最主要的杀虫剂。

在环境中很稳定，不易降解，如双对氯苯基三氯乙烷（DDT）在土壤中消失 85% 的时间为 3~30 年（平均为 10 年），脂溶性强，故在生物体内主要蓄积于脂肪组织。

由于有机氯农药易于在环境中长期蓄积，并可通过食物链而逐级浓缩，还有一定的潜在危害和三致作用，故在许多国家已停止使用。我国于 1883 年停止生产，1884 年停止使用六六六和 DDT 等有机氯农药。

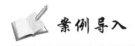 **案例导入**

我国蔬菜中农药残留污染的现状

20 世纪 80 年代以来，温室、大棚等保护地蔬菜种植面积迅速增加，重茬、连作导致蔬菜病虫害加重，每年因此造成的损失达 20% 以上。各地在防治蔬菜病虫害时，大量使用化学农药，长江流域城市一般每 667m² 年使用农药 2～3kg，多的 5kg 以上；北方保护地蔬菜农药用量更大，据有关单位调查，北京郊区菜地农药年用量每 667m² 在 9kg 以上。多年来由于大量、连续地使用化学农药，使得蔬菜病虫对化学农药产生了普遍的抗药性，菜农只能加大农药的使用量。由此，对农药使用和依赖程度呈现出恶性循环现象。农药的大量使用，使得蔬菜中农药残留量超标问题日益突出。2000 年 5 月份农业部农药检定所组织北京、上海、重庆、山东和浙江 5 省市的农药检定所，对 50 个蔬菜品种、1293 个样品的农药残留进行抽样检测，农药残留量超标率达 30%，残留浓度高者为允许残留量的几倍甚至几十倍。蔬菜中农药残留量的严重超标，导致中毒事故时有发生。1991 年天津市韭菜中毒，仅南开医院就收治 100 多人；1991 年山东省博兴县湖滨乡 1605 污染韭菜，造成 120 人中毒；1997 年夏季高温期间，江苏省因食用农药残留超标的蔬菜而中毒的事件，见诸报端的达 70 多起；1998 年山东省宁津县一菜农违反国家农药安全使用规定在韭菜上使用 1605，造成 10 余人中毒，1 人死亡。据卫生部统计数字，1999 年我国由于农药残留引起的食菜性食物中毒事件共有 37 起。急性中毒的例子还能引起我们的重视，而慢性中毒和蓄积性中毒的情况我们就不得而知，其结果会更加可怕。

二、化肥对食品的污染

化肥是对天然有机肥料（粪尿肥、堆肥等）不足的一种补充，它除含营养素外，还有各种副成分，如重金属、放射性物质、有机高分子物质及难分解物质等。施用化肥时会对土壤、水源、粮食、蔬菜产生一定的污染。另外，化肥使用过多，其中的营养成分也会在蔬菜中转化为有毒成分。

但使用不同品种的化肥和采用不同的施肥方法，污染程度会明显不同。我国近年制定了蔬菜的绿色食品、无公害食品要求，因而必须重视化肥的使用卫生问题。

化肥种类很多，有氮肥如硫酸铵、碳酸氢铵、尿素；磷肥如过磷酸钙、重过磷酸钙、钙镁磷肥；钾肥如硫酸钾、钾镁肥；微量元素肥料如硫酸铜、钼酸铵等、还有复合肥，是将上述一些化肥（无机肥料）与天然有机肥料混合制成的。

（一）氮肥

1. 氮肥对蔬菜感官品质的影响

氮养分不足或养分过剩均会对蔬菜感官品质产生不良影响。在蔬菜缺氮的情况下，结球甘蓝、大白菜的叶球小而松，萝卜短小，马铃薯块茎小，莴笋细软，黄瓜的瓜条弯曲、瘦小。在氮肥过量的条件下，番茄易发生脐腐病、产生绿肩果，有时则形成扁形、多心型的果实，茎菜类施氮肥过多易折损、腐烂，不耐贮藏。

2. 氮肥对蔬菜营养价值的影响

蛋白质、氨基酸、维生素 B 等都是含氮较多的物质，合理施用氮肥，可以显著提高上述含氮化合物的含量，从而提高蔬菜的营养品质。但如氮肥使用量过高，会出现维生素 C 的下降、糖的下降、酸度却增加。果实的糖酸比下降会使可口性变差、品质恶化及保藏期缩短。

3. 氮肥对蔬菜安全品质的影响

氮肥对蔬菜安全品质的影响突出表现在对蔬菜硝酸盐积累的影响。

人体摄入的硝酸盐有 80％来自蔬菜，蔬菜硝酸盐含量的高低直接影响着人体摄入硝酸盐的数量。硝酸盐被人体吸收后，在还原条件下容易形成亚硝酸盐，而亚硝酸盐是一种有毒物质，它可直接使人体中毒缺氧，严重者可致死。

蔬菜中硝酸盐、亚硝酸盐含量是评价蔬菜安全品质的重要指标。我国国家标准规定的无公害蔬菜硝酸盐含量限量指标为：叶菜类蔬菜≤3000mg/kg，根茎类蔬菜≤1200mg/kg，瓜果类蔬菜≤600mg/kg。无公害蔬菜亚硝酸盐限量标准≤4mg/kg。

蔬菜硝酸盐含量从高到低的排序一般为：叶菜类＞根菜类＞葱蒜类＞瓜果类＞豆类＞茄果类。

按照蔬菜对硝酸盐的富集能力，可将蔬菜分为轻度富集、中度富集和重度富集 3 类。

轻度富集的蔬菜有：豇豆、菜豆、豆角、四棱豆、甘薯、马铃薯、芜菁、胡萝卜、洋葱、大蒜、生姜、番茄、辣椒、甜椒、冬瓜、南瓜、丝瓜、西瓜、甜瓜、茭白、莲藕、荸荠、竹笋及黄花菜等。

中度富集的蔬菜有：大白菜、小白菜、油菜、花椰菜、球茎甘蓝、芥菜、萝卜、茼蒿、莴苣、韭菜、葱、蒜苗、黄瓜、苦瓜、芦笋、百合等。

重度富集的蔬菜有：菜心、甘蓝、生菜、芹菜、菠菜及小水萝卜等。

许多研究已证明，氮肥用量、品种和施用方法与蔬菜硝酸盐含量有着密切的关系。

不同氮肥对蔬菜硝酸盐积累的影响也很大，大致是：硝酸钠＞硝酸铵＞尿素＞氯化铵。

4. 控制措施

（1）控制摄入量。蔬菜不能过量摄入，在膳食搭配中应按一定比例进行。

（2）合理加工。世界卫生组织（WHO）和联合国粮食及农业组织（FAO）1973 年规定，人体硝酸盐日允许摄入量为 3.6mg/(kg·bw)，亚硝酸盐的日允许摄入量为 0.13mg/(kg·bw)，以平均人的体重 60kg 计算，每日摄入硝酸盐不应超过 216mg，以每日食用蔬菜 0.5kg 计算，则平均蔬菜硝酸盐含量不应高于 432mg/kg。

（3）科学施肥。要根据土壤含氮情况、作物对硝酸盐的限量要求，注意氮肥与有机肥的配合使用，以降低硝酸盐的积累。

（4）适时采收。早春收获的蔬菜，由于早期光照不足，硝酸盐含量较高。在一天中收获越晚或收获前经光照的时间越长，蔬菜硝酸盐含量就越低。因此，蔬菜采收应选择在晴天的下午或傍晚，这比阴天或早晨采收的蔬菜硝酸盐含量明显降低。

（5）低温贮藏。温度升高虽有加速蔬菜中硝酸盐同化作用，但也促进了蔬菜中硝酸盐的吸收，其吸收量的增加远大于对硝酸盐同化的量。所以总的结果是提高温度后蔬菜中硝酸盐含量呈上升趋势。因此调控温度处于稍低的水平，有利于减少蔬菜硝酸盐的含量。

此外，选用低硝酸盐含量的蔬菜品种，也具有实际意义。

（二）磷肥

磷对蔬菜品质的形成起着重要作用，磷是磷脂、磷酸酯、磷蛋白及核蛋白的组成部分。蔬菜施用磷肥有利于这些成分的提高。

施用磷肥能促进生长，但随磷肥施用量的提高，硝酸盐含量也逐渐提高。由于整株蔬菜的不断生长，对硝酸盐含量的增加产生稀释效应，两者综合作用的结果使最终蔬菜中硝酸盐总含量变化不大。

作为商品化使用的化肥，可能含镉量偏高。据报道，瑞典在一年中消耗商品磷酸盐化肥 731480t，相当于约含 10000kg 镉，这比污水、污泥提供的镉高 10 倍以上。他们也已经注意到化肥中的铅含量过高，一年中撒在农田中的化肥约含 50t 铅。

磷肥生产以磷石灰为原料，其中含有砷、镉、铬、氟、汞、铅及钒等有害成分。日本报道过磷酸钙中含砷 104mg/kg，重磷酸钙高达 273mg/kg。长期施用磷肥会引起土壤的镉、铅积累，带来蔬菜和粮食作物中镉、铅的含量过高。

磷矿石或过磷酸钙中含氟达 2%～4%，长期施用会导致土壤中氟的积累，茶树具有积累氟的特性，大量使用后会使茶叶含氟量增高。

（三）钾肥

钾可增加蔬菜中糖、淀粉的含量，对改善蔬菜品质有重要作用。能提高番茄中维生素 C 的含量。随钾肥用量增加糖酸比逐步增加，对蔬菜的口感、风味有了改善。施用钾肥能显著提高蔬菜的贮藏品质，不易腐烂，例如，施用硫磺钾可以明显延长番茄的贮藏寿命。

施用钾肥能显著降低叶菜类蔬菜硝酸盐的含量。其中以长梗白菜最为明显，降低 17%～66%；其次是小白菜，降低 16%～52%；再次是青菜，降低 1%～36%。在氮磷肥基础上配施，能减少亚硝酸盐在蔬菜食用部位的积累量，氯化钾优于硫酸钾。

硫酸钾由于在生产过程中以硫酸为原料，从而带入大量的砷，易引起砷污染，故应重视。

（四）微量元素肥

施用微量元素肥料锌、锰、钼肥，对降低蔬菜硝酸盐含量有较好的效果，以钼肥较好（如钼酸钠），其次为锰肥和锌肥（硫酸锰、硫酸锌）。它们同样可能存在许多杂质，但由于微量元素肥施用量较少，多数情况下只起调节作用，不会带来太大的污染。

三、兽药残留对食品的污染

兽药残留是指畜禽及水产品的任何可食部位所含兽药或其代谢物，以及与兽药有关的杂质的残留。

为了预防和治疗家畜、家禽和养殖鱼患病而大量投入抗生素、磺胺等生化和化学药品，往往会造成药物残留于动物性食品组织，伴随而来的是对公众和环境的潜在危害。

（一）兽药对食品的污染

1. 污染途径

在预防和治疗畜禽疫病过程中，通过口服、注射、局部用药等方法使兽药残留于动物体内进而污染食品。有时为了治疗动物的某些疾病，或促进生长，常在饲料中添加一些药物。这些药物虽然量很小，但由于长时间喂养动物，就可通过饲料引起肉食品的兽药残留。

2. 引起兽药残留的原因

（1）不遵守休药期规定。休药期是指屠宰畜禽及其产品允许上市前的停药时间。如猪在屠宰前不久用过抗生素，则猪肉中兽药残留量就超标。

（2）不正确使用与滥用。用药时要考虑剂量、给药途径、用药部位、动物种类和大小等因素，如随意使用，会增加药物在食品中存留的时间，无意间需要增加休药期。每次用药都应做好记录，不做记录随意使用则属滥用，易造成残留。

3. 兽药在食品中的残留

影响兽药残留量高低的因素，除药物种类和动物种类外，与兽药在动物体内的代谢过程有关。肝、肾组织对兽药有代谢作用，故其兽药残留量偏高。进入动物体内的兽药其代谢和排出体外的量随着时间的增加而增加，肉中的浓度是逐渐减少的。例如，鸡用药的半衰期多为 12h，休药期为 7 天，按规定休药期给药的肉食品对人食用是安全的。

（二）抗生素

抗生素有四环素、土霉素、金霉素、氯霉素、青霉素、链霉素和螺旋霉素等。由于应用广泛，用量也越来越大，不可避免会存在残留问题。

（三）磺胺药

磺胺类药物是一类具有广谱抗菌活性的化学药物，兼有控制疾病和促进生长作用。人们食用带有残留兽药的食物后，不表现出急性毒性作用，但如果经常摄入低剂量的兽药残留物，残留物可在人体内慢慢蓄积而导致各种病变，产生不良反应。如磺胺类药物可引起肾损害。

经常食用含兽药残留的食物，可使经肉感染人体的病菌产生耐药性。

（四）控制措施

控制肉食品、水产品中的兽药残留涉及许多领域。畜牧场和养殖业应按无公害食品要求，按休药期规定，合理配置用药，所用兽药应为经过批准的药物和兽医专用药，贯彻少用药原则。农畜产品监测中心应加强检测，减少因兽药残留带来的食品安全问题及潜在危害。消费者可通过烹调加工等方法减少食品中的兽药残留。肉制品中的四环素类兽药残留物经加热烹调后降解率可达 80％，氯霉素经煮沸腾 30min 后至少 85％失去活性。另有报道冷冻虾经^{60}Co γ 射线处理氯霉素可达到检不出水平。

四、激素和饲料添加剂残留对食品的污染

1. 激素残留

激素残留系指畜牧业生产中所应用的激素而引起在肉食品中的残留。一般将激素作为动物饲料添加剂投入饲料中，或埋植于动物皮下，它具有促进动物生长发育、改善生产性能与产量的作用。

动物所用激素多数属性激素，分雌性激素和雄性激素，可导致儿童提前性成熟，男女两性的特征混乱等一系列潜在问题，其中己烯雌酚对动物具有致癌作用。随动物粪尿排放进入环境中的激素不易降解，还会造成对环境的污染。

2. 饲料添加剂残留

克伦特罗俗称"瘦肉精"，为苯乙胺类药物，多数属于 β2-肾上腺素受体激动剂。与克伦特罗作用相似的药物还有溴布特罗、马布特罗、塞布特罗、马贲特罗等。该类物质近年来被大量用做畜禽饲料添加剂，虽然其出发点是迎合消费者需要，使投药后的猪肉瘦肉率增高，但却造成药物在食品中的严重残留。

我国农业部和国家医药监督管理局（2001 年 4 月）联合发出《关于查处非法生产、销售和使用盐酸克伦特罗等药品的紧急通知》。故加强对市场肉食品监督与检测，加强对饲料生产的监控，使这类药物严禁于源头，才能确保畜牧业的发展和人体的健康。

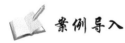 **案例导入**

瘦肉精的危害

"瘦肉精"是动物用药，包括盐酸克仑特罗、莱克多巴胺、沙丁胺醇和硫酸特布他林等，属于肾上腺素类神经兴奋剂。把"瘦肉精"添加到饲料中，的确可以增加动物的瘦肉量。早在 2002 年，农业部、卫生部、国家食品药品监督管理局就发布公告，明令禁止在饲料和动物饮用水中添加盐酸克仑特罗和莱克多巴胺等 7 种"瘦肉精"。人若一次摄入大量"瘦肉精"，会引起急性中毒，出现血压升高、血管扩张、心跳加快、呼吸加剧、体温升高、肌肉颤抖等症状；这种急性中毒会使患者产生头痛、胸闷、肌肉疼痛、心悸、恶心、呕吐等，特别对于高血压、心脏病、甲亢等疾病患者危险性最大。

五、有毒金属对食品的污染及其预防

环境中 80 余种金属元素可以通过食物和饮水以及呼吸道和皮肤接触等途径进入人

体，其中一些金属元素在较低摄入量的情况下对人体即可产生明显的毒性作用，如铅、镉、汞等，常称之为有毒金属。另外许多金属元素，甚至包括某些必需元素，如铬、锰、锌、铜等摄入过量也可对人体产生较大的毒性作用或潜在危害。

1. 有害金属污染食品的途径

食品中的有害金属主要来源于以下几个方面：

（1）某些地区特殊自然环境中的高本底含量。生物体内的元素含量与其所生存的大气、土壤和水环境中这些元素的含量成明显正相关关系。由于不同地区环境中元素分布的不均一性，可造成某些地区某种和某些金属元素的本底值相对高于或明显高于其他地区，而使这些地区生产的食用动植物中有害金属元素含量较高。

（2）由于人为的环境污染而造成有毒有害金属元素对食品的污染。随着工农业生产的发展，使用的化学物，包括含有毒有害金属元素的物质日益增多，对环境造成的污染亦日趋严重，对食品可造成直接或间接的污染。

（3）食品加工、贮存、运输和销售过程中使用或接触的机械、管道、容器以及添加剂中含有的有毒有害金属元素会导致食品的污染。

2. 食品中有害金属污染的毒作用特点

摄入被有害金属元素污染的食品对人体可产生多方面的危害，其危害通常有以下共同特点：

（1）强蓄积毒性。进入人体后排出缓慢，生物半衰期多较长。

（2）可通过食物链的生物富集作用而在生物体及人体内达到很高的浓度。如鱼虾等水产品中汞和镉等金属毒物的含量，可能高达其生存环境浓度的数百甚至数千倍。

（3）有毒有害金属污染食品对人体造成的危害。常以慢性中毒和远期效应（如致癌、致畸、致突变作用）为主。由于食品中有毒有害金属的污染量通常较微少，且由于食品食用的经常性和食用人群的广泛性，常导致不易及时发现的大范围人群慢性中毒和对健康的远期或潜在危害，但亦可由于意外事故污染或故意投毒等引起急性中毒。

3. 影响有毒有害金属毒作用强度的因素

（1）金属元素的存在形式。以有机形式存在的金属及水溶性较大的金属盐类，因其消化道吸收较多，通常毒性较大。如氯化汞的消化道吸收率仅为 2% 左右，而甲基汞的吸收率可达 80% 以上（但也有例外，如有机砷的毒性低于无机砷）。氯化镉和硝酸镉因其水溶性大于硫化镉和碳酸镉，故毒性较大。

（2）机体的健康和营养状况以及食物中某些营养素的含量和平衡情况。尤其是蛋白质和某些维生素（如维生素 C）的营养水平对金属毒物的吸收和毒性有较大影响。

（3）金属元素间或金属与非金属元素间的相互作用。如铁可拮抗铅的毒作用，其原因是铁与铅竞争肠黏膜载体蛋白和其他相关的吸收及转运载体，从而减少铅的吸收；锌可拮抗镉的毒作用，因锌可与镉竞争含锌金属酶类；硒可拮抗汞、铅、镉等重金属的毒作用，因硒能与这些金属形成硒蛋白络合物，使其毒性降低，并易于排除。

另一方面，某些有毒有害金属元素间也可产生协同作用，如砷和镉的协同作用可造成对巯基酶的严重抑制而增加其毒性，汞和铅可共同作用于神经系统，从而加重其毒性作用。

4. 预防金属毒物污染食品及其对人体危害的一般措施

（1）消除污染源。是降低有毒有害金属元素对食品污染的主要措施。如控制工业三废排放，加强污水处理和水质检验；禁用含汞、砷、铅的农药和劣质食品添加剂；金属和陶瓷管道、容器表面应做必要的处理；发展并推广使用无毒或低毒食品包装材料等。

（2）制定各类食品中有毒有害金属的最高允许限量标准，并加强经常性的监督检测工作。

（3）妥善保管有毒有害金属及其化合物，防止误食误用以及意外或人为污染食品。

（4）对已污染食品的处理。应根据污染物种类、来源、毒性大小、污染方式、程度和范围、受污染食品的种类和数量等不同情况做不同的处理。处理原则是在确保食用人群安全性的基础上尽可能减少损失。可用的处理方法，如剔除污染部分，使用特殊理化或食品加工方法破坏或去除污染物，限制性暂时食用、稀释、改作它用、销毁等。

（一）汞对食品污染

汞在自然界中有金属单质汞（水银）、无机汞和有机汞等几种形式。汞可用于电气仪表、化工、制药、造纸、油漆颜料等工业，由于废电池液的排放，约有 50％的汞进入环境，成为一个较大的污染源。

汞是一种蓄积性很强的毒物。食品中的金属汞几乎不被吸收，无机汞也很少吸收。而有机汞则毒性较大，其中甲基汞为甚。甲基汞可通过血脑屏障、胎盘屏障、血睾屏障，在脑内蓄积，导致脑和神经系统损伤，并可导致胎儿和新生儿的汞中毒。水体中的汞可被水生生物转化为甲基汞，并通过食物链的生物富集作用逐级提高生物体中的汞含量。因此，鱼类中的甲基汞含量比其他食物高得多，是食物汞的主要来源。对大多数人来讲，由食物引起汞中毒的危险较小，如长期食用被汞污染的食品，可引起慢性汞中毒，其主要表现为不可逆的神经系统中毒症状。主要临床表现为肢体末端或口唇周围麻木刺激痛感。随后手部动作与感觉、视力等障碍，伴有语言、步态失调，甚或发生全身瘫痪，精神错乱，甚至死亡。还造成妇女不孕症，流产、死产或使初生婴儿患先天性水俣病，表现为发育不良，智力减退，甚至发生脑麻痹而死亡。本病约经过 6 个月达到高峰而死亡，或者留下后遗症。

据调查，每天吃的粮食中含汞量为 0.2～0.3mg/kg，0.5 年左右即可发生中毒。1854 年末，日本熊本县水俣湾附近居民因食用被汞污染的水产品发生了"水俣病"事件。1864 年、1873 年月日本以发生两次水俣病，这三次水俣病患者死亡近 50 人，20000 多人受到不同程度危害。

（二）镉对食品的污染

镉污染主要来源于电镀、冶炼、蓄电池、颜料、油漆、陶瓷等工业的三废。人体的镉主要通过食物和香烟摄入，并蓄积在肾、肝、心等处。不同食物被镉污染的程度差异较大，海产品、动物内脏特别是肾、肝中镉含量高；植物性食品中镉污染相对较小，其中谷物和洋葱、豆类、萝卜等蔬菜污染较重，在烟叶中镉含量最高；含镉容器的迁移也是镉污染的来源之一。镉污染地区的食品中镉含量会明显增加。镉在一般环境中含量较低，但可以通过食物链的富集，使食品中的镉含量达到相当高。另外，多种金属的土壤容纳量以镉为最小，即土壤中镉稍增加，就会使农作物的镉含量增加。

长期摄入含镉量较高的食品，可引起慢性中毒，症状为肺气肿、肾功能损害、支气管炎、高血压、贫血、牙齿颈部黄斑。日本1855年发生的公害病"痛痛病"就是因为环境污染致使大米中的镉含量明显增加，对人体造成以骨骼系统病变为主的一种慢性疾病。其潜伏期为2~8年，患者多为中、老年妇女，症状以疼痛为主，初期腰背疼痛，以后逐渐扩及全身，疼痛性质为刺痛，安静时缓解，活动时加剧。出现多发性病理性骨折，甚至咳嗽都可能导致肋骨骨折。四肢骨骼可屈曲变形。镉还可引起急性中毒症，动物试验表明镉有致癌、致畸作用。

（三）铅对食品的污染

铅是日常生活和工业生产中使用最广泛的有毒金属，铅在环境中分布很广，存在于土壤、水、空气和许多工业产品中。铅可以通过冶炼、印刷、塑料、涂料、橡胶等工业"三废"污染农作物，也可以通过含铅的陶瓷釉彩、生产设备、容器、管道等污染食品。其中废蓄电池和含铅汽油是造成环境铅污染的重要途径，农药、化妆品等也是铅污染的来源。通过全球膳食结构分析，人体每日摄入铅的量主要来自饮水和饮料中，而我国人民膳食中的铅主要来自谷物和蔬菜。

人体从各种途径吸收的铅，通过血液转运主要蓄积在骨骼中，铅在人体内的半衰期为4年。成人膳食铅的吸收率在10%以下，3个月到8岁的儿童膳食铅的吸收率最高可达50%。

铅对人体的毒性主要表现为神经系统、骨髓造血系统、肾脏及生殖系统等发生病变。患者可查出点彩红细胞和牙龈的铅线，症状为食欲不振、胃肠炎、口有金属味、失眠、头昏、头痛、肌肉关节酸痛、腹痛、腹泻或便秘、贫血、不育、不孕、植物神经紊乱等。铅对人体的毒性是不可逆的。

动物试验证明，铅可以通过胎盘进入胎儿体内引起染色体发生异常改变及畸胎。儿童对铅较成人敏感，主要损伤儿童脑组织。由于婴儿血脑屏障不完善，铅可进入大脑损害智力，造成儿童智力发育迟缓、癫痫、脑性瘫痪和视神经萎缩等永久性后遗症。血铅水平在100μg/L以上时，就可影响儿童的智力发育。膳食中补充蛋白质、钙、铁、锌、硒和维生素C可以减低铅的毒性。

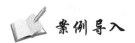 **案例导入**

近年来我国主要血铅事件

2008年12月河南卢氏县：创建于1989年的一家冶炼厂排放的废气、废水，导致村里高铅血症334人，铅中毒103人。

2009年6月陕西凤翔：自2008年7月起，村里的铅锌冶炼公司排放废水、废气，导致至少615名儿童铅超标。

2009 年 8 月湖南武冈文坪镇：村内一家精炼锰加工厂为血铅超标污染源，有 1354 人血铅疑似超标，600 名儿童需要医治。

2009 年 12 月广东清远市的工业区内：44 名 3 个月至 16 岁的儿童被检查出铅超标。

2010 年 3 月 17 日至 22 日：郴州市疾控中心和市儿童医院一共查出 152 人血铅超标，45 人铅中毒，且中毒者均为 14 周岁以下儿童。

2010 年 1 月 3 日，位于江苏大丰经济开发区的河口村：有 51 名 16 岁以下常住儿童，被查出血铅含量超标，距离河口村村民住房最近处仅 50 米的电池生产企业大丰市盛翔电源有限公司是污染的源头。

2010 年 3 月 13 日四川隆昌隆昌县渔箭镇：94 名村民血铅检测结果异常，其中，儿童 88 人。污染源为当地唯一制铅企业——隆昌忠义合金有限公司。

2010 年 2 月 24 日湖南嘉禾县 250 名儿童血铅超标。引发中毒事件的炼铅企业腾达公司，曾被县市两级环保局几度叫停，但仍继续生产。

2010 年 6 月 13 日湖北省咸宁市崇阳县：30 名成人和儿童被检查出血铅超标，事故主要原因是该县湖北吉通蓄电池有限公司涉铅作业工序缺少基本的防范措施，职工下班后，将受到污染的衣物带回家，致使工人家属血铅超标、中毒。

（四）砷对食品的污染

食品中砷的毒性与其存在的形式和价态有关：元素砷几乎无毒，砷的硫化物毒性也很低，而砷的氧化物和盐类毒性较大，三价砷毒性大于五价砷，无机砷毒性大于有机砷。三氧化二砷（砒霜）为剧毒。水生生物特别是海洋生物对砷有很强的富集能力，可浓缩高达 3300 倍。食品中砷污染的主要来源是农业上使用的含砷化合物，特别是含砷农药的使用造成农产品含砷量大大增高；在食品加工时使用某些含砷量高的化学添加剂，也会造成严重的食物中毒。如日本的"森永乳粉砷中毒"事件是森永食品公司在乳粉制作过程中，误用了混有微量砷的磷酸盐，结果造成万余名婴儿中毒，其中 130 名儿童死亡。

体内的三价砷与蛋白质—SH 基结合形成稳定的配合物，从而使细胞呼吸代谢发生障碍，并对多种酶有抑制作用。砷以指甲、毛发的蓄积量最高。砷在体内排泄缓慢，可造成蓄积性中毒。砷的急性中毒主要表现为恶心、呕吐、腹痛、腹泻等胃肠炎症状，严重者可见中枢神经系统麻痹，四肢疼痛，意识丧失而死亡。慢性中毒表现为植物性神经衰弱症候群，如食欲下降、体重减轻、胃肠障碍、皮肤色素沉着，过度角化，多发性神经炎，肢体血管痉挛而坏疽。台湾省局部地区因地质性高砷而发生趾发冷、疼痛、发白，间隙发作，称"黑脚病"或"黑皮病"。经数月、数年后，可发展为坏死而自行脱落。大量流行病学调查显示，砷及砷化合物对人有致癌作用，如皮肤癌和肺癌。砷中毒被称为世界第四大公害病。

（五）铬对食品的污染

铬是构成地球元素之一，广泛地存在于自然界环境。含铬三废可以通过食物、水、空气的污染而进入人体。作物中的铬大部分在茎叶中。含铬废水和废渣是食品主要污染来源，尤其是皮革厂、电镀厂的废水、下脚料含铬量高。食品中的铬也可通过器皿等接触而增加。

用含铬量为 0.32%～3.78% 的污水灌溉农田后，土壤和农作物的含铬量随污灌年限与污灌水的浓度而逐渐增加。南非某地的土壤由于含铬量高达 1370～2740mg/kg，种植的柑橘发生萎黄病。我国曾对 23 种土壤进行检测，结果含铬量为 17～270mg/kg。

铬化合物的毒性以六价铬为最大，铬中毒主要以六价铬引起，它比三价铬的毒性大 100 倍，可以干扰体内多种重要酶的活性，影响物质的氧化还原和水解过程。小剂量的铬可加速淀粉酶的分解，高浓度则可减慢淀粉酶的分解过程。铬能与核蛋白、核酸结合，六价铬可促进维生素 C 的氧化，破坏维生素 C 的生理功能。

六、N-亚硝基化合物对食品的污染

亚硝基化合物，按化学结构分为两类，即亚硝胺和亚硝酰胺，对动物有强致癌作用。亚硝胺类在环境中、食品中、动物和人体内均可由其前体物质亚硝酸盐和胺类作用而合成。

（一）食品中亚硝胺的污染状况

亚硝胺主要存在于一些加工食品中，如腌、熏、烘烤、发酵等食品。其中以盐腌咸鱼、油煎咸肉片、腌菜之类含量较高。

海产品中亚硝胺含量较高的原因与腐败变质后含有大量可反应的胺类及加入的粗盐有关。而海水中含硝酸盐和亚硝酸盐在适当条件下可化合亚硝胺。另外生鱼中天然存在的少量亚硝酸盐也可能是亚硝胺形成的原因之一。

土壤和肥料中的氮在土壤微生物（硝酸盐生成菌）的作用下可转化为蔬菜中的硝酸盐。当光合作用不充分时，植物体内可蓄积较多的硝酸盐。不同种类的蔬菜硝酸盐含量差异很大。

蔬菜的保存和处理对硝酸盐和亚硝酸盐含量有很大影响，如腌制蔬菜（咸菜、酸泡菜），由于硝酸盐还原菌的作用，硝酸盐转变为亚硝酸盐，腌制 1 周后，亚硝酸盐含量增加，14 天左右达到高峰，在 10℃ 以下可持续至第三周。含大量硝酸盐的蔬菜有莴苣、菠菜、芹菜、甜菜等。在室温下存放经酶及细菌作用，硝酸盐还原为亚硝酸盐，有的蔬菜中亚硝酸盐可高达 200～3000mg/kg。

肉制品加工过程中添加入硝酸盐或亚硝酸盐作发色剂，从而会合成亚硝胺。

乳制品尤其酸乳中含有一定量的亚硝胺，全脂奶粉和脱脂奶粉也会含微量的亚硝胺。

（二）影响食品中亚硝胺形成的因素

1. 食品中加硝量、加热时间及 pH

有人用不同浓度的亚硝酸盐制成香肠，结果表明按美国规定用量添加亚硝酸钠 156×10^{-6} 制成的香肠未检出二甲基亚硝胺；但当添加量增加到规定量的 5 倍（750×10^{-6}）

时，在正常加工 2h 未发现有显著亚硝胺，当加热 4h 后，二甲基亚硝胺高达 8×10^{-9}，亚硝酸钠添加量增加到 1500×10^{-6} 以上；不管加热时间长短，二甲基亚硝胺的含量均在 10×10^{-9} 以上。研究发现亚硝胺形成与 pH 的关系，即在 pH3～4 时反应速率为最高。

2. 烹调方法

一般油炸或烤制食品中都有相当量的亚硝胺。但生的或用微波加热基本上不产生亚硝胺。

盐腌干鱼和贝类在烹调过程中盖上铝箔或在电炉上烧熟时，比在煤气炉烧熟后可以明显减少亚硝胺的合成。

啤酒中的亚硝胺与麦芽烘干的加热方法有关，一般使用间接加热体系较直接加热时的含量要低得多。用间接加热的麦芽中的二甲基亚硝胺小于 1×10^{-9}。

3. 食品本身组织成分的影响

炸过的瘦肉和油炸之后的植物油中不含亚硝胺。但肥肉脂肪组织油炸之后和油炸的油中都能检出亚硝基吡咯烷。

4. 腌制剂成分对亚硝胺形成有影响

在香肠中的黑胡椒和辣椒两种香料可与亚硝酸盐反应生成亚硝基吡咯烷和亚硝基哌啶。因此某些香料与亚硝酸盐作为腌制剂会产生亚硝胺。然而添加入抗坏血酸和异抗坏血酸钠对亚硝胺的形成均有抑制作用。

5. 食品中霉菌和细菌污染能促进亚硝胺的合成

由于霉菌和细菌能降低反应体系的 pH，促使硝酸盐还原为亚硝酸盐，分解蛋白质增加食品中胺的含量为亚硝胺合成提供更多的前体物，从而转化为亚硝胺。

（三）亚硝胺的危害及预防

实验动物证实一次足够的冲击量和长期慢性作用的亚硝胺，都可使各种鼠、鱼、狗、猪及猴等不同组织器官发生肿瘤。通过胎盘屏障和乳汁致使后代致癌，还可引起胎仔畸形及中毒死亡。国内外流行病学调查资料表明，亚硝胺可能与人类的食管癌、鼻咽癌、胃癌、膀胱癌等肿瘤发病有关，努力降低食品中的致癌性的亚硝胺，是预防人类肿瘤及保护人体健康的有效途径之一。

1. 阻断食品中亚硝胺

利用与寻找一些阻断剂或天然食品能与亚硝酸盐反应而减少亚硝胺的合成。如食品加工过程加入维生素 C、α-生育醇、酚类、没食子酸及某些还原物质（谷胱甘肽等），为目前抑制和减少亚硝胺的合成。

猕猴桃汁等天然食品，不但含多种阻断亚硝胺合成的有效抑制成分，且易被人们接受，价廉而来源丰富。抑制效率高于同浓度的维生素 C，说明猕猴桃除含丰富的维生素 C 之外，还存在其他活性物质。

2. 改进食品加工方法

利用烟液或烟发生器产生的锯屑冷烟取代燃烧木材烟熏剂熏制食品，可消除或降低亚硝胺的合成。腌肉及鱼制品，在使用食盐、胡椒、辣椒粉等配料之前，它们应分别包装，切莫混合一起而产生亚硝胺。同时在肉制品加工中，应不用或尽量少用硝酸盐及亚硝酸盐。

3. 钼肥的利用

土壤中缺钼地区应推广施用钼肥，促使粮食蔬菜中硝酸盐、亚硝酸盐的含量降低。

4. 改进和提高饮食卫生习惯

建议多吃新鲜蔬菜、水果及动物性食品，特别增加膳食中充足的维生素，同时要注意减少食用腌制和泡制的食品，即使食用腌制蔬菜也必须在腌制时间达 1 月以上，同时要特别防止进食霉变与腐败变质的食品。腌肉时使用的胡椒粉和花椒粉等香料应该与食盐分开包装，不适宜预先将其混合在一起以避免形成 N-亚硝基化合物。咸鱼、熏肉等不要经常大量食用，以减少硝酸盐及亚硝酸盐的摄入体内。

5. 防止食物霉变或被其他微生物污染

由于某些细菌或霉菌等微生物可还原硝酸盐为亚硝酸盐，而且微生物可分解蛋白质生成胺类化合物，或有酶促亚硝基化作用，因此，防止食物霉变或被其他微生物污染对降低食物中亚硝基化合物的含量至为重要。在食品加工时，应保证食品新鲜，并注意防止微生物污染。

七、多环芳烃对食品的污染

多环芳烃（PAH）化合物是一类具有较强致癌作用的食品化学污染物，目前已鉴定出数百种，其中苯并（a）芘系多环芳烃的典型代表。

苯并（a）芘，简称 B(a)P，又称 3,4-苯并芘，常温下是一种固体，极不溶于水，化学性质稳定，在食品加工烹饪过程中不易被破坏。但阳光及荧光可使之发生光化学反应，氧也可使其氧化，与 NO 或 NO_2 作用则发生硝基化。

（一）对食品的污染

多环芳烃主要是由各种有机物如煤、柴油、汽油及香烟的不完全燃烧而产生的。食品中的多环芳烃和 B(a)P 主要来源有以下几个途径：

（1）食品在用煤、炭和植物燃料烘烤或熏制时直接受到污染。由于食品种类、生产加工、烹调方法的差异以及距离污染源的远近等因素的不同，食品中 B(a)P 的含量相差很大。其中含量较多者主要是烘烤和熏制食品。用柴炉加工的叉烧肉和烧腊肠中 B(a)P 含量很高。

（2）高温热解、热聚。烘烤常用的燃料有煤、木炭、焦炭、煤气、电热等。当食品与燃烧产物直接接触时，由于烟熏中的 B(a)P 及烘烤时温度较高，有机物质受热分解，经环化聚合而形成的 B(a)P；会使食品中 B(a)P 含量增加。当食物被烤焦或炭化时，则 B(a)P 含量显著增加。食品成分在高温烹调加工时发生热解或热聚反应是食品中多环芳烃的主要来源。

不同产品 B(a)P 含量次序如下：烧烤油＞熏红肠＞叉烧＞烧鸡＞烤肉＞腊肠，其含量多少还与烧烤用的燃料有关，其顺序为：红外线＜电＜山草＜炭＜煤柴。

（3）植物性食品可吸收土壤、水和大气中污染的多环芳烃。

（4）食品加工中受润滑油和食品包装材料等的污染。加工环节中某些设备、管道或包装材料中含有 B(a)P，如含有多环芳烃的液体石蜡涂渍的包装纸，均会污染食品；采用橡胶管运输原料或产品时，其中填充料炭黑和加工橡胶时用的重油中均含有 B(a)P 也会溶解到食品中；食品加工机械传动部件的润滑油也含 B(a)P，B(a)P 可随润滑油滴漏而造成食品严重污染；提取植物油用的有机溶剂中因溶有 B(a)P 也会致使浸出油中 B(a)P 含量增加。

（5）在柏油路上晒粮食会使粮食受到污染。由于 B(a)P 在沥青、煤焦油中含量较高，致使粮谷类收割期间因将农作物放在柏油马路上脱粒晒干，农作物表面会因柏油污染而致使 B(α)P 的含量增高。

（6）污染的水可使水产品受到污染。由于大气、水、土壤中均含有少量 B(a)P。所以植物在生产过程中就受不同程度的污染。经调查证实工业区的食品污染比农业区高。

（7）植物和微生物可合成微量多环芳烃。

（二）B(a)P 的毒性

B(a)P 的毒性主要为致癌性。最早被英国医生于 1875 年发现，主要是一些长期从事打扫烟囱工人（工龄 15～25 年）都患有阴囊皮肤癌。B(a)P 于 1833 年被证明是一种强致癌物质，被怀疑与某些地区的居民胃癌发病率有关。例如冰岛居民喜食用烟熏羊肉，其胃癌发病率居世界第三位，其中所含多环芳烃或 B(a)P 明显高于市售同类制品。

（三）防止苯并（a）芘危害的措施

1. 防止污染、改进食品加工烹调方法

（1）加强环境治理，减少环境 B(a)P 的污染从而减少其对食品的污染。综合治理"三废"以减少大气、土壤及水体中 B(a)P 的污染，以利于降低农作物中 B(a)P 的含量。特别是石油提炼、炭黑、炼焦及橡胶合成等行业的工业废水中含 B(a)P 含量高，应采用吸附沉淀、氧化等方法处理后排放。工厂烟囱在排出之前要进行回收。汽车应安装消烟装置以减少环境和食品的污染。

（2）改进食品烹调加工方法，防止食品直接污染及减少食品成分的热解及热聚。熏制、烘烤食品及烘干粮食等加工应改进燃烧过程，避免使食品直接接触炭火；避免低温长时间烹调以及用低脂油烹调，可减少 PAH 的形成。

（3）不在柏油路上晾晒粮食和油料种子等，以防沥青玷污。

（4）食品生产加工过程中要防止润滑油污染食品，或改用食用油作润滑剂，以减少 B(α)P 对食品的污染。采用无毒无害的涂料涂敷容器。

2. 去毒

（1）物理去毒。揩去产品表面的烟油，经试验证实可使产品中 B(a)P 含量减少 20% 左右。动物性食品在熏烤过程中滴下的油不要食用，食品烤焦时刮去烤焦部分后再食用。

（2）氧化吸附。

（3）碾磨加工及稀释。

（4）阳光或紫外线照射。用阳光或紫外线照射也能降低其 B(a)P 含量。此外，食品添加剂使用不当及食品包装材料不符合卫生要求均可造成食品污染。

八、多氯联苯（PCBs）对食品的污染

1. 污染的途径与现况

PCBs 是一组由氯置换联苯分子中的氢原子而形成的化合物，也可以说是氯联二苯及其异构体的复杂混合物。PCBs 为全球性环境污染物之一，它性质稳定，不易水解或氧化，在环境中降解缓慢；具有生物富集性和毒性；能抗酸、碱，基本不溶于水，易溶于脂肪，耐高温，不被燃烧，挥发性小，具有极好的绝缘性和胶黏性，导热性好，工业用途广泛。

PCBs 随工业废水进入江、河、湖泊，在严重污染的水体中多氯联苯的浓度可达500mg/L。由于任意倾倒废弃的 PCBs 制品及其排放含 PCBs 有关生产工厂的废水和废渣造成海洋污染水中 PCBs 的污染，PCBs 能很快为小球藻摄取，通过生物富集在鱼类、野生动物，家畜体内可检出 PCBs 的存在。1868 年日本九州福冈县和 1878 年我国台湾省都发生过 PCBs 中毒，俗称"米糠油"事件。例如 1868 年日本某一食用油厂用 PCBs作热载体，因滴漏而使米糠油污染，米糠油中 PCBs 含量高达 2000～4000mg/kg，造成食用污染油的 16 人死亡，13400 多人受害。

2. 对人体的危害

食用严重污染 PCBs 的食油而引起的中毒症状，最初为眼皮肿胀，分泌过多，指甲和黏膜有色素沉着，有时伴有恶心呕吐，手心出汗，然后皮肤过度角化、变暗，发现痤疮样皮肤，常见于颈部和前胸，有的病人的臂和腿部出现水肿，肌肉疼痛，肝功能障碍。

PCBs 中毒妇女所生婴儿皮肤变色，母体中 PCBs 经胎盘可影响胎儿。目前人体内检出的 PCBs 残留量是否能产生致畸、致癌、致突变尚需进一步研究。有的研究测定出癌症患者血中 PCBs 含量较正常人为高。据调查，食用污染油 120 天相当于 0.07mg/(kg·bw·d) 就产生症状，由此可见人对 PCBs 极为敏感。

九、二噁英的污染及其预防

二噁英（PCDD/Fs）为氯代含氧三环芳烃类化合物，有 200 余种同系物异构体。其他一些卤代芳烃类化合物，如多氯联苯、氯代二苯醚等的理化性质和毒性与二噁英相似，亦称为二噁英类似物。此类化合物不仅毒性和致癌性强，而且其化学性质极为稳定，在环境中难于降解，还可经食物链富集，故已日益受到人们的广泛重视。

1. 理化性质

（1）热稳定性。PCDD/Fs 对热十分稳定，在温度超过 800℃时才开始被降解，而在 1000℃以上才会被大量破坏。

（2）脂溶性。PCDD/Fs 的水溶性很差而脂溶性很强，故可蓄积于动植物体内的脂肪组织中，并可经食物链富集。

（3）在环境中的半衰期长。PCDD/Fs 对理化因素和生物降解有较强的抵抗作用，且

挥发性低，故可长期存在于环境中，其平均半衰期约为 8 年。在紫外线的作用下 PCDD/Ps 可发生光降解。

2. 环境和食品中二噁英的来源

二噁英污染可来源于除草剂和落叶剂的使用；垃圾焚烧也可产生一定量的 PCDD/Fs，尤其是在燃烧不完全时以及含大量聚氯乙烯塑料的垃圾焚烧时可产生大量的 PCDD/Fs。此外，医院废弃物和污水、木材燃烧、汽车尾气、含多氯联苯的设备事故以及环境中的光化学反应和生物化学反应等均可产生 PCDD/Fs。

食品中的 PCDD/Fs 主要来自于环境的污染，尤其是经过生物链的富集作用，可在动物性食品中达到较高的浓度。此外，食品包装材料中 PCDD/Fs 污染物的迁移以及意外事故等，也可造成食品的 PCDD/Fs 污染。

3. 毒性和致癌性

（1）一般毒性。PCDD/Fs 大多具有较强的急性毒性，但不同种属动物对其敏感性有较大差异。其急性中毒主要表现为体重极度减少，并伴有肌肉和脂肪组织的急剧减少（故称为废物综合征），此外，皮肤接触或全身染毒大量二噁英类物质可致氯痤疮，表现为皮肤过度角化和色素沉着。

（2）肝毒性。二噁英对动物有不同程度的肝损伤作用，主要表现为肝细胞变性坏死、转氨酶活性增强等。

（3）免疫毒性。二噁英类对体液免疫和细胞免疫均有较强的抑制作用，在非致死剂量时即可致实验动物胸腺的严重萎缩，并可抑制抗体的生成，降低机体的抵抗力。

（4）生殖毒性。二噁英类物质属于环境内分泌干扰物，具有明显的抗雌激素作用，可降低大、小鼠的子宫重量和雌激素受体水平，导致受孕率减低、每窝胎仔数减少，甚至不育。近年来还有一些研究表明，PCDD/Fs 亦有明显的抗雄激素作用，可致雄性动物睾丸形态改变，精子数量减少，雄性生殖功能降低，血清睾酮水平亦有明显降低。还有研究表明，人对 PCDD/Fs 的抗雄激素作用可能比鼠类更为敏感。

（5）发育毒性和致畸性。PCDD/Fs 对多种动物有致畸性，尤以小鼠最为敏感，可致胎鼠发生腭裂和肾盂积水等畸形。大鼠则对 PCDD/Fs 的发育毒性较为敏感，可导致仔代出生后雄性动物的睾丸发育和性行为异常，在出生后 120 天检查仍可见睾丸和附睾重量明显轻于对照动物，精子数亦有明显减少。

（6）致癌性。PCDD/Fs 对多种动物有极强的致癌性，尤以啮齿类最为敏感，对大、小鼠的最低致肝癌剂量为 10ng/（kg·bw）。有流行病学研究表明，PCDD/Fs 的接触与人类某些肿瘤的发生有关。国际癌症研究机构（IARC）1887 年已将 PCDD/Fs 确定为 I 类对人有致癌性的致癌物。但目前尚未发现 PCDD/Fs 有明显的致突变作用。

4. 预防二噁英类化合物危害的措施

（1）控制环境 PCDD/Fs 的污染。控制环境 PCDD/Fs 的污染是预防二噁英类化合物污染食品及对人体危害的根本措施。如减少含 PCDD/Fs 的农药和其他化合物的使用；严格控制有关的农药和工业化合物中杂质（尤其是各种 PCDD/Fs）的含量，控制垃圾燃烧（尤其是不完全燃烧）和汽车尾气对环境的污染等。

（2）其他措施。应深入研究 PCDD/Fs 的生成条件及其影响因素、体内代谢、毒性作用及其机制，阈剂量水平等，在此基础上提出切实可行的预防二噁英类化合物危害的综合措施。

十、食品添加剂的不合理使用

食品添加剂的不合理使用是目前造成食品人为污染的一个重要方面，主要表现为以下三种形式。

1. 滥用食品添加剂

1）使用食品添加剂超出标准规定用量

食品添加剂在食品加工过程中必须严格按照国家标准规定的使用量添加，才能确保对人体安全无害。食品添加剂超标准量使用一直是主要的食品质量与安全问题，随意过量使用食品添加剂如亚硝酸钠等就可能危及人体健康。

2）添加剂使用超出规定范围

国家标准严格规定食品添加剂的使用范围，若不按规定范围添加，即作为违法食品处理。如硫磺作为漂白剂只限于蜜饯、干果、干菜、粉丝、食糖等使用，但有的食品加工者在蒸馒头时用硫磺熏蒸，会造成二氧化硫严重残留。我国规定儿童食品中不准添加人工合成色素、糖精和香精，但有些生产企业在一些婴幼儿食品中添加糖精、香精等。

3）使用不符合国家标准的添加剂

国家规定食品加工用食品添加剂必须是符合食品级规格的产品，禁止使用工业级产品。但目前仍有个别不法分子，将工业级产品假冒为食品添加剂销售、使用。如将含甲醇的工业用酒精作为食用酒精出售，造成重大的食物中毒事件；将铅含量超标的工业用亚硫酸或工业用碳酸氢钠作为食品添加剂销售、使用；而在食品加工过程中采用工业级商品代替食品级加工助剂造成的食物中毒事故亦多次发生。

2. 食品营养强化剂的使用问题

食品营养强化缺乏科学性和加工工艺不合理是食品营养强化剂使用需要解决的主要问题。在食品中添加营养素要考虑营养强化目的、营养素品种选择、人体摄入量等，还必须考虑人体过量摄入营养强化剂时的毒性。若在食品中过量地添加营养强化剂，如碘、维生素 A 等，就可能对人体健康产生危害。

3. 食品加工中使用非食品原料

我国允许经营和使用的食品添加剂必须是 GB 2760—2007《食品添加剂使用卫生标准》和 GB14880—1884《食品营养强化剂使用卫生标准》所列的品种。然而一些不法食品生产经营者为牟取私利，在食品生产加工中违法使用我国未经批准的食品添加剂或禁止使用的化学添加物，严重威胁消费者的健康和生命。如将滑石粉掺入面粉用于增白，直接用酱色、水、工业盐等勾兑酱油，用毛发水解胱氨酸废液加工酱油，将印染工业作拔染剂的"吊白块"（甲醛次硫酸氢钠）用于白糖和淀粉制品、豆制品漂白，将消毒剂甲醛（福尔马林溶液）用做鱼类等水产品防腐、饧发，用工业用石蜡熬制火锅底料，用矿物油（白油）炒制瓜子、抛光大米等。

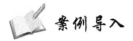 **案例导入**

湖北浠水县查获一例滥用食品添加剂违法案例

　　2010年2月25日晚，根据群众举报，湖北省浠水县质监局食品监管人员深夜出击，查获了一起滥用食品添加剂加工食品案，现场查封利用猪肉通过食品添加剂生产加工成的假牛肉700余千克，设备5套。

　　近来一段时间，该局食品监管人员发现市场上销售的牛肉成品价格每千克在28～32元，而据贸易市场上的管理人员称，市场上的牛肉成品应该在80元/kg左右，因而怀疑这些低价牛肉是不法分子用劣质肉制成的假牛肉。25日晚上22点，该局食品监管人员奔赴地处郊外的一个闲置厂房，以买主身份叫开紧闭的大门后，当即就发现2名工人正在往食品袋里装加工好了的成品"牛肉"，现场污水横流，臭气熏天。在一间漆黑的房间内，监管人员发现了将猪肉加工成牛肉用的牛肉精膏、胭脂红、焦糖色素等食品添加剂，其中，胭脂红是国家明令禁止的不许在肉制品中添加使用的食品添加剂。经估算，当场有劣质猪肉1700多千克、假牛肉700多千克，全部由监管人员给予了现场封存。

十一、食品容器、包装材料对食品的污染

　　食品在生产加工、贮运和销售过程中，要使用各种工具、设备、容器、包装材料及内壁涂料，食品容器和包装材料在与食品的接触中就可能会有有害成分转移到食品中，造成食品污染。国内外都曾有有关食品容器、包装材料和食品用工具、设备污染食品而造成的食物中毒和食源性疾患的报道。所以注重食品容器、包装材料的卫生质量，严格管理食品用工具及设备的卫生，对食品的安全卫生有着重要的意义。

　　1. 常用塑料及其制品的安全

　　塑料是一种高分子材料，可制作食具、食品容器、生产管道、输送带、包装材料及生产设备的零部件等。塑料制品的安全卫生问题主要是其树脂单体对人体健康的危害和助剂的安全问题。塑料制品中的有些单体物质如氯乙烯单体、丙烯氰单体等具有毒性，甚至有致癌作用，如果发生迁移，则会对人体健康构成危害。

　　用PVC生产保鲜膜必须加入大量的添加增塑剂，其主要成分是乙基己基胺（DE-HA），如果这种PVC保鲜膜和熟食表面的油脂接触或者放进微波炉里加热，其增塑剂成分就会析出，并随食物进入人体，对人体造成致癌作用，特别是造成内分泌、激素的紊乱。酚醛树脂因存在甲醛和苯酚的残留物，也不得用于加工直接接触食品的制品。食品用的塑料制品不得使用回收塑料来加工。

　　2. 食品用橡胶制品的安全

　　食品用橡胶制品主要有橡胶奶嘴、瓶盖垫片或垫圈、高压锅垫圈、食品输送管带等。橡胶奶嘴的安全卫生直接影响婴儿的健康，而食品用橡胶制品可能接触酒精饮料、含油的食品或高压水蒸气而溶出有害物质。

橡胶分为天然橡胶和合成橡胶两类。天然橡胶一般无毒害,而合成橡胶中的有害成分来源可能是其单体物质,如丁腈橡胶中的丙烯腈,更多的则是各种助剂和添加剂。食品用橡胶制品生产中使用的各种助剂,必须符合我国食品容器、包装材料用助剂的有关质量与卫生标准,严禁使用再生胶。

3. 金属、玻璃食具的安全

金属用做包装材料的主要有镀锡薄钢板(马口铁)、铝板或铝箔,用做食品容器的主要有不锈钢、铝、铜等,用做工具、设备的多为不锈钢,用做食具的除不锈钢和铝外,还有铜、锡、银等制品。金属制品的主要安全卫生问题是控制有害金属,如铅、砷、镉、铬等的迁移。回收铝中的杂质和金属难以控制,故不允许制作食具。

玻璃制品的原料为二氧化硅,毒性较小。但应注意原料的纯度。高档玻璃器皿中常加入铅化合物,这是较为突出的卫生问题,应加强管理。

4. 陶瓷和搪瓷制品的安全

陶瓷和搪瓷制品多作为食品容器,其安全卫生问题主要是釉料中重金属铅、镉、锑等的溶出。当使用搪瓷或陶瓷容器长期盛装酸性食品(如醋、果汁等)和酒时,铅、镉等有害物质易溶出而迁移入食品中,甚至引起中毒。

5. 食品包装用纸的安全

食品包装用纸的主要安全卫生问题是霉菌等生物污染和纸中的化学残留物。为防止包装用纸对食品的污染,应采取如下措施:生产加工包装用纸的各种原料必须是无毒、无害的,不得使用回收的废纸作原料,不得添加荧光增白剂;食品包装纸涂蜡必须是食品级石蜡,以防多环芳烃的污染。用于印刷食品包装材料的油墨和颜料必须符合食品卫生要求,涂彩层不得与食品直接接触。

第四节 物理性污染

1. 放射性物质污染

1) 放射性污染物的来源

天然放射性物质在自然界中分布很广,存在于岩石、土壤、水体、大气及动植物的组织中。在正常情况下,食品中存在的天然放射性物质的核素含量很低,一般不会造成食品安全性问题。引起人们关注的是食品可以吸附或吸收外来(人为)的放射性核素,造成的放射性污染。

放射性污染主要来源于人工放射性物质,如进行核试验的降沉物污染;核电站和核工业废物的排放,污染的主要是水体;意外核泄漏事故造成的污染。此外,放射性核素在工农业、医学和科研等领域的应用,也会向外界环境排放一定量的放射性物质,甚至发生放射性核素的丢失等。

2) 食品中重要的天然放射性核素

放射性物质污染主要是通过水及土壤污染农作物、水产品、饲料等,经过生物圈进入食品,并且可通过食物链转移。特别是水生生物对放射性核素有很强的富集作用,使得食品中放射核素含量可能显著地超过周围环境中存在的该核素水平。对人体卫生学意义较大的天然放射性核素主要为^{40}钾、^{226}镭。另外，^{210}钋、^{131}碘、^{80}锶、^{88}锶、^{137}铯等也是污染食品的重要放射性核素。

^{40}钾在自然界分布较多，是通过食品进入人体最多的天然放射性核素，主要贮存于软组织中，骨含量只有软组织 1/4。^{226}镭在动植物组织中含量略有差别，谷物和蔬菜比动物性食品含量略偏高，有 80%～85% 沉积于骨骼中。

3）放射性污染的危害

当食品放射性物质高于自然界放射本底时，可以认为食品有放射性污染。食品放射性污染对人体的危害是小剂量、长期内照射作用。其主要危害是可诱发恶性肿瘤、白血病，致癌、致突变，缩短人的寿命等。放射性物质主要经消化道进入人体，其中食物占 84%～85%，饮用水占 4%～5%，而通过呼吸道和皮肤进入的较少。但当发生核工业泄露事故和进行地面核试验时，放射性物质经消化道、呼吸道和皮肤这三种途径均可进入人体而造成危害。

4）控制食品放射性污染的措施

预防食品放射性污染及其对人体危害的主要措施是加强对污染源的卫生防护和经常性卫生监督。放射源的管理和放射性废弃物的处理与净化是预防环境和食品放射性污染的根本措施。要定期进行食品卫生监测，严格执行国家卫生标准，使食品中放射性物质的含量控制在允许浓度范围以内。

2. 其他物理性污染

其他物理性污染包括来自食品产、贮、运、销过程的污染物，如粮食收割时混入的草籽、液体食品容器中的杂物、食品运销过程中的灰尘及苍蝇等；以及食品的掺假使假，如粮食中掺入的沙石、肉中注入的水、奶粉中掺入大量的糖等。

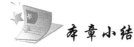 本章小结

本章从食品的生物性污染、化学性污染、物理性污染三个方面讲述了常见的食品污染物对食品的污染途径、毒作用、中毒表现、诊断治疗和预防措施，阐述了当前食品污染的特点和趋势，对新近发生的诸如"瘦肉精"等食品安全事件做了简要介绍。

 思考题

1. 名词解释

食品污染、生物性污染、化学性污染、物理性污染、生物富集作用、食物链、菌落总数、大肠菌群、食品腐败变质、有害金属、兽药残留、激素残留、耐药性、食品霉变或霉腐。

2. 基本概念

（1）什么是食品污染？食品污染的特点有哪些？食品污染对人体的危害有哪些？

（2）举例说明食品细菌污染的危害，防止细菌污染的措施有哪些？

（3）食品腐败变质的原因是什么？

（4）常见的兽药、激素污染是什么？如何防止和减少农药、兽药的残留？

（5）如何防止和减少重金属污染物的污染？

（6）影响食品中亚硝胺形成的因素有哪些？如何防止亚硝胺和苯并芘对食品的污染？

（7）食品添加剂在使用时应注意什么问题？

（8）菌落总数、大肠菌群的食品卫生意义有哪些？

（9）霉菌的生长及产毒条件和黄曲霉毒素污染食品的特点、防霉去毒措施有哪些？

（10）多环芳烃、多氯联苯、二噁英对食品污染的预防措施有哪些？

 推荐书目

食品卫生学编写组. 2002. 食品卫生学. 北京：中国轻工业出版社.

汪志君. 2004. 食品卫生与安全. 北京：高等教育出版社.

史贤明. 2003. 食品安全与卫生学. 北京：中国农业出版社.

姬德衡等. 1997. 食品卫生指南. 沈阳：东北大学出版社.

 相关连接

中国食品科普网 http://www.spkp.cn/html/swzd/154316831.html

大中华健康网 http://www.jkw.cn

百度文库 http://wenku.baidu.com/view/be7fe2d049649b6648d747ff.html

第二章 各类食品的卫生

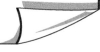

☞ **知识目标**

掌握各类食品的污染物来源，了解各类污染物的毒性。

☞ **技能目标**

熟悉各类食品污染的预防，尽量降低食品污染造成的危害。会利用国家卫生标准对食物的安全性做出判断。

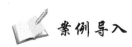

卡迪兹号油轮事件

1979年3月16日，美国22万吨的超级油轮"亚莫克卡迪兹号"，满载伊朗原油向荷兰鹿特丹驶去，航行至法国布列塔尼海岸触礁沉没，漏出原油22.4万 t，污染了350km长的海岸带。仅牡蛎就死掉9000多吨，海鸟死亡2万多吨。海事本身损失1亿多美元，污染的损失及治理费用却达5亿多美元，而给被污染区域的海洋生态环境造成的损失更是难以估量。

近年来，环境污染造成的生态灾难屡见不鲜，如新近发生的太湖水污染事件、松花江污染事件等。这些环境污染物通过不同途径进入人类的食物链，污染各类食物，从而对人类造成危害。

各类食品在生产、运输、贮存、销售等环节中，均有可能受到生物性、化学性及物理性有毒有害物质的污染，威胁人体健康。这些食品工业的原料卫生质量好坏，直接关系到食品工厂的产品质量，必须引起我们的高度重视。本章重点介绍粮食等重要的食品原料的卫生要求。

第一节 粮豆类食品的卫生

一、粮豆类食品的安全问题

1. 粮豆类食品的生物性污染

1）粮豆中的微生物

粮豆的内部和外部多寄附有大量的微生物，主要有细菌、霉菌和酵母菌。就其对粮豆的危害程度而言，以霉菌最为突出，酵母最轻微。据调查，在小麦、稻谷和玉米三大系列粮食作物中，主要的真菌毒素是黄曲霉毒素和镰刀菌毒素，其次是杂色曲霉毒素和赭曲霉毒素 A。

粮食被微生物污染后，会发热，营养品质下降，变色和变味，从而使粮食带毒而引起加工工艺品质降低。此外，还可引起种子存活率下降（影响发芽，发育及抗病能力等）。

污染豆制品的微生物多是细菌，常造成豆制品品质下降甚至腐败变质。

2）仓贮害虫

我国常见的仓贮害虫有甲虫、螨虫及蛾类等 50 余种。当仓库温度在 19～21℃、相对湿度 65％以上时，适于虫卵孵化及害虫繁殖；当仓库温度在 10℃以下时，害虫活动会减少。

2. 粮豆类食品的化学性污染

1）农药残留

粮豆中农药残留可能来自防治病虫害和除草时直接施用的农药或农药的施用对环境造成一定的污染，环境中的农药又通过水、空气、土壤等途径进入粮豆作物。残留在粮豆中的农药可转移到人体而损害机体健康。

2）有毒有害物质的污染

粮豆中的汞、镉、砷、铅、铬、酚和氰化物等主要来自未经处理或处理不彻底的工业废水和生活污水对农田、菜地的灌溉。一般情况下，污水中的有害有机成分经过生物、物理及化学方法处理后可减少甚至消除，但以金属毒物为主的无机有害成分或中间产物可通过污水灌溉严重污染农作物。日本曾发生的"水俣病"、"痛痛病"都是由于用含汞、镉污水灌溉所造成的。

3）人为的化学污染

用于粮豆类食品的添加剂种类很多，尤其是用于面制品的含铝添加剂（主要是钾明矾、铵明矾），其中的重金属不容忽视；粮食熏蒸剂如磷化铝、溴甲烷、环氧乙烷、二硫化碳、甲醛等在食品中的残留量也应该引起关注；吊白块（甲醛次硫酸氢钠）常被非法使用于粮谷类食品，其甲醛残留可损害肝、肾以及中枢神经，影响代谢机能。

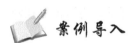 **案例导入**

"吊白块"腐竹也敢卖

2006 年 2 月 27 日，南通市卫生局对个体经营户林石满的南通市港闸区闽东干货批发部经营的"剑州"腐竹进行监督抽检，经检测："剑州"腐竹的甲醛次硫酸氢钠含量为 177mg/kg，属于禁止经营食品。该市卫生局依法做出公告收回已售出的不合格"剑州"腐竹。

2006 年 4 月 21 日，常州市卫生监督所执法检查时发现凌家塘市场正在销售由福建省南平市樟湖镇上坂腐竹厂生产的腐竹，经抽检，检出非食品原料吊白块（化学名：甲醛次硫酸氢钠），监督员对查出的产品进行了卫生行政控制。

吊白块等非食品原料禁止在食品中添加。食品加工添加吊白块，是利用其分解产生的甲醛具有增加食品弹性、亚硫酸盐具有漂白食品的作用。但使用后，会有相当的甲醛以及亚硫酸盐残留在食品中，甲醛具有神经毒性，且是强致癌物，而亚硫酸盐会破坏维生素 B₁，影响生长发育，易患多发性神经炎，出现骨髓萎缩等症状，具有慢性毒性和致癌性。吊白块只可在工业生产中使用，食品加工业上是严禁使用的。

3. 物理性污染

1）无机杂物污染

泥土、砂石和金属是豆中主要无机夹杂物，分别来自田园、晒场、农具和加工机械，不但影响感官状况，而且损伤牙齿和胃肠道组织。麦角、苍耳子等是豆类在农田生长期、收割时混杂的有毒植物种子，另外，红豆与红小豆类似，容易误食。

2）掺杂使假

市场上常见的掺假豆制食品中大致有以下几种情况：用农药、化肥等催发、浸泡豆芽；在豆制食品中掺加非食用色素；在大豆制品中掺入玉米粉等。在生豆芽过程中施放除草剂后，有相当部分被豆芽吸收而积存在豆芽体内，当食用这种被污染的豆芽后对人体会带来潜在性的危害。因为除草剂都含有使人致癌、致畸、致突变的物质。近年来还发现有些商贩，为了缩短豆芽生长期，往豆芽里施放化肥，如尿素、硫酸铵、硝酸铵等。由于豆芽生长期短，施放化肥后，大部分被豆芽吸收，积存在豆芽体内，使豆芽受到了污染，不仅食用时缺乏豆芽菜应有的脆嫩鲜美味道，且对人的胃部产生恶性刺激，并产生潜在危害。此外由于所用化肥都含铵类化合物，可以转变成亚硝胺而成为一种致癌物质。

干豆腐（又称豆皮、千张）是一种以大豆为原料的半脱水豆制食品。但近年来发现有些地方掺入了地板黄，地板黄是用于涂饰家具的成色品，属非食用色素之类。地板黄颜料含有大量的铬酸铅等有害物质，是不允许在食品中添加的。

4. 粮豆中的天然有毒有害物质

1）有毒植物种子

麦角、毒麦、麦仙翁籽、槐籽、毛果洋茉莉籽、曼陀罗籽、苍耳子等均是粮豆在农田生长期和收割时混杂的有毒植物种子。

2）豆类中的天然有毒有害物质

豆类植物的籽粒中也含有对人体健康有害的化学成分。在一般情况下，通过食品加工中的加热工序或加热烹调，这些抗营养物质可受到破坏，对人体不会产生有害作用。然而，由于加热的温度或时间不够，未能彻底破坏这些有害物质而引起中毒的事件也时有发生。

（1）菜豆。又名四季豆，是食物天然毒素中毒较常见的。通常烹调不当，炒煮不够熟透是引起中毒的主要原因。其中有毒物质皂素对消化系统有刺激作用；凝血素有凝血作用；亚硝酸盐和胰蛋白酶抑制物能刺激肠胃并产生一系列症状。在以上有毒物质的作用下可发生中毒，主要表现为胃肠炎症状。

（2）蚕豆。蚕豆种子中含有巢菜碱苷，是引起蚕豆黄病的因素之一。食用青蚕豆时常有中毒发生，严重时导致黄疸、呕吐、腰痛、发烧、贫血及休克。

（3）大豆。大豆含有一些抗营养因素，可影响人体对某些营养素的消化吸收，因而会对人类饮食产生不利影响。

蛋白酶抑制剂（P_1）蛋白酶抑制剂有 $7\sim10$ 种，主要存在于大豆中，对胰蛋白酶、糜蛋白酶、胃蛋白酶等物质的酶活性有部分抑制作用，妨碍蛋白质的消化吸收，对动物有抑制生长的作用。

豆腥味：大豆中含有很多酶，其中脂肪氧化酶是产生豆腥味及其他异味的主要酶类。

植酸：大豆中存在的植酸可与锌、钙、镁、铁等螯合，影响其吸收利用。

植物红细胞凝集素：是能凝集人和动物红细胞的一种蛋白质，可影响动物的生长，在大白鼠内腹膜上注射凝集素，能杀死白鼠。

胀气因子：是占大豆碳水化合物一半的水苏糖和棉籽糖，在肠道微生物作用下产气。但目前有研究表明这些大豆低聚糖是"双歧因子"，对机体健康有益。

皂苷和异黄酮：曾有研究认为皂苷具有溶血和有毒的性质，大豆皂苷、大豆异黄酮（主要为金雀异黄素）还具有雌激素作用。但研究已证明它们还具有抗氧化、降低血脂和血胆固醇的作用，特别是大豆异黄酮具有抗溶血、抗细菌、抗真菌及抑制肿瘤等作用。

（4）豆乳（豆浆）。豆浆通常由大豆制成，也称为豆乳。是一种营养丰富，极易消化吸收的饮料。但由于大豆中含有多种抗营养因子，如生豆浆中含有皂苷，煮豆浆时皂苷受热易膨胀形成泡沫上浮而造成"假沸"现象，故饮用未煮熟的豆浆也会引起中毒。

二、粮豆的卫生管理

1. 控制粮豆的安全水分及温、湿度

粮豆的安全水分是指在一定温度条件下，粮食在贮存期间能使其自身生命活动下降到最低限度以及能抑制微生物等生物性污染因素的生长所含水分。粮豆含水分的高低与其贮藏时间的长短和加工密切相关。食物除暴露于空气、土壤或水的表面外，健康的植物或动物组织内部应是无菌的。组织的发育、生长自然是无菌的。在贮藏期间粮豆水分含量过高时，并处在温湿条件下，霉菌就会生长。其代谢活动增强而发热，使霉菌、仓虫易生长繁殖，致使粮豆发生霉变。酵母生长比霉菌需要较多的水分，细菌生长比霉菌需要更多的水分，它们均能在有空气或无空气的温湿条件下生长。而变质的粮豆不利于加工，因此应将粮豆水分控制在安全贮存所要求的水分含量以下。粮豆的安全水分为：豆类为 $10\%\sim13\%$，玉米 12.5%，面粉 $13\sim15\%$，花生 9%。同时还应控制粮豆贮存环境的温度和湿度。

2. 仓库的卫生要求

（1）控制仓内的温度和湿度。按时翻倒、晾晒，降低粮温，掌握顺应气象条件的门窗启闭规律，防鼠防雀。

（2）加强入库质量标准检查。定期监测粮豆温度和水分含量变化，注意霉变及虫害，发生问题时，立即采取相应措施。

（3）做好仓库清洁和消毒工作。

（4）有条件的地方采用气体保藏。

3. 粮豆运输、销售的卫生要求

（1）运输工具和包装材料应符合卫生要求，粮豆包装必须专用并在包装上标明"食品包装用"字样。

（2）不准与其他非食品物质混合装运，尤其对装过毒品、农药或有异味的车船未经彻底清洗消毒的，不准装运粮食。

4. 防止农药及有害金属的污染

为控制粮豆中农药的残留，必须在种植过程中合理使用农药，确定用药品种和剂量、确定农药的安全使用期、施药方式及最大残留限量标准。必须使灌溉水质符合《农田灌溉水质标准》，并根据作物品种掌握灌溉时期及灌溉量。

5. 防止无机夹杂物及有毒种子的污染

（1）在粮豆加工过程中安装过筛、吸铁和风车筛选等设备可有效去除有毒种子和无机夹杂物。

（2）推广无夹杂物、无污染物的小包装粮豆产品。

（3）加强选种、种植及收获后的管理，尽量减少有毒种子含量或完全将其清除。

（4）制定粮豆中各种有毒种子的限量标准并进行监督。我国规定，按重量计麦角不得大于 0.01%，毒麦不得大于 0.1%。

6. 提高粮食的纯净度，保持粮食健全

生产和试验都已证明籽粒饱满、新鲜健康，生活力强盛的粮食种子，在贮藏时更能防御霉菌等微生物的侵染而便于保藏。无论在入仓的粮食或食品加工厂的库存粮食要选择生命力强、籽粒饱满、成熟度高、外壳完整的原粮更宜保存。唯有这样才能保证居民用粮及食品加工产品的原料有较好地卫生质量。

7. 执行 GMP 和 HACCP

在粮豆类食品的生产加工过程中必须执行良好生产规范（GMP）和危害分析关键控制点（hazard analysis critical control points，HACCP）的方法，以保证粮豆类食品的卫生安全。

三、粮豆的卫生标准

1. 原粮（稻谷、小麦、玉米等）的国标

原粮的国标包括 GB 2715—2005《粮食卫生标准》、GB2762—1994《食品中汞允许量标准》（表 2-1）、GB4909—1994《食品中氟允许量标准》（表 2-2）、粮食的感官检查标准（具有正常粮食的色泽及气味，不得有发霉变质现象）、粮食的理化检验标准。

表 2-1　植物性食品中汞允许量标准

品　种		指标（以 Hg 计）/(mg/kg)
粮食（成品粮）	≤	0.02
薯类（马铃薯、甘薯）、蔬菜、水果	≤	0.01

表 2-2　植物性食品中氟允许量标准

品　种		指标/(mg/kg)
粮食	大米、面粉　　≤	1.0
	其他　　　　　≤	1.5
	豆类　　　　　≤	1.0
蔬菜　　　　　　　　　≤		1.0
水果　　　　　　　　　≤		0.5

2. 加工粮或成品粮（面粉、大米、玉米面等）的国标

加工粮或成品粮包括 GB2713—1996《淀粉类制品卫生标准》、感官指标（具有本品种固有的体态和色泽，不酸，不黏，无异味，无杂质）、理化指标（表 2-3）。

表 2-3　成品粮（淀粉）卫生的理化标准

项　目		指　标
砷（以 As 计）	≤	0.5mg/kg
铅（以 Pb 计）	≤	1.0mg/kg
食品添加剂		按 GB2760—2007 规定
黄曲霉毒素 B_1	≤	5μg/kg

3. 大豆及其制品的卫生标准

大豆的卫生标准包括非发酵性豆制品及面筋卫生标准；发酵性豆制品卫生标准；辐照豆类、谷类及其制品卫生标准和食用豆粕卫生标准。

非发酵性豆制品及面筋卫生标准按 GB2711—1999，适用于以大豆或其他杂豆为原料制成的豆腐、卤制、炸卤、熏制、干燥豆制品及小麦为原料制成的面筋等。

发酵性豆制品卫生标准按 GB2712—1999，适用于以大豆或其他杂豆为原料经发酵制成的腐乳、豆豉等。

辐照豆类、谷类及其制品卫生标准按 GB14991.9—1997，适用于以杀虫为目的，采用 γ 射线或能量低于 10MeV 的电子束照射处理的豆类、谷类及其制品。

食用豆粕卫生标准按 GB14932.1—1994，适用于大豆经溶剂萃取豆油后，供生产高蛋白仿制食品用的豆粕。

以非发酵性豆制品为例，感官指标要求具有本品种的正常色、香、味，不酸，不黏，无异味，无杂质，无霉变。理化指标见表 2-4；微生物指标见表 2-5。

表 2-4　豆及其制品理化指标

项　目		指　标
砷（以 As 计）/(mg/kg)	≤	0.5
铅（以 Pb 计）/(mg/kg)	≤	1.0
食品添加剂		按 GB2760—2007 规定

表 2-5　豆及其制品微生物指标

项　目		指　标		
		散装出厂	散装销售	定型包装
细菌总数/(个/g)　　　≤		50000	100000	750
大肠菌群/(MPN/100/g)　≤		70	150	40
致病菌		不得检出	不得检出	不得检出

注：MPN 表示最近似值。

第二节　食用油脂的卫生

一、食用油脂的安全问题

1. 油脂中的天然有毒有害物质

粮油籽粒中含有一些特殊的化学成分，含量不高具有有害或有益的作用，值得引起重视。

（1）芥子苷。硫葡萄糖苷（芥子苷）在各种油菜籽中普遍存在，它在完整细胞中不会变化，但在细胞破碎的情况下，芥子酶能将其分解而产生芥子油等有毒分解产物，因此用未经处理的菜籽饼作饲料，容易造成家畜中毒死亡。

（2）芥酸。是存在于油菜籽中的一种二十二碳不饱和脂肪酸，可损害动物的心肌、影响动物的生长发育和生殖功能。

（3）棉酚。棉酚是存在棉籽色素腺体中的有毒物质，在棉籽油加工时常带入油中。热榨或碱炼可以降低棉酚含量，棉酚含量过高会导致性功能减退和影响生育机能，也可引起食物中毒，表现为皮肤灼热、无汗、头晕、心慌，乏力等。

2. 油脂酸败

油脂酸败分解出的各种产物，使营养成分被破坏并造成油脂感官品质改变（"哈喇"味），从而降低了食用价值。酸败变质的油脂除具有令人不快的气味和滋味外，还不易被人体吸收，若长期食用变质的油脂，可引起中毒现象。此外，酸败油脂中的不饱和脂肪酸，维生素 A、维生素 D 和维生素 E 很快被氧化进而推动体内其他生理作用，例如可以使摄入胃肠道的其他维生素遭受破坏。油脂在贮藏过程中发生自动氧化，如油脂分解出的酮、醛、氧化物等均有毒性，会使油脂或富油食品带毒，故应予以重视。近年来的研究还表明，长期摄入变质油脂会诱发癌症。

3. 化学性污染

植物油生产分为压榨法和浸出法两种工艺，压榨法是纯物理方法，对产品质量无大影响；浸出法可能会出现溶剂（六号轻汽油）残留，残留的溶剂中可能含有己烷和庚烷等有害组分，而不纯的溶剂中含有苯并芘和多环芳烃等有害物质；若使用被化学农药和工业三废污染的油料作物榨油，易使苯并芘的含量增加，从而对植物油脂造成潜在的危险。

当食油中残留较多的溶剂时，不但使油中有异味，而且还会含有苯、甲苯、多环芳烃等芳烃类有害物质。目前我国规定浸出溶剂在油脂中的残留不得超过 50mg/kg。

4. 黄曲霉毒素的污染

花生很容易被黄曲霉毒素污染。污染黄曲霉毒素的油料种子用来榨油，榨出的毛油中也含有黄曲霉毒素。因而用其加工出的油脂，必须经过去毒处理后方可食用。

5. 反复炸制食品的油脂

反复炸制食品的油脂不仅营养价值降低，还可产生杂环胺等致癌物质。因此要求应控制温度在 200℃ 以下，连续油炸时间不超过 20h；多次炸制食物的油脂应该进行无害化处理后方能供人畜食用。

6. 非食用油脂的滥用

近年来，非法使用"地沟油"或"泔水油"；在食用油中添加矿物油；将工业用的"白油"当作食用油；或将工业石蜡假冒牛脂肪熬制火锅调料的违法案件屡屡被披露于各类媒体。

二、防止油脂酸败的措施

油脂生产中最易发生的变质是酸败，而油脂酸败与本身纯度、加工过程及贮藏过程中各种环境因素均有关，因此加强油脂的卫生管理，防止油脂的酸败是保证油脂卫生质量的首要问题，而且贯穿于加工、贮藏、食用过程的始终。防止油脂的酸败，首先应在油脂加工过程中保证油脂纯度，去除动植物残渣，尽量避免微生物污染并抑制或破坏酶活性。其次，由于水可促进微生物繁殖和酶活动，因而油脂水分含量应控制在 0.2% 以下。第三，高温会加速不饱和脂肪酸的自动氧化，低温可抑制微生物活动和酶活性从而抑制自动氧化，故油脂应尽量低温贮藏。第四，阳光、空气对油脂变质有重要影响，光线尤其是紫外线、紫色、蓝色等光线可加速油脂氧化，因此，如果油脂长期贮藏则应用密封、隔氧、遮光的容器。铁、铜、锰等金属离子可催化脂肪氧化，在加工和贮藏过程中也应避免接触金属离子。此外，应用抗氧化剂可有效防止油脂酸败，延长贮藏期，常用的有维生素 E、丁基羟基茴香醚（BHA）、二丁基羟基甲苯（BHT）和没食子酸丙酯，但要注意控制用量。

三、油脂的卫生标准及卫生要求

食用油脂易发生酸败变质，结果使油脂的食用价值降低或完全丧失，对人体健康产生毒害作用。为保证食用安全和人民身体健康，我国对食用植物油规定了实施标准和检验方法。

1. 油脂卫生标准

（1）感官指标。要求物油色泽一般为橙黄色，不混浊，无明显杂质，无霉味和焦味，无酸败及其他异味。不同植物油各有其特殊的气味。

（2）理化指标如表 2-6 所示。

表 2-6　食用植物油卫生标准之理化标准（GB 2716—1999）

项　目		植物油	指　标
酸价	≤	花生油、菜籽油、大豆油、葵花油、胡麻油、玉米胚芽油、米糠油	4
		棉籽油	1
过氧化值/(meq/kg)	≤	花生油、葵花油、米糠油	20
		菜籽油、大豆油、胡麻油、茶油、玉米胚芽油、棉籽油、麻油	12
黄曲霉毒素 B_1/(μg/kg)	≤	花生油	20
		其他植物油	10
羰基价/(meq/kg)	≤	—	20
浸出油溶剂残留量/(mg/kg)	≤	—	50
棉籽油中游离棉酚/%	≤	—	0.02
砷（以 As 计）/(mg/kg)	≤	—	0.1
苯并（a）芘/(μg/kg)	≤	—	10

2. 食用油脂卫生要求

依据食用植物油厂卫生规范（GB9955—1999）。

（1）油脂原料应无虫，无霉变，不混有有毒物质。浸出法所用的溶剂必须专库保存，严防与成品油混合放置。油脂生产的机械设备、容器及管道，应由无毒材料制成。所用滑润油必须是食用级，油桶、油瓶应设专人清洗、消毒。严禁使用装过非食用油及有害物质的容器。

（2）压榨法制油所用的过滤材料应无毒无害，完整无破损。使用化学纤维布过滤时应防止化学纤维屑落入油中。毛油必须经过碱炼和脱色、脱臭处理，而碱炼和脱色用的物质应符合卫生要求。浸出法制油所用溶剂的种类、数量及沸程要符合国家有关规定，并有防止溢漏的措施。

（3）食用油的各种包装材料，必须无毒、无害，符合国家食品容器包装材料规定的标准。在低温的条件下贮存、销售时，不应与桐油等工业用油混放，以免误食中毒。

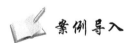 案例导入

成都黑心工厂制造泔水油销往食用油市场

中央电视台《焦点访谈》栏目 2007 年 7 月 2 日揭露，四川省成都市双流县东升镇葛北村有工厂将大量泔水油原料加工成泔水油后销往食用油市场，至今已有 3 年，而且这种工厂在当地还不止一家。

2007 年 5 月，记者前往该厂展开调查看到，厂内烟囱浓烟滚滚，从原料车上卸下的泔水油原料散发出阵阵酸臭，卫生条件极差。在现场，除了泔水油原料，看不到大豆、花生等任何炼制食用油的原料。该厂营业执照上标明的经营范围是为工业

用油。据知情人士透露，为了从原料里提炼出泔水油，需要经过四道工序，并需要添加硫酸、火碱、工业盐等对人体有害的化工原料。记者跟踪了一辆从该厂出来的油罐车，发现出厂的油被销往成都市区广通粮油有限公司。

　　另据报道：2010 年 3 月 19 日，调查负责人武汉工业学院教授何东平召开新闻发布会，建议政府相关部门加紧规范废弃油脂收集工作，再次引起了人们对食品安全的担忧。据报道，目前我国每年返回餐桌的地沟油有 200 万～300 万 t。医学研究称地沟油中的黄曲霉素强烈致癌，毒过砒霜 100 倍。

第三节　蔬菜、水果的卫生

一、果蔬食品的安全问题

1. 果蔬食品的生物性污染

由于施用人畜粪便和生活污水灌溉菜地，果蔬生产从开花、结实到收获、包装、运输、贮藏、销售的各个环节都可能受到肠道微生物和寄生虫卵的污染而引起病变，污染程度和表皮破损有关。新鲜果蔬中引起果蔬变质的病原微生物见表2-7。

表 2-7　引起几种果蔬变质的主要微生物

微生物种类	感染的果蔬	微生物种类	感染的果蔬
白边青霉	柑橘	柑橘褐色蒂腐病菌	柑橘
绿青霉	柑橘	柑橘茎点霉	柑橘
马铃薯疫霉	马铃薯、番茄、茄子	梨轮纹病菌	梨
茄绵疫霉	茄子、番茄	黑曲霉	苹果、柑橘
交链孢霉	柑橘、苹果	灰绿葡萄孢霉	梨、葡萄、苹果、草莓、甘蓝草莓、番薯
镰刀霉属	苹果、番茄、黄瓜、甜瓜、洋葱、马铃薯	苹果褐腐病核盘霉	桃、樱桃
番茄疫霉	番茄	洋葱炭疽病毛盘霉孢	洋葱
番茄交链孢霉	番茄	软腐病欧氏杆菌	马铃薯.洋葱
黑根霉	桃、梨、番茄	胡罗卜软腐病欧氏杆菌	胡萝卜、白菜、番茄
串珠镰刀霉	香蕉	—	—

　　2. 有害化学物质对蔬菜、水果的污染

（1）农药污染。蔬菜和水果施用农药较多，其农药残留较严重。应严格执行《农药安全使用规定》，严格选用适用品种、使用剂量和适用时间，禁止使用高毒农药。

（2）工业废水中有害化学物质的污染。生活污水和工业废水中含有许多有害物质，如酚、镉、铬等，若不经处理直接灌溉菜园和菜地，有害物质可通过蔬菜水果进入人体产生危害。所以生活污水和工业用水必须经处理符合国家标准后才可用于直接灌溉农作物。

（3）其他有害化学物质。一般情况下蔬菜、水果中硝酸盐与亚硝酸盐含量很少，但在生长时遇到干旱或收获后不恰当地存放、贮藏和腌制时，硝酸盐和亚硝酸盐含量增加，对人体产生不利影响。

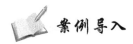 **案例导入**

柳州发现含苏丹红辣椒粉

据新华社电记者 2006 年 12 月 7 日从广西壮族自治区人民政府了解到，自治区政府发出紧急通知，组织相关部门在全自治区范围内清查含苏丹红的辣椒粉。

之所以要开展这次行动，是因为柳州市工商执法人员在最近一次检查行动中发现，柳州市一无证照辣椒粉加工场用于掺假的"红粉"（辣椒添加粉）中含有国家明令禁止的非食品添加剂"苏丹红Ⅳ号"。据了解，柳州市查获的这批"红粉"是从河南洛阳进入广西的，主要用于掺假制作辣椒粉。

截至目前，柳州市共查获含有"苏丹红Ⅳ号"的"红粉" 2765kg，发现并暂扣涉嫌含有"苏丹红Ⅳ号"的辣椒粉 5.2 万余千克。

目前，柳州无证照的辣椒粉加工场已被查封，并立案调查，涉案的 2 名嫌疑人已被依法刑事拘留。有关部门已派人赴河南追查供货源头。

二、果蔬食品的卫生管理

1. 果蔬的农田管理

灌溉用水对果蔬的卫生质量影响很大，如果用污水灌溉农田菜园苗时，必须符合排放和农田用水的水质标准。灌田前必须预先处理，使之达到国家卫生标准；以人或动物粪便作肥料时应经过无害化处理：粪尿混合封存、发酵沉卵、堆肥、沼气发酵等方法及厌氧处理后，可杀灭粪便中的寄生虫和病原体；农药选择应是高效、低毒、低残留的农药，严守农药使用的剂量、次数和安全间隔期（即最后一次施药距收获的天数）。

制定合理的规章制度，限制农药在食品当中的残留量，提倡生物、物理对病虫害的综合防治。禁止和限制使用高残留农药。

2. 贮存、运输、销销过程中的卫生管理

低温贮藏有着非常重要的意义，放出二氧化碳越少，越利于保藏。

防止果蔬的腐败变质可以用抗菌剂和衰老抑制剂延缓贮存时期发生的腐败，应用这些制剂有两种方法：即喷雾或浸泡在溶液中，或悬浮在水/蜡配方中和熏蒸。

水果蔬菜贵在新鲜，它们含水量很高，在贮运销过程中，水分易于蒸发而凋萎；水分高又有大量的营养物质溶解在其中，适宜于微生物的生长，故贮运销中应注意及时剔出腐烂变质部分，尽可能以小包装方式出售，这样计量方便，也比较卫生。

3. 食用前的清洗和消毒

水果和蔬菜有许多品种是生食的，应彻底洗净和消毒，最好在沸水中水漂烫 30s，经试验证明叶菜洗净可除菌 92.5%，根茎可减少菌 97.7%；而在 90℃水中浸烫 10s 即可杀

灭伤寒杆菌等。用消毒液如漂白粉液、高锰酸钾液或 5%乳酸液浸泡消毒，效果也较好。

三、蔬菜、水果品质的判定

1. 蔬菜品质判定

优质蔬菜鲜嫩，外形饱满，表面润泽光亮，无黄叶，无伤痕，无病虫害，无烂斑。

次质蔬菜梗硬，外形萎蔫，失去水分光泽，老叶多，枯黄，有少量病虫害、烂斑和空心，挑选后可食用。

变质蔬菜则严重霉烂，呈腐臭气味，亚硝酸盐含量增多，有毒或严重虫蛀，空心，不可食。

2. 水果品质判定

优质水果具有典型果形，表皮色泽光亮，肉质鲜嫩、清脆，有固有的清香味，无机械外伤和病虫害。

次质水果表皮较干，不够丰满，光泽较暗，肉质鲜嫩度差，营养减少，清香味减退，略有小烂斑点，有少量虫蛀，去除腐烂、虫伤部分后仍可食用。

变质水果严重腐烂、虫蛀、变味，不可食用。

3. 亚硝酸盐含量

我国蔬菜卫生标准（GB 15199—1994）规定亚硝酸盐≤4mg/kg。

第四节　肉与肉制品的卫生

一、肉与肉制品的安全问题

1. 生物性污染

1）人兽共患传染病和寄生虫病

人畜共患的传染病主要有疯牛病、口蹄疫、炭疽、鼻疽、猪水泡病、猪瘟、猪丹毒、结核、布氏杆菌病等。近年来，世界各地广泛流行、危害较大的动物疫病有疯牛病、口蹄疫、禽流感等。

常见人畜共患寄生虫病主要有绦虫、囊虫病、旋毛虫病、猪弓形虫病等，人若吃了感染寄生虫的畜肉，便会感染上寄生虫病。

2）细菌污染

畜禽肉类在加工、保藏、运输和销售中很容易污染致病菌如沙门氏菌、金黄色葡萄球菌等，如在食用前未充分加热，可引起肉类食品的腐败变质和食物中毒。据统计，肉类食品是引起细菌性食物中毒最多的食品。

畜肉从新鲜到腐败变质需要经过僵直、后熟、自溶和腐败四个过程。肉中组织酶催化蛋白质、脂肪的分解即为自溶，这为细菌的侵入繁殖创造了条件，肉在细菌的酶作用下，发生腐败变质。不适当的加工和保藏条件也会促进肉类腐败变质。

3）有害昆虫

危害肉类食品的昆虫主要是苍蝇、蟑螂、甲虫和螨等。

2. 化学性污染

1）天然毒素

家畜体内的某些腺体如甲状腺（俗称"栗子肉"）、肾上腺（俗称"小腰子"）和病变淋巴腺（俗称"花子肉"）多含有对人体有害的物质，误食后会引起食物中毒。食用动物肝脏时要选择健康、可食的肝脏，彻底清除肝内有毒物和积血，加热充分，不可过量食用，以防维生素 A 中毒。

我国主要的淡水鱼类如青鱼、草鱼、鲢鱼、鳙鱼和鲤鱼的胆是有毒的，属于胆毒鱼类，一般的烹调方法都不能去毒，食用时必须将鱼胆去掉。

2）兽药残留与饲料添加剂

动物饲料中的兽药、饲料添加剂、农药残留及化学污染物，超过限量标准亦会构成严重的污染，危害人体健康。如饲料中含有二噁英，违禁使用雌激素、抗生素、瘦肉精问题。

3）食品加工过程中的污染

香肠和腌制肉品在制作中，发色剂亚硝酸钠使用不严格执行国家有关规定，可使成品中亚硝酸盐含量超标。熏烤肉类食品，因加工方法不当，也可造成多环芳烃污染，从而影响人体健康。

3. 掺假

肉类常见的掺假是掺水，即注水肉，是指在宰前向猪、牛、羊、鸡、鸭、鹅等动物活体内，或屠宰加工过程中向屠体及肌肉内注水所得到的肉。注入肉体的水有自来水、屠宰场血水、食盐水、明矾水、漂白粉水，更有甚者往肉中注入卤水，因卤水能使肉色鲜艳，使蛋白质凝固，注入的水流不出来。注水的方式有：活体胃肠内连续灌水，心脏、血管注入，肌肉注射等。

我国食品卫生法规定："禁止生产经营下列食品……掺假、掺杂、伪造、影响营养卫生的"。注水肉即属掺假、掺杂现象，属不法行为，应加以鉴别和剔除，不能进入厨房。

二、畜禽肉的卫生及管理

1. 常见人畜共患传染病畜肉、人畜共患寄生虫病畜肉的处理

常见人畜共患传染病，如炭疽、鼻疽、口蹄疫、猪水泡病、猪瘟、猪丹毒、结核、布氏杆菌病等和常见人畜共患寄生虫病，如囊虫病、旋毛虫病、猪弓形虫病等，应按有关规定进行处理。

2. 情况不明死畜肉的处理

死畜肉可来自病死、中毒和外伤等急性死亡。对这些肉应特别注意，必须在确定死亡原因后才考虑采取何种处理方法。对无法查明死亡原因的死畜肉，一律不准食用。

根据兽医卫生检验，可将畜肉分为良质肉、条件可食肉和废弃肉三类。通过兽医卫生检疫：肉品可划分三类处理：

（1）良质肉，是指健康牲畜肉，食用不受限制。

（2）条件可食肉，是指病畜肉、无害化处理后可供食用。

（3）废弃肉，是指患烈性传染病的肉尸以及严重感染囊尾蚴的肉，一律不准食用，

应销毁或化制。

所以，一定要做好畜禽屠宰前的检疫和宰后检查，剔除患病畜禽。对病畜禽肉应根据情况做销毁或无害化处理。死畜禽肉可来自病死、中毒和外伤等急性死亡的畜禽。对这些肉应特别注意，必须在确定死亡原因后才考虑采取何种处理方法。对无法查明死亡原因的死畜禽肉，一律不准食用。

3. 注水肉及其鉴别

1）感官检验

（1）肌肉。凡掺过水的新鲜肉或冻肉，在放肉的场地上把肉移开，下面会显得特别潮湿，甚至积水，将肉吊挂起来会往下滴水。注水肉看上去肌纤维突出明显，肉发肿、发胀、表面湿润，不具正常猪肉的鲜红色和弹性，而呈粉红色、肉表面光亮。肌肉检验可以使用刀切检验、加压检验及触检。

（2）脂肪。正常猪肉的皮下脂肪和板油质地洁白，而灌水肉的皮下脂肪和板油轻度充血，呈粉红色，新鲜切面的小血管有血液流出。

（3）内脏。灌水内脏明显肿胀，切面有大量淡红色的水流出。

2）刀切检验

将待检肉品用手术刀将肌纤维横切一个深口，注水肉稍停一会儿即可见切面渗水，正常肉品则否。

3）加压检验

取长 10cm、宽 10cm、高 3～7cm 的待检精肉块用干燥塑料纸包盖起来，上面压 5kg 重的重物，10min 后观察，注水肉有水被挤压出来；正常肉是干燥的或仅有几滴血水流出。

4）触检

用手触摸注水肉，缺乏弹性，有坚硬感和湿润感，手指压下去的凹陷往往不能完全恢复，按压时常有多余水分流出，如果是注水冻肉还有滑溜感。

5）放大镜观察

用 15～20 倍放大镜观察肌肉组织结构变化。正常肉的肌纤维分布均匀、结构致密、紧凑无断裂，无增粗或变细等变化，红白分明，色泽鲜红或淡红，看不见血液及渗出物。注水肉的肌纤维肿胀粗乱，结构不清，有大量水分渗出。

6）熟肉率检验

将待检精肉 0.5kg 放入锅内，加水 2000mL，待水煮沸后开始计时间并煮沸 1h 捞出，冷却后称取熟肉重量。用熟肉重除以鲜肉重即熟肉率。注水肉的熟肉率小于 50%，而正常肉的熟肉率大于 50%。

7）水分测定

取肉样在 105℃烘箱中干燥求肉中水分含量的检测方法。正常鲜精肉水分含量为 67.3%～74%；注水肉大于此范围一般求得量大于 74%。即为注水肉。

三、肉制品的卫生管理

1. 原料卫生

肉制品加工时，必须保证原料肉的卫生质量；使用硝酸盐或亚硝酸盐等食品添加剂时，必须符合国家卫生标准的要求。

2.屠宰场的卫生要求

屠宰场应认真执行我国《肉类加工厂卫生规范》。

3.屠宰的卫生要求

屠宰前应给牲畜停食 12~14h，宰前 3h 要充分喂水，以防止屠宰时牲畜胃肠内容物污染肉尸。我国于 1999 年 1 月 1 日实行《生猪屠宰管理条例》，对生猪实行定点屠宰、集中检疫、统一纳税、分散经营的制度。

4.运输、销售的卫生要求

运输新鲜肉和冻肉应有密闭冷藏车，车上应有防蝇、防尘、防晒设备；熟肉制品必须有盒包装；合格肉与病畜肉、鲜肉与熟肉不得同车运输，肉食和内脏不得混合堆放。

5.食前处理要求

食前必须彻底加热、煮熟煮透。

四、肉及肉制品的卫生标准

1.肉的卫生标准（以鲜猪肉为例）

鲜猪肉系指生猪屠宰加工，经兽医验讫合格的鲜销而未经冷冻的猪肉。详见表 2-8~表 2-10。

表 2-8　猪肉感官指标

项　目	一级鲜度	二级鲜度
色泽	肌肉有光泽，红色均匀，脂肪洁白	肌肉色稍暗，脂肪缺乏光泽
黏度	外表微干或微湿润，不粘手	外表干燥或粘手，新切面湿润
弹性	指压后的凹陷立即恢复	指压后的凹陷恢复慢且不能完全恢复
气味	具有鲜猪肉正常气味	稍有氨味或酸味
煮沸后肉汤	透明澄清、脂肪团聚于表面，具有香味	稍有浑浊、脂肪呈小滴浮于表面无鲜味

表 2-9　猪肉理化指标

项　目		指　标	
		一级鲜度	二级鲜度
挥发性盐基氮/(mg/100g)	≤	15	25
汞（以 Hg 计）/(mg/kg)	≤	0.05	

表 2-10　鲜（冻）禽肉感官指标

项　目	指　标
眼球	眼球饱满、平坦或稍凹陷
色泽	皮肤有光泽，肌肉切面有光泽，并有该禽固有色泽
黏度	外表微干或微湿润，不粘手
弹性	有弹性，肌肉指压后的凹陷立即恢复
气味	具有该禽固有的气味
煮沸后肉汤	透明澄清，脂肪团聚于表面，具固有香味

注：冻禽解冻后也应符合上述要求。

具体感官指标的检验方法，可按 GB2722—1991《鲜猪肉卫生标准》操作；理化指标按 GB5009.44—1985 操作。

2. 肉制品的卫生标准

1）腌腊制品

凡加工腌腊制品的原料，必须使用兽医验讫后符合腌制卫生要求，即不带毛、血、粪污的良质肉，在贮运过程中不落地，清洁，防止污染，在加工前要摘除甲状腺及病变组织。

常用的腌腊制品卫生标准有：GB2725.1—1994《肉灌肠卫生标准》，GB2728—1981《肴肉卫生标准》，GB2729—1994《肉松卫生标准》，GB2726—1996《酱卤肉类卫生标准》，GB2731—1988《火腿卫生标准》，GB2730—1981《广式腊肉卫生标准》，GB2732—1988《板鸭（咸鸭）卫生标准》。

上述几种腌腊制品中应注意以下几点：

（1）亚硝酸盐应控制在 20～30mg/kg（以 $NaNO_2$ 计）。

（2）细菌学指标。细菌总数，出厂前不应超过 30000 个/g；销售控制在 50000～90000。

（3）大肠菌群。出厂前要控制在 40～70 个/100g，销售时不应超过 150 个/100g。

（4）致病菌不得检出。

腌腊制品因品种不同，卫生要求也不同。在腌腊制品卫生质量中应注意氧化发哈喇味的处理。腌腊制品的脂肪面发黄，切面局部肌膜稍有哈喇味，其他肉色正常无异味者可销售。脂肪氧化已深入内部但未及全部，割除发黄哈喇味部分，好的可以销售。凡脂肪、肌肉、骨骼均哈喇味严重者，应作工业用或销毁。

2）熟食制品

凡经兽医检验判处高温处理，供作熟食制品加工的原料，肉要严格检查验收，对腐败变质或污染严重的，一律不准加工；对部分或表层轻微变质的原料，应修割干净方可加工；对于败血症或其他原因放血不全应慎重对待，割除脂肪后才可供加工熟食制品原料，尤其是乡镇企业或城镇个体经营者更应注意卫生检验及监督管理。

常用的熟食制品卫生标准有：GB2729—1991《肉松（太仓式）卫生标准》、2727—1991《肉干片（丁）》、GB2726—1991《熟肉酱制品》。

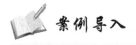 案例导入

金华毒火腿

著名的"金华火腿"在浙江金华有许许多多的加工厂，一些不法和黑心的老板不但利用病猪、死猪和老母猪加工火腿，并且在生产过程中为了避免生虫、腐烂，竟然使用敌敌畏等农药进行浸泡或喷洒，而这种连苍蝇都不敢往前"凑"的毒火腿一旦进入人体内，将对人体造成严重伤害。

第五节　乳品的卫生

乳品包括生鲜牛乳、酸牛乳、全脂奶粉、淡炼乳、奶油、干酪稀奶油及其他乳及乳制品。

一、乳品的安全问题

1. 乳与乳制品的生物性污染

1）微生物污染

乳品的主要污染是微生物污染。包括一次污染（挤前污染）和二次污染（挤后污染）。除了常见腐败细菌的污染，还可能遭受致病菌或霉菌的污染，致使乳品腐败变质，甚至造成食物中毒的发生。

2）其他污染

当奶牛患有结核、布氏杆菌病、炭疽、口蹄疫、乳腺炎等人畜共患传染病时，致病菌可通过乳腺进入乳汁中，导致乳的病原菌污染。

2. 乳与乳制品的化学性污染

动物在饲养中滥用各种抗生素、驱虫药和激素等兽药；饲料中的农药残留；在牛奶中加入豆浆、化肥、淀粉、食盐等掺假掺杂物，都将影响牛奶的质量和消费安全。

二、乳品的卫生管理

要保证乳品卫生，要求做到以下几点：

（1）牛舍及牛体要保持清洁，防止污染乳汁。

（2）开始挤出的一、二把乳汁、产犊前 15 天的胎乳、产犊后 7 天初乳，应用抗菌素 5 天的乳汁、乳房炎及变质乳等均不得供食用或作为原料乳使用。

（3）挤下的乳汁必须尽快冷却或及时加工，消毒乳、酸牛乳在发货前应置于 10℃以下冷库保藏，奶油应置于 10℃以下冷库保藏，防止变质。贮乳设备及容器应用不锈钢材料，贮运乳的容器每次用后要用清洗消毒后方可使用。

（4）牛乳应经净化、消毒后方可出售，净化后的乳即刻进行消毒。消毒的目的是杀灭致病菌和多数繁殖型微生物。生牛乳禁止上市。

① 巴氏杀菌是牛乳最常用的消毒方法。各乳品厂因消毒设备、温度和时间不同而异。

低温长时间消毒法（LTLT）：是在将乳加热到 62℃，保持 30min。一般采用间歇式常压预热锅。

高温短时间杀菌法（HTST）：在 75℃加热 15s 或 90～95℃加热 10～15s。一般是用片式热交换器或管式热交换器加热。

② 超高温瞬时杀菌法（UHT）。135℃，保持 2s。这是加压式加热方法。

③ 煮沸消毒法。将乳直接加热煮沸，保持 10min。方法简单但对乳的理化性质和营养成分有影响，且煮沸时泡沫部分温度低而影响消毒效果。若泡沫层温度提高 3.5～4.2℃可保证消毒效果。

④ 蒸汽消毒法。即瓶装生乳置于蒸汽箱或蒸笼中加热至蒸汽上升后维持 10min（此时乳温可达 95℃，营养损失也较少。在无巴氏杀毒设备的边远地区或乡镇企业可以使用蒸笼法）。

(5) 乳汁中不得掺水，不得加入任何其他物质。各类乳制品所使用的食品添加剂应符合现行的 GB2760—2007《食品添加剂使用卫生标准》中所规定的条文。

(6) 为保证乳的卫生质量，包装必须严密完整，并须注明品名，厂名、生产日期、批号、保存期和食用方法。包装外食品标签必须与内容相符，严禁伪造、假冒的乳品。

(7) 挤奶员的个人卫生。

三、卫生质量标准

1996 年前国家颁布相关标准 20 项，到 1999 年底修订了 9 项，于 2000 年 5 月起执行。

1. 巴氏杀菌乳

巴氏杀菌乳（pasteurizedmilk）是以牛乳或羊乳为原料，经巴氏杀菌制成的液体产品，有三类产品，其标准见表 2-11。

表 2-11 巴氏杀菌乳的标准（GB 5409.1—1999）

项 目			指 标		
			全脂巴氏杀菌乳	部分脱脂巴氏杀菌乳	脱脂巴氏杀菌乳
感官指标	色泽		呈均匀一致的乳白色，或微黄色		
	滋味和气味		具有乳固有的滋味和气味，无异味		
	组织状态		均匀的液体，无沉淀，无凝块，无黏稠现象		
理化指标	脂肪/%		≥3.1	1.0~2.0	≤0.5
	蛋白质/% ≥		2.9		
	非脂乳固体/% ≥		9.1		
	酸度/°T①	牛乳 ≤	19		
		羊乳 ≤	16		
	杂质度/(mg/kg) ≤		2		
	硝酸盐（以 NaNO₃ 计)/(mg/kg) ≤		11.0		
	亚硝酸盐（以 NaNO₂ 计)/(mg/kg) ≤		0.2		
卫生指标	黄曲霉毒素 M_1/(μg/kg) ≤		0.5		
	菌落总数/(cfu/mL)② ≤		30000		
	大肠菌群/(MPN/100mL)③ ≤		90		
	致病菌（指肠道致病菌和致病性球菌）		不得检出		

① °T（Thomer degrees）代表吉尔涅尔度，为我国常用的乳与乳制品酸度（acidity）单位。中和 100mL 乳液，消耗 1mL 0.1mol/L 氢氧化钠标准溶液即为 1°T。

② cfu（colony forming unit）表示菌落形成单位。

③ MPN（maximum probable number）表示最近似值。

2. 灭菌乳

灭菌乳（sterilized milk）是以牛乳（或羊乳）或复原乳为主料，不添加或添加辅料，经灭菌制成的液体产品。有灭菌纯牛（羊）乳和灭菌调味乳两类 6 种产品，各项指标应符合 GB 5409.2—1999 规定。

3. 乳制品

奶粉、奶油、炼乳和酸牛乳应分别符合 GB 5410—1999、GB 5415—1999、GB5417—1999 和 GB2746—1999 的规定。

第六节　蛋品的卫生

一、蛋品安全问题

1. 蛋品的生物性污染

蛋品的主要安全卫生问题是致病菌和腐败微生物的污染。蛋中微生物即可来自产前污染，又可来自产后污染。

（1）产前污染。一方面因家禽患病，病原菌侵入卵巢和输卵管，蛋在形成过程中，微生物进入蛋的内容物中。例如，鸡感染鸡白痢、禽副伤寒等沙门氏菌病时，产出的蛋中常有沙门氏菌。

（2）产后污染。另一方面，蛋在生产、收购、贮藏和运输等环节中被污染，微生物通过蛋壳上的气孔或裂纹侵入蛋中，蛋白质首先受到污染，溶菌酶被破坏。若在气温高的情况下，蛋内微生物就会迅速繁殖；在气温较低的贮藏中蛋内的嗜冷性微生物能够生长；在环境高湿的情况下，有利蛋壳表面霉菌的繁殖，菌丝向壳内蔓延生长，这样壳外细菌繁殖并向壳内侵入。

蛋中的微生物主要是细菌和霉菌。致病菌主要是沙门氏菌，沙门氏菌及其他微生物引起的腐败变质是鲜蛋的主要卫生问题。

2. 蛋品的化学性污染

蛋品的化学性污染主要有兽药、农药和有害金属。环境中的汞、铅、镉、砷等有害金属以及六六六和滴滴涕等农药通过食物链进入家禽体内代谢后，可残留于蛋内；蛋鸡在养殖中使用的金霉素、土霉素、磺胺类药物和呋喃唑酮等药物也可残留于蛋中。

二、蛋类的卫生管理

蛋类的卫生应防止沙门氏菌的污染，加强饲养条件的卫生管理，杜绝不同途径侵染蛋内，保持禽体及产蛋场所的卫生。另外要加强鲜蛋贮存的卫生。

1. 鲜蛋的贮藏卫生

1）蛋的贮藏方法

蛋的贮藏方法冷藏法和化学贮藏法等，要求禽蛋必须新鲜、无破损、无污染，符合GB2749—2003规定。

（1）冷藏法是利用低温抑制微生物生长，延长蛋白中溶菌酶的活性，防止蛋内水分蒸发和腐败变质，并能保持蛋原有的理化性状。冷藏是最常用的方法，用普通冷库即可贮藏。

（2）石灰水贮藏法。利用蛋内呼吸产生的 CO_2 与石灰水反应生成碳酸钙沉积于蛋壳的表面，将蛋的气孔阻塞，从而减弱蛋内呼吸作用，延缓蛋内生化变化，阻止微生物侵入，防止蛋的腐败变质。在贮藏期间，夏季库温不得超过 23℃，水温不得高于 20℃，冬季库温不得超过 3～5℃，水温不得高于 1～2℃。一旦发现上浮蛋、破损蛋、臭蛋，则应及时剔除。

（3）水玻璃贮藏法。水玻璃又名泡花碱，即硅酸钠，其溶液硅酸胶体附着在蛋壳上，堵塞气孔而防腐保鲜。贮藏原理和卫生要求与石灰水贮藏法相似。

（4）涂膜法。将被覆剂涂布于蛋的表面，堵塞气孔，防止蛋内水分蒸发、CO_2 逸出和微生物入侵。被覆剂应无毒无害，无异味，易干燥，成膜性好，附着性强，吸湿性小。常用液体石蜡涂布，液体石蜡涂膜的办法保藏鲜蛋堆放于 $10℃$ 的地下室，相对湿度 90%，可贮藏 9 个月。也有用植物油、明胶、蜂蜡和树脂类等物质涂布。

民间一些将鲜蛋存放于稻谷、木屑、锯末中，也可保存几个月。利用恒温条件，防止鲜蛋腐败变质。

2）鲜蛋在贮藏中的变化

（1）理化变化。鲜蛋在贮藏中因环境温度高、干燥或久藏，会发生系列变化。主要变化有重量减轻，气室扩大，浓蛋白变稀，蛋黄水分增加，CO_2 逸出，蛋白 pH 升高，溶菌酶减少乃至消失，系带断裂或消失，蛋黄膜破裂，营养物质减少等。

（2）生理变化。鲜蛋在高于 25℃ 以上贮藏时，可引起胚胎的生理学变化。受精蛋逐渐发育，形成血圈蛋、血筋蛋或血坏蛋。未受精蛋受热后，胚胎膨大，形成热伤蛋。

（3）腐败变质。蛋内微生物和酶类作用首先使蛋白质分解，蛋白带断裂，使蛋黄移位。随后蛋黄膜被分解造成散黄蛋。散黄蛋进一步被微生物分解，产生硫化氢、氨、粪臭素等蛋白质分解产物，蛋液即变成灰绿色的稀薄液并伴有大量恶臭气体，这就是泻黄蛋。有时，蛋液变质不产生硫化氢而产生酸臭，蛋液不呈绿色或黑色而呈红色，蛋液变稠成浆状或有凝块出现，这是微生物分解糖而形成的酸败现象，成为酸败蛋。外界霉菌进入蛋内，在蛋壳内壁和蛋白膜上生长繁殖；形成大小不同的斑点，斑点处造成蛋液黏着，称为贴壳蛋。微生物分解系带，使之断裂形成贴壳蛋，分解蛋黄膜形成散黄蛋。变化严重时蛋黄与蛋白相混，形成"混汤蛋"。

2. 蛋类加工中的卫生问题

蛋制品是以鸡蛋、鸭蛋、鹅蛋和鹌鹑蛋为原料制成的产品，主要有冰蛋、蛋粉和再制蛋。

1）原料选择与处理

加工蛋制品的原料必须新鲜，经检验合格，符合 GB2749—2003 规定。不得使用化学贮藏蛋、劣质蛋和变质蛋。加工冰蛋和蛋粉时，应使用鸡蛋，禁用水禽蛋；打蛋前必须消毒用具，保持车间清洁卫生；清洗和消毒蛋壳时，不得使用有毒消毒液。加工皮蛋、咸蛋和糟蛋等再制蛋时，蛋壳必须完整，不得使用破损蛋、污壳蛋和刚壳蛋。

2）原料蛋的卫生检验

原料蛋的卫生检验主要是感官检验法，通过眼看、手摸、耳听、鼻嗅四种方法，综合判断为鲜蛋。

（1）眼看。以肉眼观察蛋的形状、大小、色泽、清洁度，鲜蛋壳上有一层霜状粉末，色泽鲜明。如果蛋呈灰白色，则蛋内容物已变成黑腐。蛋壳表面光滑或光彩夺目，则该蛋已受过孵化作用。

（2）手摸。利用手摸蛋的表面、重量，如手摸感到光滑，多为孵化蛋；如把蛋放在手中颤动，过轻说明水分蒸发为陈蛋，过重不是熟蛋就是水灌蛋，一般鸡蛋一只约 50g 左右。将蛋放在手心翻转几次，如老是一面向下，则为贴壳蛋。

（3）耳听。耳听是把蛋拿在手中，蛋碰蛋，听其声，如清脆为好蛋；哑声为裂纹蛋；嘎嘎声为孵化蛋，空空声为水花蛋。

（4）鼻嗅。鼻嗅是用嘴向蛋壳吹口热气，用鼻子一嗅，如有霉味为霉蛋；有臭味为黑腐蛋；有酸味为泻黄蛋，也有因饲料不当或贮藏于有异味的场所的蛋，有青草味或特殊气味。

（5）灯光透视法。鲜蛋在照蛋器上呈微红色，无裂纹，内容物澄清透明，可见蛋黄移动的影子，无其他团块存在，此蛋质量为上乘。

3）蛋制品加工过程的卫生管理

蛋制品加工过程中的主要卫生问题是防止沙门氏菌的污染，为此，应采取有效措施减少沙门氏菌的污染。

（1）打蛋前，蛋壳必须清洗干净并放在漂白粉溶液（有效氯浓度 0.09%～0.1%）中消毒 5min，取出后在 4h 内晾干，再打蛋。

（2）打蛋所用工具、容器都应分别用 4%。碱水及清水冲洗干净，再用蒸汽消毒10min。制作蛋粉所用管道等设备亦应消毒干净。

（3）不能采用贴壳蛋、黑斑蛋及其他变质蛋类制造冰蛋和蛋粉。打蛋前要仔细检查，打蛋时要一个蛋一个盆地打，即实行"过桥"，以防坏蛋混入。

（4）直接参加生产的工人，就业前和每年都应经健康检查。每日上班前，应洗手至肘部并用酒精（75%）消毒。

（5）蛋粉中脂肪较易氧化，应用专门材料包装以隔绝空气。包装材料外涂石蜡以免蛋粉受潮变质。

（6）冰蛋冷藏切勿与水产品、肉品等放在一起以免污染。大块切开时，使用的刀、秤、砧板等工具要清洁干净，剩余的冰蛋要重新包装冷藏。

（7）皮蛋的卫生要求（皮蛋又称松花蛋、彩蛋）。皮蛋加工过程因用氧化铅，会使皮蛋含铅量增高，铅是有害物质，1991 年国际癌症机构（IARC）将它定为与致癌有关系的金属元素，故皮蛋在制作过程应从工艺改革入手，降低铅的用量。

（8）咸蛋的卫生要求。咸蛋的种类很多，有灰色咸蛋、黄泥咸蛋、盐水咸蛋等。主要要求所用泥灰过筛，盐水烧开杀菌，有些地方用咸肉卤高温消毒，冷却后将蛋放入腌制，其味更佳。

（9）糟蛋的卫生要求。糟蛋是将符合加工再制蛋的鲜鸭蛋洗净，击碎蛋壳而不使蛋衣破裂，放入优质糯米酒糟中糟渍，经 4～5 个月糟制而成。糟蛋富含营养，钙含量为常规蛋的 40 倍，可作为健体营养食品。糟蛋又是我国传统的出口产品。酒糟应是无污染的。

（10）冰蛋和蛋粉的卫生要求。冰蛋是将鲜蛋去壳、搅拌、过滤，在预冷器中使蛋液降温到 4～10℃，再放入 -20℃ 冷库中急冻，使蛋液降温到 -15～-1℃ 以下，包装后再冷藏的蛋品。其中：巴氏消毒冰全鸡蛋系指鲜蛋经打蛋、过滤、巴氏低温消毒、冷冻制成的蛋制品，冰鸡蛋黄系鲜蛋的蛋黄，经加工处理，冷冻制成的蛋制品；冰鸡蛋白系鲜鸡蛋白经过加工处理，冷冻制成的蛋制品。

蛋粉是将蛋打开混匀后喷雾到 90～95℃ 干燥室内，使其急速脱水、干燥而成（可杀灭大部分细菌）。其中巴氏消毒全鸡蛋粉系将鲜鸡蛋经打蛋、过滤、巴氏低温消毒、喷雾干燥制成的蛋制品。鸡蛋黄粉系将鲜鸡蛋黄经加工处理、喷雾干燥制成的蛋制品。鸡蛋白片系将鲜鸡蛋蛋白经加工处理、发酵、干燥制成的蛋制品。

第七节　水产品的卫生

水产品主要有来自淡水和海水的鱼类、甲壳类、贝壳类、头足类、棘皮动物、肠腔动物、藻类以及除水鸟和哺乳动物以外的其他种类的水生生物及其加工制品。用于食品加工行业原料的最普遍、最多数的是鱼类。

一、水产品的安全问题

水产品含有较多水分和蛋白质，酶活性强，肌肉组织结构细，极易腐败变质，且易被多种有害物质污染。

1. 生物性污染

水中的病原体有细菌、病毒、寄生虫及虫卵，它们来自人畜粪便和生活污水。水体受到生物性因素污染后，可引起水生生物感染疾病、带菌、带毒或带虫。

鱼体表面、鳃和肠道中存在有较多的细菌，以致病性微生物危害最大。致病性微生物可引起水产品的腐败变质和食物中毒。1988 年 12 月底至 1989 年 1 月初，上海市民由于食用被污染而又加热不彻底的毛蚶，引起甲型肝炎暴发流行，感染者达 29 万人。

腐败后的鱼体表黏液混浊并有臭味，鱼鳞易于脱落，眼球下陷并混浊无光，鳃由鲜红变成褐色并有臭味，腹部膨胀，肛门突出，出现脊柱旁发红现象，更严重者将骨肉分离。

水产品体内寄生虫极为常见，有数百种，其中寄生于鱼和贝体内的 50 多种蠕虫可感染人体。在我国常见的有华枝睾吸虫、卫氏并殖吸虫等。生食或经烧煮若未能将虫卵杀死，虫卵会随食物侵入人体，可能使人感染寄生虫病。

2. 天然毒素

许多水产品，尤其是一些海洋生物的体内含有天然毒素如河豚毒素、贝类毒素、雪加毒素、组胺（鲭毒素）。被人误食后能引起食物中毒。为防止食用水产品引起食物中毒，如鲨鱼、鲅鱼、旗鱼必须去除肝脏；鳇鱼应除去肝、卵；河豚鱼有剧毒，在食用加工前必须先去除内脏、皮、头等含毒部位，洗净血污，经盐腌晒干后安全无毒方可出售。

3. 化学性污染

工业废渣和废水、农药和化肥以及未经妥善处理的生活污水不断排入水体，造成了淡水和海洋的广泛污染，使水产品中有害环境污染物，如汞、镉、铅、砷、铬、锑等重金属、亚硝胺、多氯联苯、苯并芘和杂环胺以及杀虫剂等有害物质浓度增加。人工养殖水产品时滥用抗生素、激素和饲料添加剂也使得淡水水产品的不安全因素增加。这些有害物质通过水生生物食物链的生物富集作用可达到非常高的水平，其体内有害物质的残留量往往高于肉、乳、蛋等动物性食品。

据市场调查，水发海产品中使用甲醛等工业原料增亮、增韧、防腐的屡有发现。甲醛对人体健康具有毒害作用。

二、水产品的卫生管理

1. 贮藏保鲜

鱼处在僵直期时组织状态完整、质量新鲜。鱼的保鲜就是要抑制酶的活力和微生物的污染和繁殖，使自溶和腐败延缓发生。有效的措施是低温、盐腌、防止微生物污染和减少鱼体损伤。

低温保鲜有冷藏和冷冻两种，冷藏多用机冰使鱼体温度降至10℃左右，保存5～14天；冷冻贮存是选用鲜度较高的鱼在-25℃以下速冻，使鱼体内形成的冰块小而均匀，然后在-19～-15℃的冷藏条件下，保鲜期可达6～9个月。含脂肪多的鱼不宜久藏，因鱼的脂肪酶须在-23℃以下才会受到抑制。

盐腌保藏用盐量视鱼的品种、贮存时间及气温高低等因素而定。盐分含量为15%左右的鱼制品具有一定的贮藏性。此方法简易可行、使用广泛。

2. 运输销售的卫生要求

生产运输渔船（车）应经常冲洗，保持清洁卫生，减少污染；外运供销的鱼类及水产品应达到规定的鲜度，尽量冷冻调运，用冷藏车船装运。

鱼类在运输销售时应避免污水和化学毒物的污染，凡接触鱼类及水产品的设备用具应由无毒无害的材料制成。提倡用桶或箱装运，尽量减少鱼体损伤。

3. 其他要求

凡供食用的水产品必须符合国家卫生标准和相应的行业标准的规定。

黄鳝、甲鱼、乌龟、河蟹、青蟹、螃蜞、小蟹、各种贝类均应鲜活出售，凡死亡者不得出售或加工；含有天然毒素的水产品，应做初步处理。必须除去鲨鱼、鲅鱼和旗鱼的肝脏，应除去鳇鱼的肝和卵。严禁河豚鱼流入市场。鲣鱼、参鱼、鲐鱼等易产生大量组胺的青皮红肉鱼类，出售时必须保持新鲜。凡因中毒致死的水产品及虫蛀、赤变、氧化蔓延和深层腐败的水产品均不得食用。

有生食鱼类习惯的地区应限制食用品种，严格遵守卫生要求，防止食物中毒的发生。卫生部门可根据防疫要求随时采取临时限制措施。

三、水产品的卫生标准

我国已制定了近40种水产品国家卫生标准和多种行业标准，重要标准有海水鱼（GB2733—2005）、头足类（GB 2735—1994）、淡水鱼（GB 2736—1994）、河虾（GB 2740—1994）、海虾（GB 2741—1994）、牡蛎（GB2742—1994）、海蜇（GB2743—1994）等。各类水产品的卫生指标主要包括反映新鲜度的挥发性盐基氮和组胺以及环境污染物、有害金属、有机氯农药、多氯联苯等。

淡水鱼感官指标：体表有光泽、黏液无混浊，鳞片较完整不易脱落，肌肉组织致密有弹性。鳃丝较清晰、色鲜红或暗红，黏液不混浊，无异臭味。眼球饱满，角膜透明或稍有混浊，肛门紧缩或稍有凸出。

海水鱼类感官指标：鳞片完整或较完整，不易脱落，体表黏液透明，无异臭味，具有固有色泽。鳃丝较清晰，色鲜红或暗红，黏液不混浊、无异臭味。眼球饱满，角膜透明或稍有混浊。肌肉组织有弹性，切面有光泽，肌纤维清晰。

 本章小结

本章主要讲述了几种常见的食品，如粮豆类、蔬菜水果类、食用油脂、肉与肉制品、乳与乳制品、蛋与蛋制品、水产品可能存在的食品安全问题以及针对主要其安全问题提出管理措施和卫生要求。

 思考题

(1) 几种常见的食品如粮豆类、蔬菜水果类、食用油脂、肉与肉制品、乳与乳制品、蛋与蛋制品、水产品可能存在的食品安全问题是什么？有哪些卫生要求？

(2) 淡水鱼、海水鱼的感官指标是什么？

(3) 防止油脂酸败的措施有哪些？

(4) 良质肉、条件可食肉和废弃肉的处理办法有哪些？

(5) 蛋类腐败变质发生的感官变化有哪些？

(6) 何谓注水肉？怎样鉴别注水肉和非注水肉？

(7) 蔬菜品质判定标准是什么？

 推荐书目

食品卫生学编写组. 2002. 食品卫生学. 北京：中国轻工业出版社.

汪志君. 2004. 食品卫生与安全. 北京：高等教育出版社.

史贤明. 2003. 食品安全与卫生学. 北京：中国农业出版社.

蒋云升. 2002. 烹饪卫生学. 北京：中国轻工业出版社.

王尔茂. 2004. 食品营养与卫生. 北京：科学出版社.

吴坤. 2003. 营养与食品卫生学. 北京：人民卫生出版社.

 相关连接

中华首席医学网 http://www.shouxi.net

大中华健康网 http://www.jkw.cn

第三章 食品添加剂

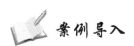 案例导入

苏丹红事件

　　2006年11月12日，中央电视台《每周质量报告》播报了北京市个别市场和经销企业售卖来自河北石家庄等地用添加苏丹红的饲料喂鸭所生产的"红心鸭蛋"，并在该批鸭蛋中检测出苏丹红，大连等地也陆续发现含苏丹红的红心咸鸭蛋。报道出来以后，北京市政府食品安全办公室14日公布了北京市场红心鸭蛋检测结果，其中6个"红心鸭蛋"样本被检出苏丹红Ⅱ，被检出苏丹红的6个"红心鸭蛋"样本，有5个来自河北、1个来自湖北。北京、广州、河北等地相继停售"红心鸭蛋"。

　　苏丹红是一种人工色素，进入体内后通过胃肠道微生物还原酶、肝和肝外组织微粒体与细胞质的还原酶进行代谢，在体内代谢成相应的胺类物质，苏丹红的致癌性即与胺类物质有关。国际癌症研究机构将苏丹红Ⅳ号列为三类致癌物，其初级代谢产物邻氨基偶氮甲苯和邻甲基苯胺均列为二类致癌物，对人可能致癌。

第一节 概　　述

　　食品添加剂是指为改善食品品质和色、香、味，以及为防腐和加工工艺的需要而加入食品中的化学合成或者天然物质。由此可见营养强化剂也属于食品添加剂。

　　为增强营养成分而加入食品中的天然或人工合成的属于天然营养素范围的食品添加剂称为营养强化剂。

在食品加工和原料处理过程中，为使之能够顺利进行，还有可能应用某些辅助物质。这些物质本身与食品无关，如助滤、澄清、润滑、脱膜、脱色、脱皮、提取溶剂和发酵用营养剂等，它们一般应在食品成品中除去而不应成为最终食品的成分，或仅有残留。对于这类物质特称之为食品加工助剂。

一、食品添加剂的分类

1. 按来源分类

（1）天然食品添加剂，是指不含有害物质的非化学合成食品添加剂，主要来自动、植物组织或微生物的代谢产物及一些矿物，是以上述天然物质为原料，用干燥、粉碎、提取、分解等化学反应以外的方法而制得的物质。天然食品添加剂又分为由动植物提取制得和由生物技术方法由发酵或酶法制得两种。

（2）人工合成食品添加剂，是通过化学手段使元素或化合物经过氧化、还原、缩合、聚合、成盐等反应而得到的物质。

2. 按生产方法分类

食品添加剂按生产方法可分为食品化学合成、生物合成（酶法和发酵法）、天然提取物三大类。

3. 按作用和功能分类

根据中国1990年颁布的《食品添加剂分类和代码》（GB12493—1990）规定，食品添加剂按其主要功能作用的不同分为：酸度调节剂、抗结剂、消泡剂、抗氧化剂、漂白剂、膨松剂、胶姆糖基础剂、着色剂、护色剂、乳化剂、酶制剂、增味剂、面粉处理剂、被膜剂、水分保持剂、营养强化剂、防腐剂、稳定和凝固剂、甜味剂、增稠剂和其他共21类（表3-1）。

表 3-1　中国食品添加剂分类与代码（GB12493—1990）

名　称	代　码	名　称	代　码	名　称	代　码
酸度调节剂	01	着色剂	08	水分保持剂	15
抗结剂	02	护色剂	09	营养强化剂	16
消泡剂	03	乳化剂	10	防腐剂	17
抗氧化剂	04	酶制剂	11	稳定和凝固剂	18
漂白剂	05	增味剂	12	甜味剂	19
膨松剂	06	面粉处理剂	13	增稠剂	20
胶姆糖基础剂	07	被膜剂	14	其他	00

4. 从食品安全管理角度

FAO/WHO食品添加剂法规委员会（CCFA）根据安全评价资料把食品添加剂先分成A、B、C三类，而后再按用途细分。

第一类：为GRAS物质：即一般认为是安全的物质。可以按照正常需要使用，不需建立ADI值。

第二类：为A类。A类又分为A(1)和A(2)二类。

A（1）类：经 FAO/WHO 联合食品添加剂专家委员会（JECFA）认为毒理学资料清楚，可以使用并已制定出正式 ADI 值［每人每天容许摄入量，以 mg/(kg·bw) 计］。

A（2）类：毒理学资料不够完善、但已制定暂定 ADI 值并允许暂时使用于食品者。

第三类为 B 类：JECFA 对其进行评价，但毒理学资料不足，未制定 ADI 者。

第四类为 C 类：分成 C（1）类和 C（2）类，为原则上禁止使用的食品添加剂。

C（1）类：JFCFA 根据毒理学资料认为在食品中使用不安全者。

C（2）类：JECFA 根据毒理学资料认为应严格控制在某些食品中作特殊应用者。

二、食品添加剂的卫生管理及使用原则

食品添加剂关系到人民的身体健康。因而各国都采取一定的法规形式对其进行卫生管理。生产、经营和使用食品添加剂都应严格遵守有关的法规和条例。尤应注意以下几点：

（1）添加剂必须经过毒理学安全性评价，在使用范围内，对人体安全无害，不含有其他有毒杂质，长期摄入也不会引起人体毒性危害。

（2）加入添加剂后不影响食品的感官理化性质，不会破坏食品的营养成分。

（3）食品添加剂应有严格的使用卫生标准和质量标准。

（4）食品添加剂在达到一定的使用目的后，经加工、烹调或贮存，能够被破坏、排除或有微量残留。

（5）食品添加剂的使用必须符合食品添加剂使用卫生标准的规定。

（6）不得使用食品添加剂作为掩盖食品腐败和缺陷或作为伪造食品的手段。

（7）购入食品添加剂时，要索取食品添加剂的当年有效的省级卫生许可证和产品检验合格单。

（8）专供婴儿的主辅食品，除按规定可以加入食品营养强化剂外，不得加入人工甜味剂、色素、香精、谷氨酸钠和不适宜的食品添加剂。

（9）进口食品添加剂必须符合我国规定的品种和质量的标准，并按我国有关规定办理审批手续；出口食品添加剂可根据国外要求生产，但转内销时必须符合我国规定。

三、食品添加剂的安全性

对于食品添加剂，专家指出"剂量决定危害"。各种食品添加剂能否使用、使用范围和最大使用量，各国都有严格规定并受法律制约。在使用食品添加剂以前，相关部门都会对添加成分进行严格的质量指标及安全性的检测。来自质量监督部门的监测结果表明，由于食品添加剂问题而被判定不合格的产品，基本上有两种情况：一是故意添加的，且食品添加剂含量很高；二是一些产品中检测出了微量的不允许使用的食品添加剂。

四、食品添加剂的范围及作用

我国食品添加剂的范围及作用包括以下几个方面：一是为了改进食品风味，提高感官性能引起食欲。如松软绵甜的面包和糕点就是添加剂发酵粉的作用；二是为了防止腐

败变质，确保食用者的安全与健康，减少食品中毒的现象。实验表明，不加防腐剂的食品的品质显然比加防腐剂的食品的品质要差得多。如食品在气温较高的环境里保管不当时，即使想在短时间不变质也是不可能的，可以说无防腐剂的食品不安全因素反而加大；三是满足生产工艺的需要，例如制作豆腐必须使用凝固剂；四是为了提高食品的营养价值，如氨基酸、维生素、矿物质等强化剂。

第二节　防腐剂和抗氧化剂

防腐剂和抗氧化剂可称之为食品保藏剂。

一、防腐剂

防腐剂是为了抑制食品中微生物的活动，防止食品腐败变质，延长贮存期和保鲜期的添加剂。它也有防止微生物中毒的作用，亦可称之为抗微生物剂。但是，它不包括食盐、糖、醋、香辛料等。这些物质在正常情况下对人体无害，通常作为调味品对待。

目前使用的防腐剂品种很多，世界各国常用的防腐剂有丙酸及其盐类、山梨酸及其钾盐、苯甲酸及其钠盐、噻苯咪唑、对羟基苯甲酸酯类、鱼精蛋白、乳酸链球菌素及双乙酸钠等。

1. 按作用分类

防腐剂按作用可分为杀菌剂和抑菌剂。但是二者常因浓度高低、作用时间长短和微生物性质等的不同而不易区分。

2. 按性质分类

防腐剂按性质可分为有机化学防腐剂和无机化学防腐剂。有机化学防腐剂主要包括苯甲酸钠、山梨酸钾等；无机化学防腐剂主要有亚硫酸盐和亚硝酸盐等。

3. 按作用条件分类

（1）酸性防腐剂。如苯甲酸、山梨酸、丙酸以及它们的盐类，特点是体系酸性越大，其防腐效果越好，但在碱性条件下几乎无效。

（2）酯型防腐剂。如对羟基苯甲酸酯类，特点是在很宽的 pH 范围内都有效，毒性比较低，溶解性也较低，一般情况下，不同的酯要复配使用，既可以提高防腐效果，又可以提高溶解度。为了使用方便，可以将防腐剂先用乙醇溶解，然后加入体系中。

（3）无机盐防腐剂。如亚硫酸盐、焦亚硫酸盐，由于使用这些盐后残留的二氧化硫能引起过敏反应，现在一般只将它们列入特殊的防腐剂。

（4）生物防腐剂。如乳酸链球菌素、鱼精蛋白、溶菌酶。这些物质在体内可以分解成营养物质，安全性很高，有很好的发展前景。

4. 我国许可使用的品种

我国许可使用的防腐剂有苯甲酸、苯甲酸钠、山梨酸、山梨酸钾、丙酸钠、丙酸钙、对羟基苯甲酸乙酯和丙酯、脱氢醋酸、二氧化硫、焦亚硫酸钾和焦亚硫酸钠等 12 种。其中的亚硫酸盐多作漂白剂，亚硝酸盐则多用做发色剂。

（一）苯甲酸及苯甲酸钠

苯甲酸又名安息香酸，因其在水中的溶解度较低，多使用其盐苯甲酸钠。

作用条件：苯甲酸及其钠盐在酸性环境中对多种微生物有抑制作用，但对产酸菌作用较弱。在pH5.5以上时对很多霉菌和酵母的作用也较差。其抑菌作用的最适pH为2.5～4.0，故称酸型防腐剂。一般以低于pH4.5～5为宜，此时它对一般微生物完全抑制最低浓度为0.05%～0.1%。

使用范围和最大使用量：我国许可使用于酱油、醋、果汁、果酒、汽水等多种食品中，其最大使用量依不同食品而异，最大不超过1g/kg。碳酸饮料不得超过0.2g/kg。苯甲酸和苯甲酸钠同时使用时，以苯甲酸计不得超过最大使用量。

安全性：近来有报告苯甲酸及苯甲酸钠可引起过敏性反应、对皮肤、眼睛和黏膜有一定的刺激性、可引起肠道不适，再加上它们有不良味道（苯甲酸钠可尝出味道的最低量为0.1%），近年来有逐渐减少使用的趋势。

ADI：0～5mg/(kg·bw)（苯甲酸及其盐，以苯甲酸计）。

（二）山梨酸及山梨酸钾

山梨酸又名花楸酸，是近年来各国普遍许可使用的安全性较高的防腐剂。因其在水中溶解度较低，实际使用时多为山梨酸钾。

作用条件：山梨酸及其钾盐对霉菌、酵母和需氧菌均有抑制作用。但对厌氧芽孢杆菌与乳酸杆菌几乎无效。山梨酸的防腐效果随pH升高而降低，但适宜的pH范围比苯甲酸广，以在pH5～6以下使用为宜，亦属酸型防腐剂。

将山梨酸加入已经污染大量微生物的食品中，不仅起不到抑菌作用，反而成为微生物的营养源，缩短食品的保存期。另外，山梨酸受热易挥发，最好在加热过程后期加入。

安全性：由于山梨酸的毒性比苯甲酸小，抑菌作用的适宜pH范围比苯甲酸广，且无不良味道，故近年来发展较快。需要量大增，有取代苯甲酸的趋势。

我国允许使用的食品范围和最大使用量：与苯甲酸基本相同。

ADI：0～5mg/(kg·bw)（山梨酸及其盐的总量，以山梨酸计）。

（三）丙酸及其盐

作用条件：丙酸及其盐也是酸型防腐剂。其抑菌作用较弱，对霉菌和细菌有效，特别对抑制引起食品发黏的菌类如枯草杆菌有效，而对酵母基本无效，所以可以用于需要用酵母发酵的食品中。

安全性：丙酸可以认为是食品的正常成分，也是人体代谢的正常中间产物，安全性高。近年来被世界各国广泛应用于面包糕点等的防霉。

使用范围和最大使用量：我国规定丙酸钙可用于生湿面制品（指切面、馄饨皮）的最大使用量均为0.25g/kg。用于面包、糕点，酱油、醋、豆制品的最大使用量均为2.5g/kg。丙酸钠可用于糕点的最大使用量均为2.5g/kg。

ADI：不需要规定。

（四）对羟基苯甲酸酯类

作用条件：对羟基苯甲酸酯类（又名尼泊金酯类）是苯甲酸的衍生物。包括：对羟基苯甲酸甲酯、对羟基苯甲酸乙酯、对羟基苯甲酸丙酯。

它们对细菌、霉菌和酵母有广泛的抑制作用。其中对霉菌和酵母的作用较强，对细菌特别是对革兰氏阴性杆菌及乳酸菌作用较弱。抑菌能力随烷链增长而增强。对羟基苯甲酸酯类的抑菌作用比苯甲酸和山梨酸强。因其是酯类，不易受 pH 影响，故作用范围比苯甲酸和山梨酸都广，通常在 pH 4～8 的范围内效果甚好。

作用机制和毒性：对羟基苯甲酸酯类的抑菌作用及其进入体内后的代谢途径与苯甲酸基本相同，且毒性比苯甲酸低，现被世界各国普遍使用。

使用范围和最大使用量：我国允许将对羟基苯甲酸乙、丙酯可用于果蔬保鲜，其最大使用量为 0.05g/kg，用于酱油和醋的最大使用量为 0.10g/kg，用于糕点馅的最大使用量为 0.50g/kg，用于蛋黄馅的最大使用量为 0.20g/kg。

ADI：0～10mg/(kg·bw)（以对羟基苯甲酸甲酯，乙酯和丙酯总量计）。

（五）乳酸链球菌素

乳酸链球菌素是乳酸链球菌属微生物的代谢产物，是一种肽类抗菌素。

作用条件：乳酸链球菌素能抑制大部分革兰氏阳性菌及厌氧芽孢杆菌的生长和繁殖。因而对抑制葡萄球菌、溶血链球菌、肉毒梭状芽孢杆菌等有效。若在肉类罐头工业生产中应用可大大降低灭菌温度和时间。对革兰氏阴性菌、霉菌和酵母一般无抑制作用，因此对防止水果蔬菜霉变，或对水果罐头意义不大。由于乳酸链球菌素抑菌范围比较窄，所以与其他防腐手段联合使用。乳酸链球菌素与热处理可互相增效。

安全性：乳酸链球菌素摄入后可被消化道中的蛋白水解酶所降解，安全性高。现在国外多应用于干酪的生产。

使用范围和最大使用量：我国允许用于罐头、植物蛋白饮料的最大使用量为 0.2g/kg，用于乳制品、肉制品的最大使用量为 0.5g/kg。

ADI：33000 单位/(kg·bw)。

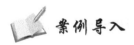 案例导入

糕点中检出富马酸二甲酯

2010 年一季度，临安市质监局对 14 家本地糕点生产企业和 26 家外地糕点生产企业的 45 个批次产品进行检验，有一个样品检出富马酸二甲酯，占抽检批次总数的 20%。

富马酸二甲酯是一种生物杀灭剂，俗称克霉王、霉克星，能抑制 30 多种霉菌、酵母菌、真菌及细菌，特别对肉毒梭菌和黄曲霉菌有很好的抑制作用，主要用于防止皮革、鞋类或者家具等霉菌生长，是一种工业用防霉、防腐剂。

可能添加的主要食品类别：糕点。

危害：会损害肠道、内脏和引起过敏，尤其对儿童的成长发育会造成很大危害。当该物质接触到皮肤后，会引发接触性皮炎痛楚，包括发痒、刺激、发红和灼伤。

掺假手段大曝光：由于防霉效果好，一些不法生产厂家将富马酸二甲酯添加到糕点中。

鉴别宝典：普通消费者从肉眼难以识别，检验部门通常采用气相色谱法鉴别。

二、抗氧化剂

抗氧化剂是能阻止或推迟食品氧化变质、提高食品稳定性和延长贮存期的食品添加剂。氧化不仅可使食品中的油脂变质，而且还可使食品褪色、变色或破坏维生素等，降低食品感官质量和营养价值，甚至产生有害物质而引起食物中毒。

1. 分类

1) 按来源分类

天然抗氧化剂和人工合成抗氧化剂，前者如脑磷脂、茶多酚等；后者如丁基羟基茴香醚、二丁基羟基甲苯。

2) 按溶解度分类

（1）油溶性抗氧化剂。基羟基茴香醚（BHA）、没食子酸丙酯、二丁基羟基甲苯（BHT）等是人工合成的油溶性抗氧化剂；混合生育酚浓缩物及愈创树脂等则是天然的油溶性抗氧化剂，多用于油脂和含油脂多的食品。

（2）水溶性抗氧化剂。抗坏血酸及其盐类、异抗坏血酸及其盐类、植酸等。抗坏血酸及其盐是人工合成品，植酸则是从米糠、麸皮中提制的天然品。多用于蔬菜、水果、水产品的护色、防变色及保鲜。

（3）兼容性。抗坏血酸棕榈酸酯。

2. 使用时注意事项

（1）要混合均匀。使用中要不断搅拌，使之与物料完全混合。

（2）掌握使用时机。氧化变质前使用，尤其对油脂氧化酸败。

（3）控制影响抗氧化剂效果的因素。如光、热、氧、金属离子等。

（4）复配使用。两种以上或与增效剂复配。

我国允许使用的抗氧化剂品种有：BHA、BHT、没食子酸丙酯和异抗坏血酸钠。

（一）丁基羟基茴香醚（BHA）

理化性质：BHA通常是2-丁基羟基茴香醚和3-丁基羟基茴香醚的混合物，前者比后者的抗氧化作用强1.5～2倍。二者混合可有一定的协同作用。此外，BHA与其他抗氧化剂混合或增效剂柠檬酸等并用，可大大提高其抗氧化作用。丁基羟基茴香醚不溶于水，可溶于乙醇、甘油和花生油，对热相对稳定，在弱碱性条件下不易破坏。

使用范围和最大使用量：我国允许BHA使用于食用油脂、油炸食品、干鱼制品、饼干及腌腊肉制品的最大使用量是0.2g/kg。BHT与BHA混合使用总量不超过0.2g/kg。BHT与BHA和PG混用BHT与BHA使用总量不超过0.1g/kg，PG使用量不超过

0.05g/kg。（使用量均以脂肪计）。

ADI：0.3mg/(kg·bw)。目前世界各国实际应用有减少的趋势。

（二）二丁基羟基甲苯（BHT）

理化性质：二丁基羟基甲苯是一种白色结晶、粉末或块状的物质，无臭但略有特殊气味，几乎不溶于水但易溶于乙醇和油脂。二丁基羟基甲苯比其他防腐剂稳定性强，并且在加热制品中尤为突出，几乎完全能保持原有的活性。与金属离子反应不着色，与柠檬酸、抗坏血酸、丁基羟基茴香醚等并用可以增强其抗氧化性。

在食品中的作用和应用：二丁基羟基甲苯主要用于食用植物油、黄油、干制水产品、腌制水产品等食品的抗氧化作用。在使用方法上，由于它难以和食品混合，所以不宜直接添加，在这类食品中，一般先用乙醇溶解，再进行喷雾使用。

使用范围与限量：我国许可使用的食品范围和最大使用量与 BHA 相同。

（三）没食子酸丙酯（PG）

理化性质：没食子酸丙酯是多酚型抗氧化剂。难溶于冷水，但易溶于热水、乙醇等有机溶剂。没食子酸丙酯与铜、铁等金属离子发生呈色反应，变为紫色或暗绿色，但与柠檬酸或酒石酸等并用，不但有增效作用，还可防止变色。有吸湿性，对光照敏感，不耐高温。其对猪油的抗氧化作用比 BHA 和 BHT 强。但当使用量达到 0.01％时可发生自动氧化着色，故不单独使用。常与 BHA、BHT 并用，如用柠檬酸增效，效果更好。

使用范围和最大使用量：我国允许使用的食品范围同 BHA 和 BHT。但最大使用量为 0.1g/kg。当与 BHA 与 BHT 并用时，BHA 和 BHT 的总量不得超过 0.1g/kg，没食子酸丙酯不得超过 0.05g/kg。

（四）抗坏血酸及其钾、钠盐

理化性质：抗坏血酸即维生素 C，是水溶性抗氧化剂。可由葡萄糖合成，干燥状态较稳定，水溶液遇光、受热易破坏。特别是在碱性条件下和在金属离子存在时破坏更甚。

使用范围和最大使用量：抗坏血酸常用做啤酒、软饮料、果蔬制品和肉制品等的抗氧化剂，防止褐色、变色、变味和其他由于氧化而引起的质量问题。这是因为它能与氧结合，作为食品的除氧剂。此外，它尚有钝化金属离子的作用。

安全性：抗坏血酸是人体正常生长所必需的营养素。通常的剂量对人体无害。因抗坏血酸呈酸性，对不适于添加酸性物质的食品可使用抗坏血酸钠等。

ADI：0～15mg/(kg·bw)（以抗坏血酸总量计）。

（五）抗坏血酸棕榈酸酯

理化性质：抗坏血酸棕榈酸酯不易溶于水和植物油，易溶于乙醇。抗氧化活性比丁基羟基茴香醚、二丁基羟基甲苯强。抗坏血酸棕榈酸酯对于由维生素 E、卵磷脂、柠檬酸、没食子酸辛酯组成的混合物有很强的增效作用，该混合物可以保护动植物油、维生素 A、类胡萝卜素、香精油及坚果和糖果。在植物油中，无论是单独使用还是与维生素

E 及卵磷脂结合都非常有效。在豆油中 0.01% 的抗坏血酸棕榈酸酯比 0.02% 的丁基羟基茴香醚、二丁基羟基甲苯更有效。保护油炸食品用油和油炸食品的能力非常强，0.02% 的抗坏血酸棕榈酸酯能防止油炸作用产生颜色。

使用范围和最大使用量：我国规定用于含油脂食品、方便面、食用油脂及氢化植物油的最大使用量为 0.2g/kg（以油脂中抗坏血酸计）。

ADI：0～6mg/kg（以异抗坏血酸计）。

第三节　食用色素

食用色素是以食品着色、改善食品色泽为目的的食品添加剂。通常分为食用合成色素和食用天然色素两大类。

一、食用合成色素

食用合成色素主要是用人工合成的方法所制得的有机色素。主要从煤焦油种制取或以苯、甲苯、萘等芳香族化合物为原料合成，故又称为煤焦油色素或苯胺色素。

食用合成色素具有性质稳定、着色力强、色泽鲜艳、牢固度大，可任意调色，色调多样，成本低廉、使用方便等优点。使用食用合成色素应注意以下几点：

称量要准，分布要匀、使产品前后一致，色泽均匀；对于生产用水及工具、容器，要注意余氯和金属离子的影响，其消除措施应考虑在前。为避免受生产各环节的影响，色素的添加应尽量靠后；另外还要注意色素间的影响：如靛蓝能使赤藓红变成褐色，而靛蓝与柠檬黄混合后经日光照射靛蓝极易褪色。

混合使用时，可拼出各种色调：

```
红 黄 蓝 红 黄   （基本色）
 \ /\ /\ /\ /
橙  绿  紫  橙   （二次色）
 \  /  \  /  \ /
橄榄 灰 棕      （三次色）
```

我国允许使用合成色素有：苋菜红、胭脂红、赤藓红、新红、诱惑红、柠檬黄、日落黄、亮蓝、靛蓝和它们的铝色淀及叶绿素铜钠盐、合成的 β-胡萝卜素、二氧化钛等。

我国规定它们的使用范围为果味水、果味粉、果子露、汽水、配制酒、糖果，糕点上彩装、红绿丝、罐头、浓缩果汁和青梅。最大使用量：苋菜红、胭脂红、赤绿鲜和新红为 0.05mg/kg；柠檬黄、日落黄和靛蓝为 0.10mg/kg；亮蓝为 0.025mg/kg。混合使用时应根据使用量按比例折算。红绿丝使用量可加倍。果味粉色素加入量按稀释倍数的 50% 加入。

二、食用天然色素

食用天然色素主要是指由动、植物组织中提取的色素。食用天然色素一般成本较高，对热、光、酸、碱等敏感，所以在加工、贮存过程中很容易褪色和变色，影响了食品的感官性状；其着色力和稳定性也通常不如合成色素，但是认为它们的安全感较高、色泽自然，特别是对来自果蔬等食物的天然色素。因而，各国许可使用的食用天然色素的品种和用量均在不断增加（食用天然色素亦需进行一定的安全评价）。我国 1981 年许可使用的天然色素 9 种，到 1986 年为 20 种：越橘红、萝卜红、红米红、黑豆红、高粱红、玫瑰茄红、甜菜红、辣椒红、辣椒橙、红花黄、栀子黄、菊花黄、玉米黄、姜黄、β-胡萝卜素、叶绿素铜钠盐、可可色素、焦糖色、紫胶红、红曲米。

食用天然色素按来源不同主要分为植物色素、动物色素和微生物色素。此外，它们还包括少量无机色素，如金、银、铝、二氧化钛和氧化铁等。但是，无机色素应用很少，且多限于表面着色。按结构不同可分为叶啉类、异戊二烯、多烯类、黄酮类、醌类以及甜菜红和焦糖色素等。

1. 花色素苷

花色素苷是一类水溶性植物色素。花色素有很多种，最常见的是天竺葵素、矢车菊素、飞燕草素、芍药色素、牵牛花素和锦葵色素 6 种。

花色素苷广泛分布于植物界，并且是花、叶、茎和果实等美丽色彩的成分。我国许可使用的天然色素中有一些属花色素苷，例如越橘红、萝卜红、红米红、黑豆红、玫瑰茄红。

上述各种色素溶于水，在低 pH 时呈红色，在高 pH 时变成蓝色（通常，pH<4 时呈红色，颜色稳定，pH>5 时开始变蓝）。光、热、氧和金属离子对其稳定性均有一定影响。

上述色素大多来自果蔬等食物，安全性较高。

2. β-胡萝卜素

β-胡萝卜素天然存在于胡萝卜、南瓜、辣椒等蔬菜中，水果、谷物、蛋黄和奶油中也广泛存在，过去主要是从胡萝卜中提制（胡萝卜油）。现在多采用化学合成法制得。

β-胡萝卜素不溶于水而溶于油脂、色调在低浓度时呈黄色，在高浓度时呈橙红色。在一般食品的 pH 范围（pH2～7）内较稳定，且可不受还原物质如抗坏血酸影响，但对光和氧不稳定，铁离子可促进褪色。

β-胡萝卜素是食物的正常成分，并是重要的维生素 A 元。化学合成品经严格的动物试验证明安全性高。世界各国普遍许可使用。ADI：0～5mg/(kg・bw)。

3. 姜黄

姜黄不溶于水和乙醚，可溶于乙醇，易溶于冰醋酸和碱性溶液。在中性及酸性溶液中呈黄色，碱性时变成红褐色，对光、氧化作用及铁离子不稳定，耐热性、耐还原性较好，着色性强，尤其是对蛋白质着色好。

用于面包、糕点、酱腌菜的最大使用量为 0.01g/kg，用于果汁和果味饮料、碳酸饮料、配制酒、糖果及糕点上彩装，可按生产需要时量添加。

因姜黄（姜黄粉）常被认为是食品，不作为食品添加剂，不必规定 ADI。

4. 叶绿素铜钠盐

易溶于水，溶液呈蓝绿色、透明，无沉淀。偏酸性或有 Ca^{2+} 存在时有沉淀析出，应避免在酸性食品或含钙高的食品中使用，调色时尽量不用硬水。耐光性较叶绿素强。

本品经动物试验认为安全性高。除美国外，各国普遍许可使用。ADI：0～15mg/（kg·bw）。

用于配制酒、糖果、青豌豆罐头、果冻、冰淇淋、糕点上彩装及饼干的最大使用量为 0.50g/kg。

5. 红曲米

红曲米对 pH 稳定、耐光、耐热性强，几乎不受金属离子和氧化还原剂影响，对蛋白质染着性良好。水洗不褪色，但遇氯易褪色。

红曲米是中国自古以来传统使用的食用色素。可用于配制酒、糖果、熟肉制品、腐乳、饼干、果冻、膨化食品及调味酱。安全性高，按生产需要添加。

6. 焦糖色

焦糖俗称酱色，产品有甜香气和焦苦味。可溶于水，对光和热稳定性良好，色调受 pH 及在大气中暴露时间长短的影响。制取方法有普通法、氨法和亚硫酸铵法三种。

普通法焦糖安全性高。不需要规定 ADI。可用于糖果、果汁、酱油、食醋、调味酱、冰淇淋及调味类罐头中，按实际生产需要量添加。

氨法焦糖可含有杂质 4-甲基咪唑，此物具惊厥作用，在产品中应予控制。氨法和亚硫酸铵法焦糖暂定 ADI：0～100mg/（kg·bw）。

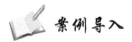 案例导入

太雪白的银耳不要买

2010 年 10 月，福建到北京的商户陈某为防腐防霉，在十八里店乡二堡子村 25 号院内用硫磺熏制银耳后出售。截止到工商人员查获时，陈某共熏制 3 批银耳，总计 46kg，其中 3kg 流入市场。

工业硫磺的主要成分：SO_2。

工业硫磺的工业用途：是一种重要的化工产品和基本工业原料，广泛用于化工、轻工、农药、橡胶、染料、造纸等工业。

可能添加的主要食品类别有白砂糖、辣椒、蜜饯、银耳、龙眼、胡萝卜、姜等。

主要作用：漂白、防腐。

危害：硫磺中含有很多重金属，少量食用会对人体内脏造成一定伤害，大剂量食用则会造成智力衰退、呆傻现象发生。如果食用的是被工业硫磺熏过的食品，会对人的神经系统造成损害，轻者出现头昏、眼花、全身乏力等症状。而这些重金属物质，严重的还会影响人的肝肾功能。

第四节　发色剂和漂白剂

一、发色剂

发色剂又称护色剂，是指食品加工工艺中为了使果蔬制品和肉制品等呈现良好色泽所添加的物质。发色剂自身是无色的，它与食品中的色素发生反应形成一种新物质，可加强色素的稳定性。

在使用护色剂的同时，还常常加入一些能促进护色的还原性物质，这些物质称为护色助剂。常用的护色助剂有 L-抗坏血酸及其钠盐、异抗坏血酸及其钠盐、烟酰胺等。

作为发色剂较为普遍使用的有亚硝酸钠、硝酸钾、硝酸钠、葡萄糖酸亚铁、硫酸亚铁等。一般为单独使用，但是在肉制品中多数情况下是与其他发色剂并用。

1. 硝酸钠、亚硝酸钠

理化特性：硝酸钠为无色透明结晶或白色结晶粉末，或略带呈色，味咸、微苦。在潮湿空气中易吸潮，溶于水中，微溶于乙醇，10%的水溶液呈中性。

亚硝酸钠为白色或淡黄色的粉末，颗粒或块状，外观与食盐相近，故注意防止误食。有吸潮性，且能缓慢吸收空气中的氧，逐渐变为硝酸钠。在水中立即溶解，溶解性较好，100mL 水中 20℃可溶解 84.5g，50℃溶解 104g，100℃可溶解 163g。其水溶液的 pH 为 9，微溶于乙醇溶液。

在食品中的作用与应用：

（1）发色。在肉制品加工过程中，血红蛋白、肌红蛋白被氧化后形成鲜艳的颜色，其作用机制如下：硝酸盐先被亚硝基化菌作用变成亚硝酸盐；亚硝酸盐与肌肉中的乳酸作用，产生游离的亚硝酸；亚硝酸不稳定，特别是在加热时，将分解产生 NO；NO 与肌红蛋白结合，最后形成对热稳定的亚硝基肌红蛋白。它是一种红色化合物，故使肉制品保持稳定的鲜艳红色。

（2）抑菌。硝酸钠、亚硝酸盐在肉制品中除了护色作用外，对抑制微生物的增殖也有一定的作用，其效果受 pH 的影响，当 pH 为 6 时，添加 0.1～0.2g/kg，对细菌有显著的抑制作用；pH 为 6.5 时，作用降低；到 pH 为 7 时，则完全不起作用。亚硝酸盐与食盐并用可使抑菌作用增强。

（3）风味作用。亚硝酸对提高腌肉的风味有一定作用，使用亚硝酸盐的香肠比不使用亚硝酸盐的香肠，其风味有明显优势。

使用范围与限量：硝酸盐与亚硝酸盐使用时必须控制添加量，在保证护色的条件下要限制在最低水平。

我国规定：硝酸钠（钾）和亚硝酸钠只能用于肉类罐头和肉类制品，最大使用量分别为：0.5g/kg 及 0.15g/kg；残留量以亚硝酸钠计，肉类罐头不得超过 0.05g/kg，肉制品不得超过 0.03g/kg。

ADI：亚硝酸钠与硝酸钠 ADI 值分别为每 1kg 体重 0～3.7mg 和 0～0.06mg（FAO/WHO，1995）。

毒性作用：亚硝酸盐毒性较强，大量摄入后可使血红蛋白变成高铁血红蛋白，失去携氧能力，引起高铁血红蛋白症。婴幼儿的正铁血红蛋白还原酶较少，故特别敏感。一般认为 1g 的亚硝酸盐可使 1.855g 的血红蛋白转化成正铁血红蛋白。急性中毒的症状：呼吸困难、呕吐、血压下降等，大量产生的高铁血红蛋白可引起致命中毒。亚硝酸盐是合成强致癌物——亚硝胺的前体物质。而抗坏血酸和异抗坏血酸及其钠盐等是良好的护色助剂，与护色剂配合使用可获得更好的护色效果，同时还可降低亚硝酸盐的用量。

亚硝酸盐在肉制品中应用时需注意的主要问题：

（1）添加量要严格控制。我国规定硝酸钠（钾）用于肉制品的最大使用量为 0.50g/kg，亚硝酸钠（钾）用于腌制畜、禽肉类罐头、肉制品的最大使用量为 0.15g/kg，残留量以亚硝酸钠计，肉类罐头不得超过 0.05g/kg，肉制品不得超过 0.03g/kg。

（2）温度控制。不论是腌制时还是加工后的成品，温度控制在 0～4℃ 最为适宜，因为这个温度既可抑制细菌（包括肉毒梭菌）的生长繁殖，又不影响肉品的腌制加工，也不破坏成品的组织结构和感官品质，还可以延长制品的保存期。

（3）pH 的控制。发色与抑菌要求 pH 控制在 6.0 左右，而提高保水性能则要求 pH 接近中性，为了制品的安全与质量，还是以 pH 6.0 左右为好。

（4）护色助剂。使用量要适当，并且宜先加入肉中，然后再添加亚硝酸盐与食盐的混合盐水。

（5）加热温度。一般为提高制品嫩度和保水性能，制品的中心温度常控制在 68℃、20～30min，但为破坏肉毒毒素最好中心温度达到 72℃、18min，以保证制品的安全。

（6）保持原料肉的新鲜清洁。一般合格新鲜肉是比较安全的，但如用冻肉解冻以后加工方火腿或灌肠制品，应检查细菌总数。细菌总数一般应限制在 1×10^5 个/g 以内。

此外，在使用亚硝酸盐时，要做到专人领用、专人保管、随领随用、用多少领多少，对领取后没有用完的添加剂要进行妥善处理，以防发生人身安全事故。

2. 葡萄糖酸亚铁

理化性质：葡萄糖酸亚铁为黄灰色或绿黄色，粉末状或颗粒状，有特殊的气味，医学上利用其来治疗缺铁性贫血症。易溶于水，几乎不溶于乙醇。5% 的溶液对石蕊呈酸性。

在食品中的作用和应用：在一般情况下葡萄糖酸亚铁主要是作为营养强化剂、缺铁性贫血的补充剂或治疗用药品，同时也是护色剂。由于它是可溶的，属于生物可利用的亚铁盐。

使用范围与限量：作为橄榄等果实的护色剂。在乳替代品、产妇及哺乳期的妇女食用的奶粉中均可作为铁的替代品来使用。使用标准一般在 150mg/kg 以下（日本）。

毒性作用：葡萄糖酸亚铁被吸收后，其铁的部分比葡萄糖部分有较大的潜在毒性威胁，1987 年 FAO/WHO 将其 ADI 值由不需要规定改为每千克体重 0～0.8mg；大鼠经口：$LD_{50} = 2237mg/(kg \cdot bw)$。

二、漂白剂

漂白剂是能使颜色褪色或使食品免于褐变的食品添加剂。可分为氧化漂白剂与还原漂白剂。一般主要使用还原漂白剂。还原漂白与氧化漂白是不同的，还原剂存在时有漂白效果，一旦还原剂全部反应完毕，由于空气中氧的存在，食品的颜色会部分或全部恢复，还原漂白剂还有抑菌和抗氧化作用。但是，漂白剂一般有毒性，故应该严格控制使用量。添加过量将残留在食品中对人体造成危害。近几年，有一些不法商贩在食品生产中违法使用甲醛或吊白块，不仅危害了人的健康，也严重地破坏了我国食品在世界市场中的形象，直接影响了我国的经济利益。

1. 氧化漂白剂

氧化漂白剂是将着色物质氧化分解后漂白，多用于面粉的品质改良，又称面粉改良剂或面粉处理剂。氧化漂白剂有过氧化氢（常用于面条、烤鱼卷、蛋糕等）、过硫酸铵（常用于面粉）、过氧化苯甲酰（常用于面粉、油脂）等。

2. 还原漂白剂

还原漂白剂是当其被氧化时将有色物质还原而呈现强烈漂白作用的物质，通常应用较广。我国许可使用的品种有：亚硫酸钠、低亚硫酸钠（即保险粉）、焦亚硫酸钠或亚硫酸氢钠和硫磺。

二氧化硫溶于水形成亚硫酸。它是一种很强的还原剂。但是它不稳定，作为漂白剂应用的多是其盐。这些盐溶于水后可产生亚硫酸，呈现强烈漂白作用。此外，亚硫酸盐还可与葡萄糖等反应，阻断糖氨反应所造成的非酶褐变。它也可抑制氧化酶的活性而防止酶促褐变。

亚硫酸盐类可通过与酸反应产生 SO_2，SO_2 遇水形成亚硫酸而发挥漂白作用。在食品加工中多用于制作蜜饯、干果等食品的处理和处理保藏水果原料及半成品，如菠萝肉、菠萝汁、鲜荔枝等。亚硫酸盐不适用于动物性食品，以免其残留的气味掩盖鱼、肉的腐败味以及破坏其中的硫胺素。

低硫酸钠、焦亚硫酸钠可用于蜜饯类、罐头、饼干、葡萄糖、食糖、饴糖、冰糖、果糖等食品的漂白，最大使用量分别为 0.40g/kg 和 0.45g/kg。

亚硫酸及其盐（如亚硫酸钠），以及其他含硫的制剂如低硫酸钠、焦亚硫酸钠等漂白作用，可因二氧化硫的消失而变色，因此，在食品加工后，成品中应有一定量的 SO_2 残存，但残留过高对人体有害，要控制其含量。亚硫酸盐因具有还原作用，可抑制某些微生物活动所需的酶，尚具有酸型防腐剂的特性。

因硫磺可通过燃烧放出 SO_2 而具有漂白作用。我国规定仅限用于蜜饯类、食糖、干果、干菜、粉丝的熏蒸。

第五节　调　味　剂

食品的味多种多样。味觉是食品中不同的呈味物质刺激味蕾通过味觉神经传送到大脑后的感觉。在生理学上将味觉分为酸、甜、苦、咸四种基本味。有人将味觉进一步分成酸、甜、苦、咸、鲜，涩、碱、凉，辣和金属味 10 种。最近有报告称鲜味也是一种基本味。

一、酸味剂

酸味剂是以赋予食品酸味为主要目的的食品添加剂。它还可有调节食品 pH 的作用。

酸味剂可分成有机酸和无机酸二类。食品中天然存在的主要是有机酸如柠檬酸、酒石酸、苹果酸和乳酸等。目前，作为酸味剂应用的主要是这些有机酸。此外，新近用发酵法或人工合成的延胡索酸（富马酸）、琥珀酸和葡萄糖酸-δ-内酯等亦可应用于食品的调味或作其他用（如葡萄糖酸-δ-内酯尚可作豆腐凝固剂）。

无机酸主要是磷酸，一般认为其风味不如有机酸好、应用较少。

酸味给人清凉、爽快的感觉，具有增进食欲，促进消化、吸收的作用。酸味剂的酸味一般说是氢离子的性质。但是，酸味的强弱并不能单用 pH 表示。不同的酸有不同的酸味感。这与其 pH、酸根种类、可滴定酸度、缓冲作用以及其他物质特别是糖的存在有关。

上述各种酸味剂都可参加体内正常代谢。而且由于消费者可接受性的限制，食品中加入酸味剂的量亦不可能过大。因此，我国许可使用的酸味剂如柠檬酸、酒石酸、苹果酸、乳酸、乙酸、偏酒石酸和磷酸，均可在其许可使用的范围内按正常生产需要使用。

ADI：柠檬酸、乳酸（DL-乳酸）、苹果酸（DL-苹果酸）和乙酸，不需要规定。$L(+)$-酒石酸为 $0\sim30mg/(kg \cdot bw)$；延胡索酸为 $0\sim6mg/(kg \cdot bw)$；磷酸 $0\sim70mg/(kg \cdot bw)$（以磷计、包括由食品和食品添加剂摄入的磷）。

二、甜味剂

甜味剂是赋予食品甜味的食品添加剂。葡萄糖、果糖、蔗糖、麦芽糖和乳糖等物质，虽然也是甜味剂，因长期被人们食用，且是重要的营养素。我国通常视为食品原料，不作食品添加剂对待。

（1）甜味剂按来源可分为天然甜味剂和人工合成甜味剂。天然甜味剂又可分为糖和糖的衍生物，以及非糖天然甜味剂两类。人工合成甜味剂是通常所说的甜味剂，是指人工合成的非营养甜味剂、糖醇类甜味剂和非糖天然甜味剂三类。

（2）甜味剂按营养特性可分为营养性甜味剂和非营养性甜味剂。比较甜度相同时甜味剂与蔗糖的热量，其热值在蔗糖热值的 2% 以上者为营养性甜味剂，而热值在 2% 以下者为非营养性甜味剂。营养性甜味剂主要包括各种糖类，如蔗糖、果糖；糖醇类，如木糖醇、赤藓糖醇；而糖精钠、甜蜜素、甜味素、甘草等为非营养性甜味剂。

营养性甜味剂中的蔗糖、果糖、葡萄糖及麦芽糖，因属食品原糖，故未列入《食品添加剂使用卫生标准》中加以限制。

在使用甜味剂的过程中应注意以下几点：

（1）通常以蔗糖为 100，比较各甜味剂的相对甜度。例如，蔗糖 100，山梨醇 $50\sim70$，麦芽糖醇 $75\sim95$，木糖醇 65，甜蜜素 $3000\sim4000$，甜味素 $15000\sim20000$，糖精钠 $20000\sim70000$。

（2）影响甜度的因素较多，一般来讲，浓度越高，甜度越高；温度越高，甜度越低；醋酸能提高甜度，而盐酸无影响；高浓度食盐可降低甜度，而 0.5% 以下的低浓度食盐会提高甜度；增稠剂可使甜度稍有提高；不同甜味剂混合使用也能提高甜度。

（3）有些甜味剂如糖精加热易分解，因此在加工过程中应注意加工条件。

1. 糖精和糖精钠

理化性质：糖精学名为邻-磺酰苯甲酰亚胺。属人工合成的非营养甜味剂。因其在水中的溶解度很低，实际使用糖精钠。其甜度为蔗糖的 200～700 倍，即使在稀释10000 倍的水溶液中仍有甜味。易溶于水，单独使用时应控制浓度在 0.02％以内，因为浓度大于 0.026％会呈苦味。热稳定性尚可，中性或碱性环境中短时间内对热稳定，加热时间过长则分解。在酸性条件下加热，甜味会消失，并会产生苦味。常温下水溶液长期放置后甜味会降低。

安全性：糖精钠是最古老的甜味剂，但对其致癌性有争议。在欧美国家的使用量在不断减少，我国也采取政策减少糖精钠的使用，并规定不能在婴儿食品中使用。

使用范围与限量：我国规定可用于面包、饼干、糕点、酱菜类、复合调味料及配制酒，最大使用量为 0.15g/kg（以糖精计）。

2. 环己基氨基磺酸钠

理化性质：环己基氨基磺酸钠又名甜蜜素，属人工合成的非营养甜味剂。甜度约为蔗糖的 30 倍，易溶于水。对热、光、空气均稳定，酸性时略有分解，加热后略有苦味。摄食后40％由尿排出，60％由粪便排出。

食品中的作用与应用：主要提供给肥胖症、糖尿病、高血脂等患者使用，使用浓度不宜超过 0.4％，以缓和苦味。常与糖精钠以 9:1 的比例混用，可掩盖后者的苦涩味。

使用范围与限量：我国规定本品用于冰淇淋、面包、饼干、糕点、酱菜、配制酒，最大使用量为 0.65g/kg。

3. 天冬酰苯丙氨酸甲酯

理化性质：天冬酰苯丙氨酸甲酯又称甜味素或阿斯巴甜，是人工合成的低热能甜味剂。甜度约为蔗糖的 200 倍。易溶于水，难溶于乙醇，不溶于油脂。温度高于 100℃时甜度显著下降，达 150℃左右时会丧失甜味。故本品以应用于偏酸性的冷饮制品为宜。

食品中的作用与应用：阿斯巴甜的甜味较柔和，比较接近砂糖的甜味，与蔗糖、葡萄糖或其他甜味剂、食盐、柠檬酸并用时甜度增加。其热量较低（16.75kJ/g），故在低热能食品中应用。

使用范围与限量：可用于除罐头食品以外的各类食品，按生产需要适量使用。

4. 甘草

理化性质：甘草不仅是我国常用的中药材之一，也是我国民间传统使用的一种非糖天然甜味剂，将其根茎干燥后粉碎制得。其甜味成分是甘草酸与 2 分子葡萄糖醛酸缩合成的甘草苷。这可进一步从甘草中提取制得。也还可将其精制成钠盐。甜度约为蔗糖的200 倍。

使用范围与限量：甘草是我国传统使用的甜味剂，长期以来未见对人体有害。我国规定可在罐头、调味料、糖果、饼干和蜜饯（广式凉果）中按正常生产需要使用。

5. 甜菊糖苷

理化性质：甜菊糖苷是由多年生草本植物甜叶菊的茎、叶干燥破碎后用水抽提制得，为非热能的天然甜味剂。甜度约为蔗糖的 200～300 倍。耐高温，对酸、碱、盐稳定，在 pH3～9 溶液中不易分解，不会引起美拉德反应，可保持制品的原色。本品甜味较好，存留时间长，在天然甜味剂中，品质最接近蔗糖。食后不被吸收、不产生热能，是糖尿病、肥胖症等患者理想的甜味剂。此外，尚具有降低血压，促进代谢，防止胃酸过多等疗效作用。又因其不被口腔微生物代谢，对防止龋齿亦有良好作用。

使用范围与限量：本品在原产地作为甜茶直接饮用已有百余年历史。制品经一系列毒理学试验认为安全性高，可作甜味剂使用。我国规定可用糖果、糕点、饮料，按正常生产需要使用。

6. 糖醇类

理化性质：为白色粉末或颗粒，有爽口的甜味，无气味。在水中易溶解，在酒精中稍微溶解。甜度是蔗糖的 60%，加热后不发生色变，微生物不易利用，小肠不易吸收。在植物界中广泛分布，溶于口中时有清凉爽口的感觉。由于其吸湿性强，故在保存时要注意干燥。使用较多的 D-麦芽糖醇是由麦芽糖氢化而形成的一种多元醇，存在于天然食品中。

在食品中的作用与应用：糖醇类甜味剂品种很多，由于它们不影响血糖值升高，不产酸，具有防龋齿作用，故常用做糖尿病、肥胖病患者的甜味剂。

糖醇类物质多数具有一定吸水性，对改善脱水食品的复水性、控制结晶、降低水分活性均有一定作用。还具有防止脂肪氧化、防止淀粉老化等作用，且具有良好的保湿性。是一种低甜味、低热量的甜味剂。

使用范围与限量：D-麦芽糖醇具有较好的保湿效果，大量应用在食品的保鲜处理中，防止干燥和表面干裂。本品的渗透压是砂糖的 1.88 倍，并且由于其不发生麦拉德反应，故在糕点业广泛使用；本品具有防止蛋白质变性的作用，在水产品的冷冻处理时起到改善质量的作用；本品还应用于香料香气的保留、维生素的稳定、人工甜味料异味的去除、防止有害微生物的增殖；同时，它也是一种低热量的甜味料，可用于糖尿病患者的食品、牙膏、口香糖等产品中。

安全性：大量食用糖醇类时一般都具有腹泻作用，有的还有腹胀、产气症状，所以美国等国家规定在所加食品的标签上要标明"过量可导致腹泻"字样。麦芽糖醇和我国批准使用的新品种乳糖醇 ADI 值均不做特殊规定。因为它的安全性较高，在动物饲料中即使添加 10%～15%，喂养动物世代后也未出现任何异常状况。

三、鲜味剂

鲜味剂又称增味剂，主要是指能赋予食品鲜味、增强或改进食品风味的物质，属于调味剂，也可称为风味增强剂，在烹调普遍使用。

鲜味剂按化学性质的不同主要分为二类：氨基酸类和核苷酸类。前者如谷氨酸钠，后者如 5'-肌苷酸二钠、5'-鸟苷酸二钠。根据构成主要成分及调味效果，鲜味剂可分为单一鲜味添加剂和复合鲜味添加剂两大类。凡增味剂仅含有单一鲜味成分者为单一鲜味添加剂，如谷氨酸钠、5'-肌苷酸二钠、5'-鸟苷酸二钠；而由多种鲜味添加剂互相配合而成者则为复合鲜味添加剂，如鸡精。

1. 谷氨酸钠

谷氨酸钠又叫麸氨酸钠，是 L-谷氨酸的单钠盐，俗称味精。味精是鲜味剂的第一代。

理化性质：谷氨酸钠在 pH3.2（等电点）时鲜味最低。pH6 时因几乎可以全部离解，鲜味最高，若 pH>7 时，由于形成谷氨酸二钠而失去鲜味。此外，谷氨酸和谷氨酸钠的水溶液经高温（120℃以上）长时间加热，可进行分子内脱水生成焦谷氨酸，鲜味消失。

在食品中的作用与应用：味精是一种常用的鲜味剂，主要用于调味，以增加或提高菜肴的鲜味。过量食用味精会导致血液中谷氨酸含量的上升，造成短时的头痛、心跳加速、恶心等异常症状。但在正常使用量范围内，不会导致上述不良反应。至于婴儿，由于其代谢谷氨酸钠的方式与成人相同，可无其他危害，但是在婴儿食品中使用任何食品添加剂都要慎重。

使用方法：使用味精时，要掌握正确的使用方法。应注意：

（1）烹调中味精用量要适当，一般浓度不超过 0.5%，多了反而不鲜。

（2）味精在水温为 70～90℃时溶解度最高，但在温度超过 120℃以上时，谷氨酸钠会变成焦谷氨酸钠，失去鲜味。所以，添加味精的正确时间应该是菜肴烧成停火后，加入炒匀，然后将菜起锅。

（3）不要在含碱的食物中使用，因为在碱性溶液中，味精会变成有不良气味的谷氨酸二钠，失去调味作用。

（4）凉拌菜中使用味精的作用不大，因为低温下味精不易溶解。如果要放，则宜早放。

（5）不要滥用味精，炒菜和煲汤时，适当放些味精，可以提高鲜味，但下列一些菜肴不宜放味精：①用高汤煮制的菜。高汤本来就具有鲜味，而味精的鲜味与高汤的鲜味不同，如果在用高汤烹制的菜中加入味精，反而会把高汤的鲜味掩盖，使菜的味道不伦不类，还不如不放味精好吃。②糖醋、醋熘等酸味菜。因为味精在酸性溶液中不易溶解，而且酸性越强，溶解度越低，酸味菜中放入味精，不会获得应有的效果。③鸡汤或海鲜。鸡汤、海鲜有较强的鲜味，加味精不能起到什么作用。

（6）味精有较强的吸湿性，在保存时要防止吸湿结块。

2. 核苷酸

理化性质：呈味核苷酸主要包括 5'-肌苷酸二钠和 5'-鸟苷酸二钠，它们有比谷氨酸钠（味精）强得多的鲜味，是菜肴鲜味剂的第二代。

5'-肌苷酸二钠具有蔬菜和菇类的鲜味，5'-鸟苷酸二钠具有肉类（牛肉、鸡肉、鱼类）的鲜味，后者的鲜味约为前者的 3 倍。它们较少单独使用，在食品加工和烹调中多与味精复配使用，可显著增加鲜味，一般使用量为谷氨酸钠的 2%～5%。5'-呈味核苷酸二钠主要由 5'-肌苷酸二钠和 5'-鸟苷酸二钠组成，我国规定，其可在混合味精中按正常生产需要使用，但味精含量不得低于 80%。

在使用呈味核苷酸时应注意的问题：对热稳定，在 pH 为 4～6 时，100℃加热 1h 几乎不分解，因此一般无须考虑加热处理受破坏的问题。

在水溶液和碱性溶液中稳定性较好，酸性溶液中稳定性较差。在 pH 为 2.0 的盐酸溶液中，加热到 100℃以上，在较短时间内已经有相当量的破坏，而在 pH 4.0 以上的酸性溶液，或在中性溶液，或在碱性溶液中，虽加热时间较长，也没有破坏。一般食品的 pH 在 4～7，不必担心加热破坏的问题。

易被酶分解，要避免与高活性酶的接触或缩短接触时间，例如以生鲜物为原料的食品，最好在预热或加热处理之后添加，没有预热过程的或加热处理后没有混合操作过程的，必须尽量缩短添加与加热处理之间的间隔。

3. 鸡精

第二代鲜味剂虽味鲜，但口感单一，尚不能完全满足人们对丰富口感的追求。为了既增鲜又增味，于是产生了提供复合性鲜味的第三代鲜味剂。鸡精就属于这类。

复合型鲜味剂最早由日本人于 1970 年开发成功，名为鲤鱼精。特点是具有鲤鱼的自然风味，鲜味强烈，且由多种调料配制而成，口感更丰富，更有层次，营养更充分。此后，在美国、瑞士、韩国、泰国、中国香港等国家和地区，也先后按当地的口味特点，开发出了各具特色却相类似的鲜味品，如鸡精（欧、美、港）、牛肉精（韩）、猪肉精（泰）等。

特别是鸡精，以其特有的风味、纯正的鲜味、丰富的营养，成为第三代鲜味剂的代表，是最受大众欢迎的调鲜佳品。它是以谷氨酸钠、呈味核苷酸、食盐、食糖为基本原料，添加鸡肉粉末或其浓缩提取物、调味料、香辛料，制得的具有鸡的鲜味和香味的复合调味料。它的鲜度是普通味精的 1.5～2 倍。可完全替代味精，在任何菜肴、点心中添加。

在实际生活中，为增鲜和调味，究竟选择味精还是选择鸡精，主要看烹饪对象的特点和个人的口味要求。如果烹饪对象的食物特征及风味比较突出，如鱼、肉等，可以选择味精，只起到增鲜效果，这时加鸡精可能会损坏食物本身的风味。

第六节　香料香精

一、食用香料

食用香料是指能赋予食品以香气或同时赋予特殊滋味的食品添加剂。按来源可分天然香料和人工香料。

天然香料中能提供食品调味的植物叫香辛料，如姜、葱、大蒜、桂皮、胡椒、茴香、花椒、肉豆蔻等。香辛料在餐饮业用途广泛，它具有去除、掩盖腥膻味、扶香、增香、提高食物风味，增进食欲，帮助消化和吸收的作用。另外，很多香辛料还具有抗菌防腐的作用和特殊的生理药理作用，有些香辛料还具有抗氧化作用。香辛料在正常使用范围内无毒，但感官上要求应干燥、无霉变、无虫蛀、无杂质、无污染及具应有的香味。下面是一些常用香辛料：

（1）辣椒。有强烈的辛辣味，能促进唾液分泌，增进食欲。一般使用辣椒粉，在汤料中起辣味和着色作用。

（2）姜。根茎部具有芳香而强烈的辛辣气味和清爽风味，粉状汤料中常用姜粉，液状汤料中宜用鲜姜。

（3）大蒜。有强烈的臭、辣味，可增进食欲，并刺激神经系统，使血液循环旺盛。

在汤料中可掩盖异味，使香味宽厚柔和，但在粉状汤料中用量要适宜，不宜过大，一般用量为 $0.5\%\sim1\%$。

（4）葱。有类似大蒜的刺激性臭、辣味，干燥后辣味消失，加热后可呈现甜味。用于粉末调配汤料，使香气大增。

（5）胡椒。有强烈的芳香和麻辣味，颜色有黑、白之分，一般常用白胡椒。麻辣汤料中必不可少，用量为 $1\%\sim2.5\%$。

（6）花椒。有特殊的香气和强烈辣味，且麻辣持久，是我国北方和西南地区不可缺少的调味品。麻辣汤料中常用。

（7）肉桂。有特殊芳香和刺激性甘味，粉末汤料中用量为 $0.5\%\sim1\%$。

（8）大茴香。有特殊芳香气、微甜，粉末汤料中用量为 $0.5\%\sim1\%$。

（9）混合香辛料。是将数种香辛料混合起来，使之具有特殊的混合香气。它的代表性品种有：五香粉、辣椒粉、咖喱粉。五香粉是用茴香、花椒、肉桂、丁香及陈皮等原料混合制成的，有很好的香味。辣椒粉的主要成分是辣椒，另混有茴香、大蒜等，具有特殊的辣香味。咖喱粉主要由香味为主的香味料、辣味为主的辣味料和色调为主的色香料等三部分组成。一般混合比例是：香味料 40%，辣味料 20%，色香料 30%，其他 10%。当然，具体做法并不局限于此，不断变换混合比例，可以制出各种独具风格的咖喱粉。

二、香精

由于香料的香气比较单调，多数不能单独直接用于加香产品中。为了满足人们对香气和香味的更高需求，应根据加香产品的质量要求和指定的香型，选择用两种或两种以上的天然香料提取物、人工合成香料与稀释剂等调配成复合型食品添加剂，这种复合型食品添加剂称为香精。

食用香精按形态可分为液体香精和粉末香精两大类。液体香精又可分为水溶性香精、油溶性香精等。

水溶性香精的稀释剂通常是蒸馏水和乙醇，一般应是透明的液体，易于挥发，不适用于在高温操作条件下的食品赋香，多用于冷食、饮料、酒等的赋香等。在果汁及水果罐头生产中应在加工后期（冷却后）添加；使用水溶性香精时计量要准、分布要匀，并注意不得与碱性剂混合使用，以防止色变等影响。

由于食品大多数是偏酸性的，所以一般不存在问题，但若使用碱性剂时，要注意分别添加，防止碱性剂与香精直接接触，例如香兰素与碳酸氢钠接触后会变成棕红色，应严加防止。

油溶性香精的稀释剂通常是精炼植物油、甘油或丙二醇，一般应是透明的油状液体，但以精炼植物油作稀释剂的香精在低温时会呈现冻凝现象。耐热性比水溶性香精高，适用于饼干、糕点、面包等焙烤食品和糖果食品的生产。

在饼干、糕点中的用量一般为 $0.05\%\sim0.15\%$，在面包中为 $0.04\%\sim0.10\%$，在糖果中为 $0.05\%\sim0.10\%$。油溶性香精虽耐热性好，但高温下亦有挥发，还会有一些损失，尤其是饼干，其饼坯薄、挥发快，故在饼干等生产中其使用量要稍高些。在焙烤食品中使用香精香料多在和面时加入，但对使用化学膨松剂的焙烤食品投料时要防止和化学膨松剂直接接触，以免受碱性的影响。为解决香精在糖果生产中的挥发问题，不可过早加入香精，但过晚加入香精因糖胚黏度增大而难于拌匀，故应掌握好添加的时机。

第七节　乳化剂和增稠剂

一、乳化剂

乳化剂是能使互不相溶的液体（如油与水）形成稳定乳浊液的食品添加剂。乳化剂分子内通常具有亲水和亲油二种基团，可在水和油的界面形成一吸附层，将二者联结起来，因而起到乳化作用。所以乳化剂是能改善乳化体中各种构相之间的表面张力，形成均匀分散体或乳化体的食品添加剂。

乳化剂一般可分成二类。一类是形成水包油（油/水）型乳浊液的亲水性强的乳化剂；另一类是形成油包水（水/油）型乳浊液的亲油性强的乳化剂。食品乳化剂使用量最大的是脂肪酸单甘油酯，其次是蔗糖酯、山梨糖醇酯、大豆磷脂等。乳化剂能稳定食品的物理状态，改进食品组织结构，简化和控制食品加工过程，改善风味、口感，延长货架期等。乳化剂是消耗量较大的一类食品添加剂，各国允许使用的种类很多，我国允许使用也有近 30 种。在使用过程中它们不仅可以起到乳化的作用，还兼有一定的营养价值和医药功能，是值得重视和发展的一类添加剂。但是，在食品中添加的量和方式对食品的安全有直接的影响，故正确的使用方法是非常关键的问题。

1. 单硬脂酸甘油酯

理化性质：简称单甘油酯，是由甘油和 1 分子硬脂酸酯化而成。不溶于水，但与热水强烈震荡混合时可分散在水中。双甘油酯因含有亲水性羟基和亲油性的烃基而具有很强的乳化作用，为水/油型乳化剂。因其乳化性强，也可作为油/水型乳化剂。

在食品中的作用和应用：具有乳化、分散、稳定、淀粉抗老化及控制脂肪凝聚等作用。通常用于饼干、糖果，巧克力、冰淇淋和乳化香精之中，最大使用量为 6g/kg。

安全性：单硬脂酸甘油酯在体内可被水解成甘油和脂肪酸，并参与机体正常代谢，一般认为对人体无害。

ADI：不需要规定。

2. 蔗糖脂肪酸酯

理化性质：白色或黄色粉末状，或无色、微黄色的黏稠状的液体和软固体，无臭或稍有特殊气味。易溶于乙醇、丙酮。单酯可以溶于热水，但是二酯和三酯难溶于水。在乳化剂中单酯含量高，亲水性强；二酯和三酯含量多，亲油性强。软化温度为 50～70℃，分解温度为 233～238℃。在酸性或碱性时加热可被皂化。

在食品中的作用和应用：蔗糖脂肪酸酯具有表面活性，能降低表面张力，在食品中具有良好的乳化、分散、增溶、润滑、渗透、起泡、黏度调节、防止老化、抗菌等性能。一般用于肉制品、鱼糜制品、焙烤制品、冰淇淋、豆制品等食品中。由于乳化剂的协同作用，单独使用蔗糖酯的效果远不如与其他乳化剂合用，适当复配后效果更佳。

使用范围与限量：我国规定可用于肉制品、乳化香精、水果和鸡蛋的保鲜、冰淇淋、糖果、面包、八宝粥，最大使用量为 1.5g/kg；用于乳化天然色素，最大使用量为 10.0g/kg。蔗糖脂肪酸酯的 HLB（HLB 为影响亲油或亲水的平衡值）可通过单酯、二酯和三酯的含量来调整，使用范围广，几乎可用于所有的含油脂食品。一般用于肉制品、鱼糜制品，可以改善水分含量及制品的口感，用量为 0.3%～1.0%（HLB 1～16）。用于焙烤食品，可增强面团韧性，增大制品体积，使气孔细密、均匀，质地柔软，防止老化，用量为面粉的 0.2%～0.5%。用于冰淇淋，增加乳化及分散性，提高比体积，改进热稳定性、成形性和口感。此外也可用于豆奶、冷冻食品、沙司、饮料、米饭、面条、方便面、饺子等食品中。用于油脂，用量为 1.0%。此外，本品还可作为保护膜的成分，许可作橘子、苹果和鸡蛋的保鲜用。

安全性：本品在体内分解生成蔗糖和脂肪酸，并进一步生成葡萄糖和果糖被吸收利用。蔗糖脂肪酸酯的大鼠经口 LD_{50} 为 39g/kg，无亚急性毒性，

ADI：0～20mg/(kg·bw)，属于比较安全的添加剂。

3. 丙二醇脂肪酸酯

理化性质：随结构中的脂肪酸种类不同而异，可得到白色至黄色的固体或黏稠液体，无臭味。丙二醇的硬脂肪酸酯和软脂肪酸酯多数为白色固体。以油酸、亚油酸等不饱和酸制得的产品为淡黄色液体，此外还有粉末状、粒状和蜡状。在水中不溶，在热水中用力振动可以被乳化，是亲油性乳化剂；溶于乙醇、乙酸乙酯和氯仿等。

在食品中的作用和应用：丙二醇脂肪酸酯一般不单独使用，而多与其他乳化剂合用，具有协同效应。与其他乳化剂相比，有结晶的特性，能防止 β-晶形转换。

使用范围与限量：根据我国《食品添加剂使用卫生标准》规定：丙二醇脂肪酸酯可用于糕点、起酥油制品，以提高保湿性，增大比体积，保持质地柔软，改善口感等，最大使用量为 2.0g/kg，用于复合调味料，使固体与粉末状物质可均匀的分散在液体调味料中，最大使用量为 20g/kg。

安全性：大鼠经口 LD_{50} 为 10g/kg，无亚急性和慢性毒性。ADI 为 0～25g/kg。属于比较安全的添加剂。

4. 山梨糖醇酐脂肪酸酯（司盘）

本品由山梨糖醇加热脱水，与脂肪酸酯化制成。依山梨糖醇酐上所结合脂肪酸种类和数量的不同，可有一系列产品。并具有不同的性状。如山梨糖醇酐单硬酸酯（司盘60）、山梨糖醇酐三硬脂酸酯（司盘65）和山梨糖醇酐单油酸酯（司盘80）等。它们可溶于水，易溶于油脂，且易形成水包油（油/水）及油包水（水/油）型乳化剂。

上述品种我国均有生产、并已许可使用。国外应用亦广，安全性高。

ADI：0～25mg/(kg·bw)（以梨糖醇酐酯总计）。

5. 聚氧乙烯山梨糖醇酐脂肪酸酯（吐温）

本品是由山梨糖醇酐脂肪酸酯（司盘）在碱性催化剂存在下和环氧乙烷加成，精制而成，同样由于脂肪酸种类的不同也有一系列产品。并有不同的性状。我国许可使

用聚氧乙烯山梨糖醇酐单硬脂酸酯（吐温60）和聚氧乙烯山梨糖醇酐单油酸酯（吐温80）。

聚氧乙烯山梨糖醇酐脂肪酸酯随着所加入聚乙烯的增多，其亲水性越大，但乳化剂的毒性也越大。FAO/WHO食品添加剂法规委员会许可使用的品种为聚氧乙烯（20）山梨糖醇酐脂肪酸酯。其ADI为0.25mg/(kg·bw)〔以聚氧乙烯（20）山梨糖醇酐酯总计〕。

6. 酪蛋白酸钠

酪蛋白酸钠易溶于水，不溶于乙醇。其乳化作用主要由酪蛋白所致。酪蛋白不溶于水。此外，酪蛋白酸钠尚有增稠作用，亦可作为增稠剂应用。

本品因由酪蛋白制成，故尚有一定营养作用。本品安全性高，我国许可应用于各类食品中，按正常生产需要使用。

二、增稠剂

增稠剂是改善食品的物理性质或组织状态，赋予食品以黏滑适口的食品添加剂。通常，增稠剂还具有乳化稳定作用。

淀粉在我国属于食品，不作为食品添加剂。但是，改性淀粉则属食品添加剂。这是将淀粉经不同处理后所制得，它们在凝胶强度、流动性、颜色、透明度和稳定性等方面可有所不同，以满足食品加工的不同需要。

此外，尚有羧甲基纤维素和微晶纤维素等。它们系由棉花的副产品进一步加工制成。我国许可使用的增稠剂有阿拉伯胶、田菁胶、果胶、琼胶、藻酸钠、藻酸钾、食用明胶和羧甲基纤维素钠等8种。

1. 藻酸钠

藻酸钠是从海带等藻类植物制取，为亲水性高分子物质，溶于水或黏稠胶体。水溶液的黏度随聚合度与浓度而有所不同，加热到80℃以上则黏性降低。藻酸钠的水溶液与钙离子接触可形成藻酸钙而成为凝胶。依钙离子的多少，所用原料海藻种类、数量和浓度等的不同可调节凝胶的强度，但若有能与钙形成难溶化合物如草酸盐等的存在则可抑制其凝固。

本品安全性高，曾用含5%藻酸钠饲料喂养大鼠长达128周末发现异常。

ADI：0～50mg/(kg·bw)（以藻酸总量计）。

2. 明胶

明胶是从动物的皮、骨、韧带等结缔组织中含有的明胶原蛋白经提纯和部分水解后所得高分子多肽聚合物。不溶于冷水，但可吸收其重量5～10倍的水而缓慢膨胀软化。可溶于热水，冷却后可形成凝胶，但浓度在5%以下不凝成胶冻。其溶液的黏度主要依分子质量的分布而有所不同，也可受温度、pH和电解质等影响。我国许可按正常生产需要使用于各类食品中。

本品由动物胶原蛋白制成，有一定的营养意义。纯净的明胶本身无毒，但在生产及贮存的过程中易受污染，应予注意。

3. 羧甲基纤维素钠

羧甲基纤维素钠是由棉花的副产品加工制得，易溶于水并形成胶体，水溶液的黏度随聚合度和温度而异。葡萄糖聚合度高则黏度大，温度上升时黏度下降。我国许可用于速煮面、罐头和冰淇淋中，最大使用量为 5.0g/kg。

将含本品 33% 的橄榄油悬浊液进行动物试验，大鼠经口 LD_{50} 为 27g/(kg·bw)。当以含本品 0.1% 和 1% 的饲料分别喂养大鼠 2 年，死亡率和肿瘤发生率均与对照组无显著差异。

ADI：0～25mg/(kg·bw)。

第八节　常见违法添加的非食用物质和滥用的食品添加剂

目前，在食品中违法添加非食用物质和滥用食品添加剂事件屡次出现于各种媒体，由于在食品中违法添加非食用物质和滥用食品添加剂造成的食品卫生与安全事故也屡见不鲜，因此，为保证消费者的身体健康和消费权益，遏制食品"被化学"趋势的蔓延，对食品添加物认识及食品添加物的卫生管理刻不容缓。

一、非食用物质不是食品添加剂

长期以来，一些单位混淆了食品添加剂和非食用物质的界限，将从事违法犯罪活动和向食品中添加非食用物质（如孔雀石绿、苏丹红等）都称为添加剂，将添加非食用物质引起的食品安全事件归结为滥用食品添加剂，加深了公众对食品添加剂的误解。

卫生部公布的五批"违法添加的非食用物质"都不是食品添加剂。判定一种物质是否属于非法添加物，根据相关法律、法规、标准的规定，可以参考以下原则：

（1）不属于传统上认为是食品原料的。

（2）不属于批准使用的新资源食品的。

（3）不属于卫生部公布的食药两用或作为普通食品管理物质的。

（4）未列入我国食品添加剂（GB2760—2007《食品添加剂使用卫生标准》及卫生部食品添加剂公告）、营养强化剂品种名单（GB14880—1994《食品营养强化剂使用卫生标准》及卫生部食品添加剂公告）的。

（5）其他我国法律法规允许使用物质之外的物质。

二、对违法使用非食用物质加工食品一律按法定最高限处罚

根据卫生部、公安部等六部门下发的《关于加强违法使用非食用物质加工食品案件查办和移送工作的通知》，凡发现涉嫌违法添加行为，严格按照法律规定和程序要求进行查处，并一律通报当地公安机关，一律报告当地政府，一律依法给予法定范围的最高限处罚；对涉嫌犯罪的，一律移送公安机关。根据现行刑法第144条的规定，生产、销售有毒、有害食品致人死亡或者对人体健康造成特别严重危害的，处十年以上有期徒刑、无期徒刑或者死刑，并处销售金额50%以上、2倍以下罚金或者没收财产。2010

年就有两人因食物安全违法被判处无期徒刑，随着新的刑法修正案的宣布，这方面的力度还会进一步加大。

三、食品中可能违法添加的非食用物质名单、食品中可能滥用的食品添加剂品种名单

为进一步打击在食品生产、流通、餐饮服务中违法添加非食用物质和滥用食品添加剂的行为，保障消费者健康，全国打击违法添加非食用物质和滥用食品添加剂专项整治领导小组自 2008 年以来陆续发布了五批《食品中可能违法添加的非食用物质和易滥用的食品添加剂名单》。为方便查询，现将五批名单汇总发布（表 3-2、表 3-3）。

表 3-2　食品中可能违法添加的非食用物质名单

序号	名称	可能添加的食品品种	检测方法
1	吊白块	腐竹、粉丝、面粉、竹笋	GB/T 21126—2007 小麦粉与大米粉及其制品中甲醛次硫酸氢钠含量的测定；卫生部《关于印发面粉、油脂中过氧化苯甲酰测定等检验方法的通知》（卫监发〔2001〕159 号）附件 2 食品中甲醛次硫酸氢钠的测定方法
2	苏丹红	辣椒粉、含辣椒类的食品（辣椒酱、辣味调味品）	GB/T 19681—2005 食品中苏丹红染料的检测方法 高效液相色谱法
3	王金黄、块黄	腐皮	—
4	蛋白精、三聚氰胺	乳及乳制品	GB/T 22388—2008 原料乳与乳制品中三聚氰胺检测方法 GB/T 22400—2008 原料乳中三聚氰胺快速检测液相色谱法
5	硼酸与硼砂	腐竹、肉丸、凉粉、凉皮、面条、饺子皮	—
6	硫氰酸钠	乳及乳制品	—
7	玫瑰红 B	调味品	—
8	美术绿	茶叶	—
9	碱性嫩黄	豆制品	—
10	工业用甲醛	海参、鱿鱼等干水产品、血豆腐	SC/T 3025—2006 水产品中甲醛的测定
11	工业用火碱	海参、鱿鱼等干水产品、生鲜乳	—
12	一氧化碳	金枪鱼、三文鱼	—
13	硫化钠	味精	—
14	工业硫磺	白砂糖、辣椒、蜜饯、银耳、龙眼、胡萝卜、姜等	—
15	工业染料	小米、玉米粉、熟肉制品等	—
16	罂粟壳	火锅底料及小吃类	参照上海市食品药品检验所自建方法

续表

序号	名称	可能添加的食品品种	检测方法
17	革皮水解物	乳与乳制品含乳饮料	乳与乳制品中动物水解蛋白鉴定-L(-)-羟脯氨酸含量测定（该方法仅适用于生鲜乳、纯牛奶、奶粉）
18	溴酸钾	小麦粉	GB/T 20188—2006 小麦粉中溴酸盐的测定离子色谱法
19	β-内酰胺酶（金玉兰酶制剂）	乳与乳制品	液相色谱法
20	富马酸二甲酯	糕点	气相色谱法
21	废弃食用油脂	食用油脂	—
22	工业用矿物油	陈化大米	—
23	工业明胶	冰淇淋、肉皮冻等	—
24	工业酒精	勾兑假酒	—
25	敌敌畏	火腿、鱼干、咸鱼等制品	GB T5009.20—2003食品中有机磷农药残留的测定
26	毛发水	酱油等	—
27	工业用乙酸	勾兑食醋	GB/T5009.41—2003食醋卫生标准的分析方法
28	肾上腺素受体激动剂类药物（盐酸克伦特罗，莱克多巴胺等）	猪肉、牛羊肉及肝脏等	GB/T22286—2008动物源性食品中多种β-受体激动剂残留量的测定，液相色谱串联质谱法
29	硝基呋喃类药物	猪肉、禽肉、动物性水产品	GB/T 21311—2007动物源性食品中硝基呋喃类药物代谢物残留量检测方法，高效液相色谱-串联质谱法
30	玉米赤霉醇	牛羊肉及肝脏、牛奶	GB/T 21982—2008动物源食品中玉米赤霉醇、β-玉米赤霉醇、α-玉米赤霉烯醇、β-玉米赤霉烯醇、玉米赤霉酮和赤霉烯酮残留量检测方法，液相色谱-质谱/质谱法
31	抗生素残渣	猪肉	无，需要研制动物性食品中测定万古霉素的液相色谱-串联质谱法
32	镇静剂	猪肉	参考 GB/T 20763—2006猪肾和肌肉组织中乙酰丙嗪、氯丙嗪、氟哌啶醇、丙酰二甲氨基丙吩噻嗪、甲苯噻嗪、阿扎哌垄阿扎哌醇、咔唑心安残留量的测定，液相色谱-串联质谱法无，需要研制动物性食品中测定安定的液相色谱-串联质谱法
33	荧光增白物质	双孢蘑菇、金针菇、白灵菇、面粉	蘑菇样品可通过照射进行定性检测面粉样品无检测方法
34	工业氯化镁	木耳	—
35	磷化铝	木耳	—
36	馅料原料漂白剂	焙烤食品	无，需要研制馅料原料中二氧化硫脲的测定方法

序　号	名　　称	可能添加的食品品种	检测方法
37	酸性橙Ⅱ	黄鱼、鲍汁、腌卤肉制品、红壳瓜子、辣椒面和豆瓣酱	无，需要研制食品中酸性橙Ⅱ的测定方法。参照江苏省疾控中心创建的鲍汁中酸性橙Ⅱ的高效液相色谱-串联质谱法（说明：水洗方法可作为补充，如果脱色，可怀疑是违法添加了色素）
38	氯霉素	生食水产品、肉制品、猪肠衣、蜂蜜	GB/T 22338—2008 动物源性食品中氯霉素类药物残留量测定
39	喹诺酮类	麻辣烫类食品	无，需要研制麻辣烫类食品中喹诺酮类抗生素的测定方法
40	水玻璃	面制品	—
41	孔雀石绿	鱼类	GB20361—2006 水产品中孔雀石绿和结晶紫残留量的测定，高效液相色谱荧光检测法（建议研制水产品中孔雀石绿和结晶紫残留量测定的液相色谱-串联质谱法）
42	乌洛托品	腐竹、米线等	无，需要研制食品中六亚甲基四胺的测定方法
43	五氯酚钠	河蟹	SC/T 3030—2006 水产品中五氯苯酚及其钠盐残留量的测定 气相色谱法
44	喹乙醇	水产养殖饲料	水产品中喹乙醇代谢物残留量的测定高效液相色谱法（农业部 1077 号公告-5-2008）；水产品中喹乙醇残留量的测定液相色谱法（SC/T 3019—2004）
45	碱性黄	大黄鱼	—
46	磺胺二甲嘧啶	叉烧肉类	GB20759—2006 畜禽肉中 16 种磺胺类药物残留量的测定液相色谱-串联质谱法
47	敌百虫	腌制食品	GB/T5009.20—2003 食品中有机磷农药残留量的测定

表 3-3　食品中可能滥用的食品添加剂品种名单

序　号	食品品种	可能易滥用的添加剂品种	检测方法
1	渍菜（泡菜等）、葡萄酒	着色剂（胭脂红、柠檬黄、诱惑红、日落黄）等	GB/T 5009.35—2003 食品中合成着色剂的测定 GB/T 5009.141—2003 食品中诱惑红的测定
2	水果冻、蛋白冻类	着色剂、防腐剂、酸度调节剂（己二酸等）	—
3	腌菜	着色剂、防腐剂、甜味剂（糖精钠、甜蜜素等）	—
4	面点、月饼	乳化剂（蔗糖脂肪酸酯等、乙酰化单甘脂脂肪酸酯等）、防腐剂、着色剂、甜味剂	—
5	面条、饺子皮	面粉处理剂	—

续表

序　号	食品品种	可能易滥用的添加剂品种	检测方法
6	糕点	膨松剂（硫酸铝钾、硫酸铝铵等）、水分保持剂磷酸盐类（磷酸钙、焦磷酸二氢二钠等）、增稠剂（黄原胶、黄蜀葵胶等）、甜味剂（糖精钠、甜蜜素等）	GB/T 5009.182—2003 面制食品中铝的测定
7	馒头	漂白剂（硫磺）	—
8	油条	膨松剂（硫酸铝钾、硫酸铝铵）	—
9	肉制品和卤制熟食、腌肉料和嫩肉粉类产品	护色剂（硝酸盐、亚硝酸盐）	GB/T 5009.33—2003 食品中亚硝酸盐、硝酸盐的测定
10	小麦粉	二氧化钛、硫酸铝钾	—
11	小麦粉	滑石粉	GB 21913—2008 食品中滑石粉的测定
12	臭豆腐	硫酸亚铁	—
13	乳制品（除干酪外）	山梨酸	GB/T21703—2008《乳与乳制品中苯甲酸和山梨酸的测定方法》
14	乳制品（除干酪外）	纳他霉素	参照 GB/T 21915—2008《食品中纳他霉素的测定方法》
15	蔬菜干制品	硫酸铜	—
16	"酒类"（配制酒除外）	甜蜜素	—
17	"酒类"	安塞蜜	—
18	面制品和膨化食品	硫酸铝钾、硫酸铝铵	—
19	鲜瘦肉	胭脂红	GB/T 5009.35—2003 食品中合成着色剂的测定
20	大黄鱼、小黄鱼	柠檬黄	GB/T 5009.35—2003 食品中合成着色剂的测定
21	陈粮、米粉等	焦亚硫酸钠	GB5009.34—2003 食品中亚硫酸盐的测定
22	烤鱼片、冷冻虾、烤虾、鱼干、鱿鱼丝、蟹肉、鱼糜等	亚硫酸钠	GB/T 5009.34—2003 食品中亚硫酸盐的测定

注：滥用食品添加剂的行为包括超量使用或超范围使用食品添加剂的行为。

 本章小结

　　本章对防腐剂、抗氧化剂、食用色素、发色剂、漂白剂、甜味剂、酸味剂、鲜味剂、香料香精、乳化剂、增稠剂中常见的食品添加剂的理化性质、在食品中的应用、适用范围和使用限量、安全性等方面做了介绍，并对某些食品添加剂的用法和使用时的注意事项做了说明。同时也罗列出卫生部近期在食品添加物方面的有关文件，以供在学习和日后的应用中查阅。

思考题

1. 名词解释

食品添加剂、防腐剂和抗氧化剂、食用色素、发色剂、漂白剂、甜味剂、酸味剂、鲜味剂、香料香精、乳化剂、增稠剂。

2. 基本概念

(1) 食品添加剂是如何分类的？从食品安全管理角度怎么分类及其分类的意义？

(2) 食品添加剂的卫生管理及使用原则是什么？

(3) 抗氧化剂使用时注意事项是什么？

(4) 食用合成色素的优缺点及使用时注意事项有哪些？天然使用色素的优缺点有哪些？

(5) 亚硝酸盐在肉制品中应用时需注意什么主要问题？在食品中的作用与安全性有什么主要问题？

(6) 在使用甜味剂的过程中应注意什么问题？

(7) 在使用味精的过程中应注意什么问题？

(8) 在使用呈味核苷酸时应注意什么问题？

 推荐书目

食品卫生学编写组. 2002. 食品卫生学. 北京：中国轻工业出版社.

汪志君. 2004. 食品卫生与安全. 北京：高等教育出版社.

史贤明. 2003. 食品安全与卫生学. 北京：中国农业出版社.

 相关连接

中华首席医学网 http://www.shouxi.net

中国食品科普网 http://www.spkp.cn/

大中华健康网 http://www.jkw.cn

第四章　食源性疾病与食物中毒

☞ **知识目标**

掌握食源性疾病与食物中毒的特点和中毒原因，了解食源性疾病和食物中毒的发病机制。

☞ **技能目标**

熟悉各种食物中毒的急救预防措施，避免或减少食物中毒的发生，尽量减少食源性疾病对人类的危害。

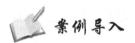 案例导入

酒店聚餐引起的食物中毒

2005年7月2日中午，约有530人在该大酒店参加两起结婚宴、一起生日宴和一起家庭聚餐。所有就餐者食谱为：卤牛肉、姜汁豇豆、炝拌笋尖、糖拌西红柿、盐水鸭、白水兔丁、韭菜绿乌鸡、笋子牛楠、双椒武昌鱼、珍珠甲鱼、青豆烧田鸡、姜汁肘子、豆沙甜烧白、南瓜绿豆汤、两个时令蔬菜、两道小吃、一个水果拼盘，酒水自带；晚餐为中午所剩回锅菜。晚饭后部分就餐者陆续出现腹痛、腹泻、发热、恶心、呕吐等症状，腹泻开始为稀便、后为水样便、黏液脓血便，腹泻多达每天十余次之多。最早发病者为7月2日晚21时、末例病人为7月3日晨4时，年龄最大者75岁、最小者15岁，中毒人数累计共69人，无中毒病人死亡，所有病人经对症治疗于7月9日都已康复。

关于上面的案例，你认为食客和酒店都忽略了什么，从而导致了这次食物中毒？

食源性疾病是指凡是通过摄食各种致病因子而引起的、通常具有感染性质和中毒性质的一类疾病。包括食物中毒、经食物而感染的肠道传染病、食源性寄生虫病、食物中有毒、有害物质所引起的中毒性疾病。此外还包括由于食物营养不平衡所造成的某些退行性疾病（心脑血管疾病、肿瘤、糖尿病等）、食源性变态反应性疾病、食物中某些污染物引起的慢性中毒性疾病等也属此范畴。

能引起人类食源性疾病的致病因子是多种多样的。生物性病原体包括细菌及其毒素、真菌、病毒、寄生虫及其卵、动植物中存在的天然毒素等；化学性致病因子包括农

药残留、化肥、兽药残留、环境污染物、激素等；放射性核素也可通过食物链各个环节污染食物。

《食物中毒诊断标准及技术处理总则》规定：食物中毒是指摄入了含有生物性、化学性有毒有害物质的食品或者把有毒有害物质当作食品摄入后出现的非传染性（不属于传染病）的急性、亚急性疾病。食物中毒不包括摄取非可食状态的（如未熟的水果）、非正常数量的（如暴饮暴食）某些食物所引起疾病和食用大量脂肪引起的消化不良；特异体质者食后所致变态反应；食用刺激性食品所引起局部刺激症状；经饮食所引起的寄生虫病、人畜共患传染病、营养缺乏病或过多症、急性放射病以及生产性职业中毒、医疗用药中毒等，也不包括因一次大量或长期少量摄入某些有毒、有害物质而引起的以慢性毒害为主要特征（如致癌、致畸、致突变）的疾病。

1. 食物产生中毒性的原因

正常情况下，一般食物并不具有毒性。食物产生毒性并引起食物中毒主要有以下几种原因：

（1）某些致病性微生物污染食品并急剧繁殖，以致食品中存有大量活菌（如沙门氏菌属）或产生大量毒素（如金黄色葡萄球菌产生的肠毒素）。

（2）有毒化学物质混入食品并达到能引起急性中毒的剂量（如农药的污染）。

（3）食品本身含有毒成分（如河豚含有河豚毒素），而加工、烹调方法不当，未能将其除去。

（4）食品在贮存过程中，由于贮藏条件不当而产生了有毒物质（如马铃薯发芽产生龙葵素）。

（5）因摄入有毒成分的某些动植物（如食入毒藻的海水鱼、贝；采于有毒蜜源植物酿的蜂蜜）。这些动植物起着毒素的转移与富集作用。

（6）某些外形与食物相似，而实际含有有毒成分的植物，被作为食物误食而引起中毒（如毒蕈等）。

2. 食物中毒的特征

食物中毒病因很复杂，常呈集体性暴发，其发病一般具有下列共同特点：

（1）发病潜伏期短（一般在24～48h以内），来势急剧，短时间内可能有多数人发病。

（2）中毒病人都有相似的临床表现，最常见的是以恶心、呕吐、腹痛、腹泻为主的急性胃肠炎，也有些以神经系统症状为主。

（3）病人有共同饮食史。患者在相近的时间内都食用过同样食物，发病范围局限在食用该种污染食物的人群，一旦停止该食物的供应，发病立即停止。

（4）人与人之间不直接传染，发病曲线在突然上升后呈突然下降趋势，一般无传染病流行时的余波。

3. 食物中毒的分类

一般多采用按致病原因将常见食物中毒进行分类：

（1）细菌性食物中毒。这是指摄入含有细菌或细菌毒素的食品而引起的食物中毒。细菌性食物中毒是食物中毒中最多见的一类，发病率通常较高，但病死率较低。发病有明显的季节性，5～10月最多。

常见的细菌性食物中毒有：沙门氏菌属食物中毒、变形杆菌属食物中毒、副溶血性弧菌食物中毒、致病性大肠菌属食物中毒、蜡样芽孢杆菌食物中毒、葡萄球菌肠毒素食物中毒、肉毒梭状芽孢杆菌毒素中毒、其他细菌性食物中毒。

（2）真菌毒素和霉变食物中毒。这是指摄入含有真菌及其毒素污染的食品而引起的食物中毒。如赤霉病变、霉变甘蔗中毒等。

中毒发生主要由被真菌污染的食品引起，用一般烹调方法加热处理不能破坏食品中的真菌毒素，发病率较高，死亡率也较高，发病的季节性及地区性均较明显，如霉变甘蔗中毒常见于初春的北方。

（3）动物性食物中毒。这是指摄入动物性有毒食品而引起的食物中毒。发病率及病死率较高。引起动物性食物中毒的食品主要有两种：将天然含有有毒成分的动物当作食品和在一定条件下产生大量有毒成分的动物性食品。我国发生的动物性食物中毒主要是河豚鱼中毒，近年来其发病有上升趋势（如河豚、有毒贝类等引起的中毒）。

（4）有毒植物中毒。这是指摄入植物性有毒食品而引起的食物中毒。如含氰苷果仁、木薯、菜豆、毒蕈、发芽马铃薯中毒等引起的食物中毒。发病特点因引起中毒的食品种类而异，如毒蕈中毒多见于春、秋暖湿季节及丘陵地区，多数病死率较高。

（5）化学性食物中毒。这是指摄入化学性中毒食品而引起的食物中毒。发病的季节性、地区性均不明显，但发病率和病死率均较高（如有机磷农药、鼠药、某些金属或类金属化合物、亚硝酸盐等引起的食物中毒）。

针对上述食物中毒病因分布、中毒食品种类分布及地区分布特点，安排食品卫生管理工作计划和制定针对性预防措施，对控制食物中毒有重要意义。

4. 食物中毒的流行病学特点

（1）发病的季节性特点。食物中毒发生的季节性与食物中毒的种类有关，细菌性食物中毒主要发生在5～10月份，化学性食物中毒全年均可发生。

（2）发病的地区性特点。绝大多数食物中毒的发生有明显的地区性，如我国东南沿海省区多发生副溶血性弧菌食物中毒，肉毒中毒主要发生在新疆等地区，霉变甘蔗中毒多见于北方地区等。

（3）引起食物中毒的食品种类分布特点。历年全国食物中毒的统计资料表明，动物性食物引起的食物中毒占食物中毒总起数和占总人数的百分比均高于植物性食物引起的食物中毒。

（4）食物中毒的分布特点。

① 微生物引起的食物中毒仍是最常见的食物中毒，占食物中毒总起数的30%～90%，占总人数的60%～90%。

② 化学性食物中毒的人数呈上升趋势。其中造成中毒的有毒物质主要是农药（包括鼠药）、亚硝酸盐、违法掺入食品中的非食品原料等。此外，因食用猪肝所致兽药盐酸克伦特罗（瘦肉精）食物中毒累计已有多起，此类因在畜禽养殖过程中滥用各种兽药和饲料添加剂，造成畜禽产品中残留高浓度的兽药而导致人的急性中毒是近年来化学性食物中毒的新特点。随着种植业和养殖业的发展，越来越多的化学物质可能被应用到传

统的种植业和养殖业中，成为化学性食物中毒的新隐患。提示我们在预防以亚硝酸盐和农药为主的化学性食物中毒的同时，对因畜禽产品高浓度兽药残留造成的中毒应该予以足够的重视。

第一节　细菌性食物的中毒

细菌性食物中毒是最常见的食物中毒。近几年来统计资料表明，我国发生的细菌性食物中毒以沙门菌、变形杆菌和金黄色葡萄球菌食物中毒较为常见，其次为副溶血性弧菌、蜡样芽孢杆菌等食物中毒。

1. 流行病学特点

根据国内外的统计，在各种食物中毒中毒细菌性食物中毒占有较大的比重。细菌性食物中毒发病率较高，但病死率低。常见的细菌性食物中毒（如沙门菌、变形杆菌、金黄色葡萄球菌等细菌性食物中毒）的发病特点是病程短、恢复快、预后好、病死率低，但李斯特菌、小肠结肠炎耶尔森菌、肉毒梭菌、椰毒假单胞菌食物中毒的病死率依次增高，且病程长、病情重、恢复慢。

细菌性食物中毒全年皆可发生，但在夏秋季节发生较多，主要由于气温较高，微生物容易生长繁殖；而且在此时期内人体防御机能往往有所降低，易感性增高，因此最易发生。引起细菌性食物中毒的食物主要为动物性食物，例如肉、鱼、奶、蛋等及其制品，植物性食品如剩饭、糯米冰糕、豆制品、面类发酵食品也曾引起细菌性食物中毒。

细菌性食物中毒的原因，往往是由于食品被致病性微生物污染后，在适宜的温度、水分、pH和营养条件下，微生物急剧大量繁殖，食品在食用前不经加热和加热不彻底；或熟食品又受到病原菌的严重污染并在较高室温下存放；或生熟食品交叉污染，经过一定时间微生物大量繁殖，从而使食品含有大量活的致病菌或其产生的毒素，以致食用后引起中毒。

此外，食品从业人员如患有肠道传染病或者是带菌者，都能通过操作过程使病菌污染食品，引起食物中毒。

绝大多数食物中毒的发病有明显的地区性，其地方性分布的特征亦如前述。

细菌性食物中毒，一般可分为毒素（肠毒素）型、感染（细菌侵入）型和混合型三类。

食品中污染病原菌后，这些细菌在食物中繁殖并产生毒素，因食用这种食物而引起的中毒，称为毒素型食物中毒；病源菌污染食物后，在食物中大量繁殖，人体摄入这种含有大量活菌的食物后引起消化道感染而造成的中毒称为感染型食物中毒；由毒素型和感染型两种协同作用所致的食物中毒称为混合型食物中毒。

细菌性食物中毒一般都表现有明显的胃肠炎症状，如有发热和急性胃肠炎症状，可能为细菌性食物中的感染型；若无发热而有急性胃肠炎症状，则可能为细菌性食物中毒的毒素型。

2. 细菌性食物中毒的处理原则

1) 确定诊断

(1) 查明原因。根据中毒者发病急，短时间内同时发病，发病范围局限在食用同一种有毒食物的人等特点，找到引起中毒的食品，并查明引起中毒的具体病原体。

(2) 病人的潜伏期和特有的中毒表现。符合食物中毒的临床特征。

(3) 实验室诊断。

细菌学及血清学检查。对可疑食物、患者呕吐物及粪便进行细菌学培养，分离鉴定菌型，做血清凝集试验。

动物试验。疑为葡萄球菌肠毒素中毒时，可取细菌培养液或肠毒素提取液喂猫（或灌胃），观察有无胃肠道症状，特别是呕吐反应，其他内毒素也可注入小白鼠腹腔观察其有无症状出现。

(4) 细菌性食物中毒的鉴别诊断。为确保细菌性食物中毒的准确诊断，一定要排除诸如霍乱及副霍乱、急性菌痢、病毒性胃肠炎等表现有发热、恶心、呕吐、腹胀、腹痛及腹泻，排水样便或稀便等消化道症状的肠道传染病和非细菌性食物中毒所导致的消化道不适。

2) 患者处理

(1) 迅速排出毒物。对潜伏期短的中毒患者可催吐、洗胃以促使毒物排出；对肉毒中毒早期病例可用清水或 1：4000 高锰酸钾溶液洗胃。急救可采用催吐或多饮水的方法。

(2) 对症治疗。止腹痛、腹泻，纠正酸中毒及补液，抢救循环衰竭和呼吸衰竭等。

(3) 特殊治疗。细菌性食物中毒患者可用抗生素治疗，但葡萄球菌毒素中毒一般不需要用抗菌药，以保暖、输液、饮食调节为主。肉毒中毒患者应尽早使用多价抗毒血清，注射前要做过敏试验；并可用盐酸胍以促进神经末梢释放乙酰胆碱。

3) 预防

(1) 防止食品污染。加强对污染源的管理，做好牲畜宰前、宰后的卫生检验，防止感染沙门菌的病畜肉混入市场。对海鲜食品应加强管理，防止污染其他食品。

严防食品在加工、贮存、运输、销售过程中被病原体污染。食品容器、砧板、刀具等应严格生熟分开使用，做好消毒工作，防止交叉污染。生产场所、厨房、食堂要有防蝇、防鼠设备。严格遵守饮食行业和炊事人员的个人卫生制度。患化脓性疾病和上呼吸道感染的病人，在治愈前不应参加接触食品的工作。

(2) 控制病原体繁殖及外毒素的形成。绝大部分致病菌生长繁殖的最适宜温度为 20～40℃，在 10℃以下繁殖减弱；低于 0℃多数细菌不能繁殖和产毒。因此，食品应低温保存，或放在阴凉通风处。食品中加盐量达 10％也可控制细菌繁殖及形成毒素。

(3) 加热杀死病原菌是防止食物中毒的关键措施，但必须达到有效温度。为此，经高温处理后可供食用的肉块，其重量应不超过 1kg，持续煮沸 2.5～3h，或应使肉块的深部温度至少达到 80℃，并持续 12min，即肉中心部位变为灰色而无血水。蛋类煮沸 8～10min，即可杀灭沙门氏菌。为预防葡萄球菌肠毒素中毒，食品应 100℃加热 2h。加工后的熟肉制品应在 10℃以下低温处贮存较长时间放置须再次加热后食用。熟食品必须与生食品分别贮存，防止污染。

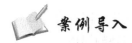 **案例导入**

点心引起的沙门氏菌食物中毒

　　新华网 2006 年 9 月 1 日报道：匈牙利西部城市索姆包特海伊一家点心厂专门制作核桃点心，供应给 3 家福利院作福利餐，还供该市一家点心店出售。2006 年 8 月 20 日，约有 700 人食用了该点心厂被污染的点心，其中一些进餐者食用后出现恶心、腹泻症状。在随后十多天中，出现感染症状的人数不断增加，从最初的 100 多人上升至 405 人，有 4 人死亡。卫生部门检查发现，点心厂的两名工作人员携带有沙门氏菌，最终确定点心被沙门氏菌污染。

一、沙门氏菌属食物中毒

1. 病原学特点

沙门氏菌属是肠杆菌科中的一个重要菌属。对人类致病的沙门氏菌仅占少数。沙门氏菌的既可感染动物也可感染人类，可引起动物的沙门氏菌病，并极易引起人类的食物中毒。致病性最强的是猪霍乱沙门菌，其次是鼠伤寒沙门菌和肠炎沙门菌。

沙门氏菌属在外界的生活力较强，其生长繁殖的最适温度为 20~30℃，在普通水中可生存 2~3 周，在粪便中可生存 1~2 个月，在冰冻土壤可过冬，在咸肉、鸡和鸭中也可存活很长时间。沙门菌属不耐热，55℃、1h，60℃、15~30min 或 100℃ 数分钟即被杀死。水经氯化物处理 5min 可杀灭其中的沙门氏菌。此外，由于沙门氏菌属不分解蛋白质、不产生靛基质，污染食物后无感官性状的变化，易引起食物中毒。

2. 流行病学特点

沙门氏菌性是食物中毒中最常见的致病菌，在我国占食物中毒的第一位。猪、牛、羊等健康家畜、家禽和蛋类的带菌率较高，有宰前感染，也有宰后污染。肉类食品从畜禽的宰杀到烹调加工的各个环节中，都可受到污染。烹调后的熟肉，如果再次受到污染，并且在较高的温度下存入，食前又不再加热，发生中毒的可能性会更大。

沙门氏菌食物中毒除主要发生的夏秋季节外，全年都可发生。引起中毒的食物主要为肉类、禽类、蛋类和奶类，豆制品和糕点有时也发生。

3. 中毒机制

大多数沙门菌食物中毒是沙门菌活菌对肠黏膜的侵袭而导致的感染型中毒，沙门氏菌随同食物进入消化道后，摄入量在 10 万个/mL 以上的才出现临床症状；如果摄入菌量较少，即成为无症状带菌者。但对儿童、老人和体弱者较少量的细菌也能出现临床症状。此外，不同沙门氏菌致病力的强弱也有一定的差异。

4. 临床表现

沙门菌食物中毒潜伏期短，一般为 4~48h，长者可达 72h，潜伏期越短，病情越重。中毒开始时表现为头痛、恶心、食欲不振，然后出现呕吐、腹泻、腹痛。腹泻一日可数次至十余次，主要为水样便，少数带有黏液或血。发烧，一般为 38～40℃，轻者 3～4d 症状消失，重者可出现神经系统症状，还可出现尿少、无尿、呼吸困难等症状，如不及时抢救可导致死亡。按其临床特点分 5 种类型，其中胃肠炎型最为常见，其余为类霍乱型、类伤寒型、类感冒型和败血症型。

（1）胃肠炎型。前驱期症状有头痛、头晕、恶心、腹痛、寒战。以后出现呕吐、腹泻、发热。大便为黄色或黄绿色、带黏液和血。因呕吐、腹泻大量失水，一般急救处理是补充水分和电解质。对重症、发热和有并发症患者，可用抗菌素治疗。一般 3～5d 可恢复，病死率在 1% 左右，主要是儿童和老人或体弱者治疗不及时所致。

（2）类霍乱型。起病急、高热、呕吐、腹泻次数较多，且有严重失水现象。

（3）类伤寒型。胃肠炎症状较轻。但有高热并出现玫瑰疹。

（4）类感冒型。头晕、头痛、发热、全身酸痛、关节痛、咽峡炎、腹痛、腹泻等。

（5）败血症型。寒战、高热持续 1～2 周，并发各种炎症、肺炎、脑膜炎、心内膜炎、肾盂肾炎。败血症型主要由霍乱沙门氏菌引起。

5. 诊断

一般根据流行病学特点、临床表现和实验室化验结果进行诊断。

（1）流行病学调查资料。在同一人群内短期发病，且进食同一可疑食物，发病呈暴发性表现相似。

（2）临床表现。如上所述，除消化道症状外，常伴有高热等全身症状。

（3）实验室检验。

6. 治疗

沙门菌食物中毒的治疗以对症处理为主。

7. 预防措施

针对细菌性食物中毒发生的三个环节，采取下列针对性预防措施：

1）防止沙门菌污染肉类食品

（1）加强对肉类食品生产企业的卫生监督及家畜、家禽屠宰前的兽医卫生检验，并按有关规定处理。

（2）加强对家畜、家禽屠宰后的肉尸和内脏进行检验，防止被沙门菌感染或污染的畜、禽肉进入市场。

（3）加强肉类食品在贮藏、运输、加工、烹调或销售等各个环节的卫生管理，特别是要防止熟肉类制品被食品从业人员带菌者、带菌容器污染及与带菌的生食物发生交叉污染。

2）控制食品中沙门菌的繁殖

影响沙门菌繁殖的主要因素是温度和贮存时间，食品低温贮存是控制沙门菌繁殖的重要措施。沙门氏菌属繁殖的最适温度为 37℃，但在 20℃ 左右即能繁殖。防止繁殖必须低温贮存。

3）加热以彻底杀灭病原菌

加热杀死病原菌是防止食物中毒的关键措施。为彻底杀灭肉中病原体，肉块不应太大，并且要注意温度和持续时间。蛋类应彻底煮熟（如前述）。

二、变形杆菌食物中毒

1. 病原学特点

变形杆菌是革兰氏阴性无芽孢杆菌，属肠杆菌科。根据生化反应可分为普通变形杆菌、奇异变形杆菌、莫根氏变形杆菌、雷极氏变形杆菌、无恒变形杆菌五群。

普通变形杆菌、奇异变形杆菌和莫根氏变形杆菌都能引起食物中毒，无恒变形杆菌能引起婴儿夏季腹泻，此外，莫根氏变形杆菌还与组胺中毒有关。

变形杆菌属腐败菌，一般不致病，需氧或兼性厌氧，其生长繁殖对营养要求不高，在 4～7℃ 即可繁殖，属低温菌。因此，此菌可以在低温贮存的食品中繁殖。变形杆菌在自然界分布广泛，在土壤、污水和垃圾中可检测出该菌。据报道，健康人肠道带菌率为 1.3%～10.4%，腹泻病人肠道带菌率更高，达 13.3%～52.0%。人和食品中变形杆菌带菌率因季节而异，夏秋季较高，冬春季下降。变形杆菌对热抵抗力不强，加热 55℃ 持续 1h 即可将其杀灭。

2. 流行病学特点

（1）季节性特点。变形杆菌食物中毒全年均可发生，大多数发生在 5～10 月，以 7～9 月最多。

（2）食品的种类。引起变形杆菌食物中毒的食品主要是动物性食品，特别是熟肉以及内脏的熟制品。变形杆菌常与其他腐败菌共同污染生食品，使生食品发生感官上的改变，但变形杆菌不分解蛋白质，但可分解多肽，所以当熟肉只带有大量变形杆菌时，其感官性状可能没有腐败的迹象，极易被忽视而引起中毒。

（3）食物中变形杆菌的来源。变形杆菌广泛分布于自然界，亦可寄生于人和动物的肠道，食品受其污染的机会很多。生的肉类食品，尤其动物内脏变形杆菌带菌率较高，在食品烹调加工过程中，处理生、熟食品的工具、容器未严格分开，被污染的食品工具、容器可污染熟制品。受变形杆菌污染的食品在较高温度下（20℃ 以上）存放较长的时间，细菌大量生长繁殖，食用前未加热或加热不彻底，食后即引起食物中毒。

3. 中毒机制

变形杆菌食物中毒的发生主要是大量活菌侵入肠道引起的感染型急性胃肠炎和由变形杆菌产生的肠毒素引起的毒素型急性胃肠炎。过敏性组胺中毒是由于莫根氏变形杆菌具有脱羧酶，可使组氨酸脱羧形成组胺而引起组胺中毒。

4. 临床表现

变形杆菌食物中毒的临床症状可分为三种类型，即急性胃肠炎型、过敏型和同时具有上述两种类型临床表现的混合型。急性胃肠炎型和过敏型同时出现的混合型中毒，多系由莫根氏变形杆菌所引起。

变形杆菌食物中毒潜伏期一般为 12～16h，短者 1～3h，长者 60h。主要表现为恶心、呕吐、发冷、发热、头晕、头痛、乏力，脐周边阵发性剧烈绞痛。腹泻为水样便，常伴有黏液、恶臭，一日数次。体温一般为 37.8～40℃，但多在 39℃ 以下。发病率较高，一般为 50%～80%。病程较短，为 1～3d，多数在 24h 内恢复，预后一般良好。

5. 诊断

（1）除具有一般食物中毒流行病学特点外，变形杆菌食物中毒来势比沙门氏菌食物中毒更迅猛；病人更集中，但病程短，恢复快。

（2）符合变形杆菌食物中毒的临床表现，以上腹部似刀样绞痛和急性腹泻为主。

（3）实验室诊断。

6. 治疗

变形杆菌食物中毒的治疗一般不必用抗生素，仅需补液、解痉等对症处理。重症患者可给氯霉素、诺氟沙星等抗菌药物。

7. 预防措施

同沙门氏菌食物中毒。

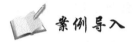 **案例导入**

国际大酒店副溶血性弧菌食物中毒事件

2008年10月4日绍兴国际大酒店食物中毒事件。中毒事件发生后，绍兴市卫生监督所、绍兴市疾控中心联合采集国际大酒店婚宴留样食品、尚存剩余食物和病人呕吐物、粪便等共88份样品送市疾病预防控制中心实验室进行化验。7日上午10时市疾病预防控制中心报告，送检的病人呕吐物、粪便等59份样品中检出38份致病菌——副溶血性弧菌。同时，在国际大酒店冷菜间3名厨师的肛拭样品中检测出副溶血性弧菌。由此可以认定，该中毒事件是一起由副溶血性弧菌污染食品而导致的群体性细菌性食物中毒事故。至于该细菌从何而来，如何污染食物，引起中毒的食物是什么等问题，尚待进一步调查。

三、副溶血性弧菌食物中毒

1. 病原学特点

副溶血性弧菌主要存在于近岸海水、海底沉积物和鱼、贝类等海产品中。副溶血性弧菌能否被检出与海水的温度有关，只有温度上升到19～20℃时，这种菌的数量才能达到可被检出的水平。副血性弧菌引起的食物中毒是我国沿海地区最常见的一种食物中毒。副溶血性弧菌在30～37℃、pH7.4～8.2、含盐3%～4%培养基上和食物中生长良好。无盐条件下不生长，故也称为嗜盐菌。该菌不耐热，56℃加热5min，或90℃加热1min，或以1%食醋处理5min，均可将其杀灭。在淡水中生存期较短，海水中可生存47天以上。

2. 流行病学特点

副溶血性弧菌广泛生存近岸海水和鱼贝类食物中，温热地带较多。目前副溶血性弧菌食物中毒占细菌性食物中毒的第三位，有的沿海城市可占第一位。

引起中毒的食品主要为海产鱼、虾、贝类，其次为肉类、家禽和咸蛋，偶尔也可由咸菜等引起。

3. 中毒机制

（1）细菌感染型中毒。主要为大量副溶血性弧菌的活菌侵入肠道。摄入一定数量的致病性副溶血性弧菌，数小时后即可出现急性胃肠道症状。

（2）细菌毒素型中毒。副溶血性弧菌产生的溶血毒素也能引起食物中毒，但不是主要类型。

（3）混合型中毒。是由于上述两种类型的协同作用所致。

4. 临床表现

潜伏期短者为 3～5h，一般为 14～20h。主要症状为上腹部阵发时绞痛、腹泻，先水样便，有时脓血便，有时有呕吐。重症者脱水，少数病人可再现意识不清，病程为 2～4d，一般预后良好。

5. 诊断

根据本菌的流行病学特点与临床表现，结合细菌学检验可做出诊断。

（1）流行病学特点。在夏秋季有食用海产品或间接被副溶血性弧菌污染的其他食品的消费者为易感人群。

（2）临床表现。发病急，潜伏期短，上腹部阵发性绞痛，腹泻后出现恶心、呕吐。

（3）实验室诊断。

6. 治疗

以对症治疗为主，除重症患者外一般不需抗生素。

7. 预防措施

副溶血性弧菌食物中毒的预防亦要抓住防止污染、控制繁殖和杀灭病原菌三个主要环节，其中控制繁殖和杀灭病原菌尤为重要。应采用低温贮藏各种食品，尤其是海产食品及各种熟制品。鱼、虾、蟹、贝类等海产品应煮透，蒸煮时需加热至 100℃并持续 30min。对凉拌食物要清洗干净后置于食醋中浸泡 10min 或在 100℃沸水中漂烫数分钟，以杀灭副溶血性弧菌。

四、大肠埃希菌食物中毒

1. 病原学特点

埃希菌属俗称大肠杆菌属，为革兰氏阴性杆菌，为肠道正常菌丛，一般不致病。但有些致病性大肠杆菌能引起食物中毒。

埃希菌属在自然界生命力强，土壤、水中可存活数月，其繁殖的最小水分活性为 0.93～0.96。引起食物中毒的致病性大肠埃希菌的血清型主要有 $O_{157}:H_7$、$O_{111}:B_4$、$O_{55}:B_5$、$O_{26}:B_6$、$O_{86}:B_7$、$O_{124}:B_{17}$ 等。

目前已知的致病性大肠埃希菌包括如下 4 型：肠产毒性大肠埃希菌、肠侵袭性大肠埃希菌、肠致病性大肠埃希菌、肠出血性大肠埃希菌。

2. 流行病学特点

（1）发病季节。多发生在夏秋季。

（2）引起中毒的食品种类。引起食物中毒的食品种类与沙门氏菌相同。

（3）食品中大肠埃希菌的来源。由于大肠埃希菌存在于人和动物的肠道中，健康人肠道致病性大肠埃希菌带菌率为 2%～8%，高者达 44%；而成人患肠炎、婴儿患腹泻时，致病性大肠埃希菌带菌率较健康人高，可达 29%～52%。饮食行业的餐具易被大肠埃希菌污染，其检出率高达 50%。大肠埃希菌随粪便排出而污染水源和土壤，进而直接或间接污染食物。

3．中毒机制

大肠埃希菌食物中毒的发病机制与致病性埃希菌的类型有关。肠产毒性大肠埃希菌、肠出血性大肠埃希菌可引起毒素型中毒；肠致病性大肠埃希菌和肠侵袭性大肠埃希菌可引起感染型中毒。

4．临床表现

临床主要有以下三种表现：

（1）急性胃肠炎型。主要由肠产毒性大肠埃希菌引起，易感人群主要是婴幼儿和旅游者。潜伏期一般为 10～15h，短者 6h，长者 72h。临床症状为水样腹泻、腹痛、恶心，发热 38～40℃。

（2）急性菌痢型。主要由肠侵袭性大肠埃希菌引起。潜伏期一般为 48～72h，主要表现为血便、脓黏液血便，里急后重、腹痛、发热。病程为 1～2 周。

（3）出血性肠炎。主要由肠出血性大肠埃希菌引起。潜伏期一般为 3～4d，主要表现为突发性剧烈腹痛、腹泻，先水便后血便。病程 10d 左右，病死率为 3%～5%，老人、儿童多见。

5．诊断

（1）符合大肠埃希菌食物中毒的流行病学特点。引起中毒的常见食品为各类熟肉制品，其次为蛋及蛋制品，中毒多发生在 3～9 月，潜伏期为 4～48h。

（2）符合大肠埃希菌食物中毒的临床表现。中毒的临床表现因引起的病原不同而异。主要为急性胃肠炎型、急性菌痢型及出血性肠炎。

（3）实验室诊断。

6．治疗

大肠埃希菌引起的食物中毒一般采取对症治疗和支持疗法，部分重症患者应尽早使用抗生素。首选药物为氯霉素、多黏霉素和庆大霉素。

7．预防措施

与沙门氏食物中毒预防相似。

 案例导入

某酒店发生蜡样芽孢杆菌食物中毒

2008 年 6 月 20 日，吉林省东丰县猴石镇某酒店招待集体就餐发生一起由蜡样芽孢杆菌引起食物中毒事件，共有 48 名就餐者先后发病，最短潜伏期约 4h，最长潜伏期 10.5h，发病呈单峰型分布。主要症状为恶心（占 52.08%）、呕吐（占 10.42%）、腹痛（占 89.58%）、腹泻（占 83.33%）。中毒餐次确定为 6 月 20 日午餐。根据现场流行病学调查，结合患者临床表现及实验室检测（致病菌检测及菌落计数），依据 WS/T82—1996 蜡样芽孢杆菌食物中毒诊断标准及处理原则，确定本次食物中毒为蜡样芽孢杆菌食物中毒。

五、蜡样芽孢杆菌食物中毒

1. 病原学特点

蜡样芽孢杆菌是需氧性、能产生芽孢的革兰氏阳性大杆菌。生长 6h 后即可形成芽孢；该菌在 15℃以下和 63℃以上均不繁殖，在一般室温下可生长发育，最适生长温度为 32~37℃。该菌的繁殖体不耐热，100℃经 20min 可杀灭。pH 5 以下对该菌营养体的生长繁殖有明显的抑制作用。芽孢具有耐热性。

蜡样芽孢杆菌有产生和不产生肠毒素菌株之分。在产生肠毒素的菌株中，蜡样芽孢杆菌在发芽末期可产生引起人类食物中毒的肠毒素，包括产生致呕吐型胃肠炎和致腹泻型胃肠炎两类不同的肠毒素。

前者为耐热肠毒素，对酸碱、胃蛋白酶、胰蛋白酶均不敏感，耐热，126℃加热 90min 不失活。常在米饭类食品中形成。

后者为不耐热肠毒素，对胰蛋白酶敏感，45℃加热 30min 或 56℃加热 5min 均可失去活性。毒性作用类似大肠杆菌和霍乱弧菌产生的毒素。在各种食品中均可产生。

2. 流行病学特点

蜡样芽孢杆菌食物中毒有明显的季节性，通常以夏、秋季最高（6~10 月份），引起中毒的食品常因食前保存温度不当（26~37℃）放置时间较长，使食品中污染的蜡样芽孢杆菌得以生长繁殖，而产生毒素从而引起中毒的。如我国夏季有些地区喜欢食泡饭、甜酿酒、米粉等，往往不加热或加热不完全最终引起中毒。中毒的发病较高，一般为 45%~100%。

蜡样芽孢杆菌食物中毒涉及的食品种类很多。我国是以米饭为主食的国家，隔夜米饭是中毒的主要原因食品，其他如米粉、奶粉、肉、菜等。引起蜡样芽孢食物中毒的食品大多数腐败变质现象不明显，在进行组织及感官鉴定时，除米饭稍发黏、入口不爽外，大多数食品的感官性状完全正常。

3. 中毒机制

蜡样芽孢杆菌食物中毒的发生为大量活菌侵入肠道所产生的肠毒素所致。

4. 临床表现

蜡样芽孢杆菌食物中毒的临床表现因其产生的毒素不同而分为腹泻型和呕吐型两种。蜡样芽孢杆菌食物中毒是由于食物中带有大量活菌和该菌产生的肠毒素引起的。

（1）呕吐型。呕吐型食物中毒潜伏期短，一般为 1~3h。主要表现为恶心、呕吐，少数表现为腹痛、腹泻及体温升高，此外，亦可见头晕、四肢无力、口干等症状。病程多为 8~10h。

呕吐型胃肠炎主要是由耐热肠毒素引起的，食物中的活菌量越多，产生的肠毒素越多。活菌还有促进中毒发生的作用。因此，呕吐型食物中毒，除毒素的因素外，细菌活菌体也起一定的作用。

（2）腹泻型。腹泻性食物中毒潜伏期较长，一般为 8~12h，以腹痛、腹泻为主要症状，一般不发热，可有轻度恶心，但极少有呕吐。病程为 16~36h，愈后良好。腹泻型胃肠炎主要是由不耐热肠毒素所引起。

5. 诊断

（1）符合流行病学特点：进食过剩米饭等食品且多数食用前保存温度较高和放置时间较长。

（2）临床表现：中毒表现为恶心、呕吐、腹痛、腹泻等。

（3）实验室诊断。

6. 治疗

以对症治疗为主，重症者可采用抗生素治疗。一般一天内即愈。

7. 预防措施

食品加工过程中企业必须严格执行食品良好操作规范，以降低蜡样芽孢杆菌的污染率和菌数；剩饭及其他熟食品必须在 10℃ 以下短时间贮存，在食用前须彻底加热，一般应在 100℃ 加热 20min。

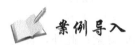 案例导入

学校发生的葡萄球菌肠毒素食物中毒

在一所小学的小卖部里，多数日子牛奶蛋糕是和布丁一起供应的。由于牛奶蛋糕很容易制作，一个新工作人员被派去做这一工作。一天早晨，他上午 8：00 开始工作，由于没有别的急事要做，就开始做蛋糕。到 8：30，他放下蛋糕让它冷却，又接着去做另一件工作，后来他突然想知道蛋糕里的糖是否加够了，于是就用没有洗涤的同一把匙子取了一点尝了尝，结果觉得很满意，糖已经加够了。然后他将蛋糕拿出厨房，中午 12：15 重新加热，于 12：30 作午餐供应。当天下午就有几个孩子感到恶心，并有剧烈的腹痛和腹泻。到下午 5：30 所有吃过蛋糕的孩子都病了，疾病确诊为葡萄球菌食物中毒。

六、葡萄球菌肠毒素中毒

1. 病原学特点

葡萄球菌为革兰氏阳性兼性厌氧菌。产肠毒素的葡萄球菌有两种，即金黄色葡萄球菌和表皮葡萄球菌。金黄色葡萄球菌致病力最强，可引起化脓性病灶和败血症，其肠毒素能引起急性胃肠炎。葡萄球菌能在 12～45℃ 下生长，最适生长温度为 37℃；最适生长 pH 为 7.4，但耐酸性较强，pH4.5 时也能生长；耐热性也较强，加热到 80℃，经 30min 方能杀死；在干燥状态下，可生存数月之久。

葡萄球菌产生的肠毒素是一种可溶性蛋白质，耐热性强。破坏食物中存在的肠毒素须加热至 100℃，并持续 2h。故在一般烹调温度下，食物中如有肠毒素存在，仍能引起食物中毒。

葡萄球菌食物中毒是由葡萄球菌在繁殖过程中分泌到菌细胞外的肠毒素引起的，故仅摄入葡萄球菌并不会发生中毒。

2. 流行病学特点

（1）季节性特点。全年皆可发生，但多见于夏秋季。

（2）食品的种类。引起中毒的食物种类很多，主要是乳类及乳制品、肉类、剩饭等食品。

（3）食品被污染的原因及肠毒素的形成。

① 食物中金黄色葡萄球菌来源。金黄色葡萄球菌广泛分布于自然界，如空气、土壤和水中皆可存在。其传染源主要是人和动物。人和动物的鼻腔、咽、消化道带菌率均较高，人和动物的化脓性感染部位常成为污染源，如奶牛患化脓性乳腺炎时，乳汁中可能带有金黄色葡萄球菌；带菌从业人员直接或间接污染各种食物；畜、禽局部患化脓性感染时，感染部位的金黄色葡萄球菌对体内其他部位的污染。

② 肠毒素形成。肠毒素的形成与温度、食品受污染的程度、食品的种类及性状有密切的关系。一般说，在37℃以下的范围内食物存放的温度越高，产生肠毒素需要的时间越短，在20～37℃下经4～8h即可产生毒素，而在5～6℃下需经18天方可产生毒素。食物受金黄色葡萄球菌污染的程度越严重，繁殖越快亦越易形成毒素；此外，含蛋白质丰富，含水分较多，同时含一定淀粉的食物，如奶油糕点、冰淇淋、冰棒等或含油脂较多的食物，如油煎荷包蛋，受金黄色葡萄球菌污染后易形成毒素。

引起葡球菌肠毒素中毒的食品必须具备以下条件：食物中污染大量产肠毒素的葡萄球菌；污染后的食品放置于适合产毒的温度下；有足够的潜伏期；食物的成分和性质适于细菌生长繁殖和产毒。

3. 中毒机制

金黄色葡萄球菌食物中毒是指由葡萄球菌肠毒素引起的毒素型食物中毒。若仅摄入葡萄球菌并不会发生中毒。引起中毒的原因主要是食品被致病性葡萄球菌污染后，在适宜条件下迅速繁殖产生了大量肠毒素所致。

4. 临床表现

金黄色葡萄球菌食物中毒潜伏期短，一般为2～5h，极少超过6h。起病急骤，有恶心、呕吐、中上腹痛和腹泻，以呕吐最为显著。呕吐物可呈胆汁性，或含血及黏液。剧烈吐泻可导致虚脱、肌痉挛及严重失水等现象。体温大多正常或略高。一般在数小时至1～2天内迅速恢复。儿童对肠毒素比成人更为敏感，故其发病率较成人高，病情也较成人重。

5. 诊断

（1）符合金黄色葡萄球菌食物中毒的流行病学特点及临床表现。

（2）实验室诊断以毒素鉴定为主。

6. 治疗

根据一般急救处理的原则，以补水和维持电解质平衡等对症治疗为主，一般不需用抗生素。

7. 预防措施

（1）防止金黄色葡萄球菌污染食物。

（2）避免带菌人群对各种食物的污染。要定期对食品加工人员、饮食从业人员、保育员进行健康检查，患手指化脓、化脓性咽炎、口腔疾病的工作人员应暂时调换其工作。

（3）为避免葡萄球菌对奶的污染，奶牛患化脓性乳腺炎时，其乳不能食用。在挤奶过程中要严格遵守卫生要求，避免污染。健康奶牛的奶在挤出后，除应防止金黄色葡萄球菌污染外，亦应迅速冷却至 10℃ 以下，防止在较高温度下，该菌的繁殖和毒素的形成。此外，乳制品应以消毒乳为原料。

（4）防止肠毒素的形成。食物应冷藏或置阴凉通风的地方，其放置时间亦不应超过6h，尤其是气温较高的夏、秋季节。食用前还应彻底加热。

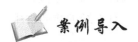 **案例导入**

河北 5 家企业所产火腿肠检出肉毒毒素

　　新华网北京 2007 年 9 月 14 日电。卫生部 14 日发布公告称，近日河北省和山西省发生肉毒梭菌食物中毒事件报告。经查，在石家庄市乾丰食品有限公司、石家庄市东光食品厂、石家庄市独一家食品有限公司、定州市新宗食品有限公司、饶阳县健民食品厂生产的"肉疙瘩"火腿肠中检出肉毒毒素，流行病学调查证实发生在河北省和山西省的肉毒梭菌食物中毒事件与这些产品有关。

　　卫生部要求，生产、加工和经营上述产品的食品生产经营单位应立即停止生产、销售并公告收回上述产品。餐饮单位不得采购、加工上述食品。各地卫生行政部门应立即组织对生产、加工和经营这些产品的违法行为进行查处，同时将有关情况通报当地政府相关部门。

　　卫生部提醒，消费者应增强自我保护意识，不要购买和食用上述产品。如食用该产品并出现类似中毒症状的，要立即到医院就诊。

七、肉毒梭状芽孢杆菌毒素中毒

　1. 病原学特点

　　肉毒梭状芽孢杆菌简称肉毒梭菌（肉毒杆菌），系革兰氏阳性厌氧菌。在 20～25℃可形成椭圆形的芽孢。当 pH 低于 4.5 或大于 9.0 时，或当环境温度低于 15℃ 或高于55℃ 时，所有菌株都受到抑制。肉毒梭菌芽孢不能繁殖，也不能产生毒素。食盐能抑制肉毒梭菌芽孢的形成和毒素的产生，但不能破坏已形成的毒素。提高食品中的酸度也能抑制肉毒梭菌的生长和毒素的形成。肉毒梭菌的芽孢抵抗力强，需经干热 180℃、5～15min，或高压蒸汽 121℃、30min，或湿热 100℃、5h 方可致死。肉毒梭菌在食盐浓度为 10% 时不能生长，2.5%～3% 时，所产生的毒素可减少 98%。

　　肉毒梭菌食物中毒是由肉毒梭菌产生的毒素即肉毒毒素引起。肉毒毒素是一种神经毒素，是目前已知的化学毒物和生物毒物中毒性最强的一种，对人的致死量为 10^{-9} mg/(kg · bw)。

2. 流行病学特点

（1）季节性特点。肉毒梭菌食物中毒主要发生在 4～5 月。

（2）食品的种类。国内引起肉毒中毒的食品主要为家庭自制的豆谷类发酵食品如臭豆腐、豆豉、豆酱等，这些发酵食品所用的粮和豆类常带有肉毒梭菌芽孢，发酵过程往往密封于容器中，在 20～30℃ 发酵，在厌氧菌适合的温度、水分下，污染的肉毒梭菌得以增殖和产毒。

（3）食物中肉毒梭菌的来源及食物中毒的原因。食物中肉毒梭菌主要来源于带菌土壤、尘埃及粪便，尤其是带菌土壤可污染各类食品原料。这些被污染的食品原料在家庭自制发酵和罐头食品的生产过程中，加热的温度或压力不足以杀死肉毒梭菌的芽孢，且为肉毒梭菌芽孢的萌发与产生毒素提供了条件，尤其是食品制成后，有不经加热而食用的习惯，更容易引起中毒的发生。

3. 中毒机制

肉毒梭菌食物中毒由其产生的肉毒毒素所引起。肉毒毒素可抑制神经传导介质——乙酰胆碱的释放，而导致肌肉麻痹，重症者亦可影响颅神经。

4. 临床表现

肉毒梭菌中毒是神经型食物中毒，其临床表现以运动神经麻痹的症状为主，以对称性颅神经损害的症状为特征。而胃肠道症状少见。潜伏期数小时至数天，一般为 12～48h，短者 6h，长者 8～10d，潜伏期越短，病死率越高。我国中毒潜伏期一般较长，因中毒食品往往为佐餐食品，一次食入量少可形成蓄积性中毒。临床表现特征为对称性脑神经受损的症状。早期表现为头痛、头晕、乏力、走路不稳、以后逐渐出现视力模糊、眼睑下垂、瞳孔散大等神经麻痹症状；重症患者则首先出现对光反射迟钝，逐渐发展为语言不清、吞咽困难、声音嘶哑等，严重时出现呼吸困难，呼吸衰竭而死亡。病死率为 30%～70%，多发生在中毒后的 4～8d。国内由于广泛采用多价抗肉毒毒素血清治疗本病，病死率已降至 10% 以下。病人经治疗可于 4～10d 后恢复，一般无后遗症。

5. 诊断

（1）流行病学特点。中毒多发生在冬春季；中毒食品多为家庭自制发酵豆谷类制品，其次为肉类和罐头食品。

（2）临床表现。有对称性脑神经受损特有的症状。

（3）实验室诊断。从可疑食品中检出肉毒毒素并确定其类别。

6. 治疗

早期使用多价抗肉毒毒素血清，并及时应用支持疗法及有效的护理，以预防呼吸肌麻痹和窒息。

7. 预防措施

（1）卫生宣教。建议牧民改变肉类的贮藏方式或生吃牛肉的饮食习惯。

（2）食品原料进行彻底清洁处理，以除去泥土和粪便。家庭制作发酵食品时还应彻底蒸煮原料，一般加热温度为 100℃、10～20min，以破坏各型肉毒梭菌毒素。

（3）加工后的食品应迅速冷却并在低温环境贮存，避免再污染和在较高温度或缺氧条件下存放，以防止毒素产生。

（4）食用前对可疑食物进行彻底加热是破坏毒素预防中毒发生的可靠措施。

（5）生产罐头食品时，要严格执行卫生规范，彻底灭菌。

八、椰酵假单胞菌食物中毒

椰酵假单胞菌酵米面亚科（简称椰酵假单胞菌）是引起酵米面及变质银耳中毒的病原菌。

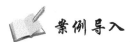 案例导入

玉米粑引起食物中毒

2006 年 5 月 1 日，河池市环江县川山镇圩何顿村张开宇的妻子，将做好约 2 周的糯玉米浆制成玉米粑与婆婆及两个儿子食用。大女儿张娟因头天曾吃过这批玉米面，感觉有酸苦味，同时出现轻微头晕、腹痛症状，没有再吃。当天下午 3 时许，小儿子开始出现头晕、头痛、呕吐，不久，她和大儿子也相继出现了类似症状。次日凌晨，张开宇的母亲、妻子、两个儿子相继死亡。

1. 酵米面中毒

我国东北地区有食酵米面的习惯。即将玉米、小米、高粱米等于夏秋季节，浸泡 10～20 天，使其发酵，然后水洗、磨浆、过滤、晾晒成粉称做酵米面。用此面可以加工成面条、饺子等食品，偶然发生中毒称为酵米面中毒。

（1）流行情况。单胞菌（原称酵米面黄杆菌）是其病原菌。该菌产生的外毒素——米酵菌酸（原称黄杆菌素 A）是其致病原因，其产生的毒素可引起实验动物死亡。

（2）地域性。我国北方农村食用酵米面相当普遍，但中毒者不多，偶然发生中毒。

（3）中毒食品。酵米面制成后晾晒不干，保存多日后变质。

（4）临床症状。潜伏期为 2～72h，一般在 2～12h 最多。食用量与发病有关，进食少者发病轻，多则病重。一般发病症状最早出现胃部不适，恶心呕吐，腹胀、腹痛等。呕吐时初为食物或黄绿色水样物，有的呈咖啡样物。肝脏损害多发生在中毒后 3～5d，表现为全身皮肤明显黄染和肝肿大，有压痛，肝功能随病情发展而明显变化；重症以急性或亚急性肝坏死样的经过而导致肝昏迷，是致死原因之一。此外，心血管系统、神经系统、泌尿系统都受到损害，出血倾向较多见，皮肤和消化道黏膜均可见出血点，有时还有呕血、便血。

2. 变质银耳中毒

1984 年，从变质银耳中毒样品中分离出椰酵假单胞菌，并证实中毒是由该菌产生的毒素所致。变质银耳中毒与酵米面中毒有许多相似症状，但由于食用银耳要经过洗泡等过程，且该毒素可溶于水，因此变质银耳中毒病死率似稍低些。目前发生变质银耳中毒的地区有山东、河南、河北等。

1）病原学及其诊断

酵米面中毒及变质银耳中毒均是椰酵假单胞菌产生的体外毒素——米酵菌酸引起的。

2）预防和治疗

目前尚无有效的治疗方法。一般是催吐排出毒素。对症治疗。

此外，必须大力宣传：不制作，不食用酵米面；不食用变质银耳。严格控制银耳的栽培技术和商品监测。对银耳生产经营者，尤其是银耳培植专业户，要加强宣传教育。严禁出售变质银耳。

第二节　有毒动植物的食物中毒

一、有毒动物的食物中毒

1. 河豚鱼中毒

河豚鱼常见的有星点东方河豚、豹纹东方豚、虫纹东方豚、弓斑东方纯等品种。分布于我国沿海大江河口，是一种肉味鲜美但含有剧毒的鱼类。

1）中毒原因

河豚鱼中毒多为误食而中毒，有的则因喜食河豚鱼，但未将其毒素除净而引起中毒。

河豚鱼中的有毒物质称为河豚毒素，可分为河豚素、河豚酸、河豚卵巢毒素、河豚肝脏毒素；毒素主要集中在卵巢、睾丸、肝、肠等组织和血液中。其含量因品种脏器、季节和环境而有差异。每年 1~5 月为产卵期，6~10 月份产卵期过后，卵巢萎缩，毒性也减弱。其卵巢、肝、卵、血液含毒量多，其次为眼球、腮、皮、精巢和肠。一般认为鱼肉无毒，但海水中条纹东方豚和双斑东方豚的肌肉也含强毒。圆豚皮肤含毒最强，尤其死鱼，其血液、内脏等组织内的毒素可渗入肌肉，进食可致中毒。

河豚毒素属已知的小分子质量，毒性最强的非蛋白质的神经毒素，尤以河豚卵巢毒素最强。毒性为剧毒氰化钾的 1000 倍。河豚毒素 0.5mg 能毒死一个体重 70kg 的人。该毒素为无色棱柱体，微溶于水，对热稳定，220℃ 以上分解，经盐腌、日晒和烧煮均不能被破坏，但在 pH7 以上和 pH3 以下不稳定。100℃ 4h 或 120℃ 加热 20~60min 可使毒素全部破坏。

2）中毒机制

进食后，河豚毒素直接作用于胃肠道，可致局部刺激症状；毒素入血后，迅速产生对末梢神经、感觉、运动和中枢神经的麻痹作用。

3）中毒症状

（1）潜伏期。最短 15min，一般食后 0.5~4h 发病，多为 2h。潜伏期越短，中毒越重，预后也越差。

（2）中毒表现。以口唇和四肢发麻、针刺样感觉为首发症状，可有胃部不适，恶心呕吐，口渴，头昏，四肢无力，站立不稳，上睑下垂，张口结舌，言语、吞咽困难，肌肉软瘫，步履困难，共济失调和酒醉状。瞳孔先缩小后扩大，继之四肢发冷，脉搏微弱，发绀，血压下降，昏迷。呼吸浅快不规则，最终因呼吸麻痹、呼吸循环衰竭而死亡。

（3）分度。福田氏按临床表现分为四度：Ⅰ度：感觉麻痹（口唇及口周、舌尖），恶心呕吐。Ⅱ度：感觉迟钝（皮肤知觉、本体感消失），共济失调，味觉消失，腱反射正常。Ⅲ度：运动障碍（骨骼肌麻痹），言语障碍（声带麻痹），咽下困难，青紫，血压下降，意识尚清楚。Ⅳ度：意识不清，血压明显下降，呼吸、心跳停止而死亡。

河豚毒素在人体内解毒和排泄较快，如发病超过8～9h者多可存活。

4）抢救与治疗

尚无特效解毒药。一般以排出毒物和对症处理为主。排毒的方法主要是催吐、洗胃和导泻。

（1）催吐。1%硫酸铜口服或灌下。

（2）洗胃。（1：2000）～（1：4000）高锰酸钾溶液反复洗胃。

（3）导泻。硫酸铜。

（4）对症处理。呼吸困难用山梗菜碱、尼克刹米等注射；肌肉麻痹用番木鳖碱、高渗糖护肝并促进排毒。

5）预防措施

应禁止出售和食用河豚鱼，必须严格加工生产过程，经鉴定合格，证明无毒，方能出售。河豚鱼死后，毒素可渗入肌肉中，所以更不要吃未经加工处理的河豚鱼。同时加强宣教"河豚鱼有毒，不能食用"。

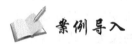案例导入

金枪鱼引起的过敏性食物中毒

贵州省遵义市某厂从某肉联厂冷库购买了300kg金枪鱼，作为福利分给了厂里100户职工。职工们有的将鱼红烧，有的将鱼油炸，食用后0.5h左右，有73人先后开始出现面部和颈部皮肤潮红、头昏、头痛、恶心、呕吐、腹痛、腹泻、两眼充血、胸闷、气喘、心悸及脉搏增快等中毒症状。经食品卫生监督部门取证调查证实：这起中毒事件是由于金枪鱼中组胺含量过高造成的。

2. 鱼类引起的组胺中毒

鱼类引起的组胺中毒的发生主要是因食用了含有一定数量组胺的某些鱼类而引起的过敏性食物中毒。引起此种过敏性食物中毒的鱼类主要是海产鱼中的青皮红肉鱼，同时也与个人体质的过敏性有关，所以组胺中毒是一种过敏性食物中毒。

1）有毒成分及中毒机理

青皮红肉鱼类（如鲣鱼、鲐鱼、鲭鱼、秋刀鱼、沙丁鱼、竹荚鱼、金枪鱼等）引起过敏性食物中毒主要是因为此类鱼含有较高量的组氨酸。当鱼体不新鲜或腐败时，污染鱼体的细菌，如组胺无色杆菌产生脱羧酶，使组氨酸脱羧生成组胺。中毒机理是为组胺引起毛细血管扩张和支气管收缩而导致一系列的临床症状。

2）中毒原因

因食用不新鲜或腐败的青皮红肉鱼而引起中毒。腌制咸鱼时，如原料不新鲜或腌的不透，含组胺较多，食用后也可引起中毒。

3）中毒症状

组胺中毒的特点是发病快，症状轻，恢复快，预后良好。潜伏期一般为 0.5～1h，短者只有 5min，长者 4h，表现为脸红、头晕、头痛、心跳加快、脉快、胸闷和呼吸窘迫等。部分病人出现眼结膜充血、瞳孔散大、视物模糊、脸发胀、唇水肿、口和舌及四肢发麻、恶心、呕吐、腹痛、荨麻疹、全身潮红、血压下降等。个别重症病人可引起死亡。

4）急救治疗

治疗首先催吐、导泻以排出体内毒物；抗组胺药能使中毒症状迅速消失，可口服苯海拉明、扑尔敏，或静脉注射 10％葡萄糖酸钙，同时口服维生素 C。

5）预防措施

要特别注意此类鱼的鲜度，如发现鱼眼变红、色泽不新鲜、鱼体无弹力时，则不应选购。购买后应及时烹调，烹调前应去内脏，洗净，切段后用水浸泡几小时，然后红烧或清蒸、酥焖，不宜油煎或油炸。可适量放些雪里蕻或红果，烹调时放醋，可以使组胺含量下降。如盐腌，应将背部用刀劈开并加 25％以上的食盐。有过敏性疾病患者，不宜吃鲐鱼等。

3. 贝类中毒

在日常生活中，有些一贯可食的贝类可突然被毒化，食用后可引起中毒。其主要原因与"赤潮"有关。"赤潮"即海水中出现变色的红斑，是某些单细胞微藻类在海水中迅速繁殖、大量集结而成，伴有海洋动物的死亡。贝类摄食有毒的藻类，其本身不中毒，而有富集和蓄积藻类毒素的能力，人们食用后可引起食物中毒。贝类的有毒部位主要是贝肝脏、胰腺、中肠腺等。像日本东风螺、香螺、织纹螺、泥螺、荔枝螺、紫贻贝、加州贻贝、扇贝、长牡蛎、蛤仔、帘蛤等可引起中毒。

1）中毒原因

贝类的有毒成分主要是石房蛤毒素及其衍生物、大田软海绵酸及其衍生物、软骨藻酸及其异构体、短裸甲藻毒素等。石房蛤毒素、大田软海绵酸对热稳定，通常的烹调方法不易被破坏。在同一海域的不同贝类可以含有相同的有毒成分，而同一种毒贝在不同的海域可以含有不同的有毒成分。

2）中毒机制

石房蛤毒素是一种神经毒，主要的毒素作用于胃阻断神经传导，作用机制与河豚毒素相似。该毒素的毒性很强，对人的经口致死量为 0.84～0.9mg。

3）中毒症状

贝类中毒的症状复杂，根据其中含毒成分的不同，中毒表现也各异，主要有：

（1）麻痹型。唇、舌、手指麻木感，颈部麻痹，伴有发音障碍、流涎、头痛、口渴、呕吐等；四肢运动麻痹、步履蹒跚，严重者因呼吸肌麻痹而死亡。

（2）腹泻型。腹泻和呕吐，病情轻，尚未有死亡的报道。

（3）记忆丧失（遗忘）型。腹痛、腹泻、呕吐、流涎，同时出现记忆丧失、意识障碍、平衡失调、不能辨认家人及亲友等，部分病人记忆丧失可达1年多，严重者昏睡，重症者多为老人，伴有肾损害，可发生死亡。

（4）神经毒素型。唇、舌、喉头及面部有麻木与刺痛感，肌肉疼痛、头晕等神经症状及消化道症状，病程可持续数日，少有死亡发生。

（5）日光性皮炎型。初起面部和四肢的暴露部位出现红肿，并有灼热、疼痛、发痒、发胀、麻木等感觉；后期可出现淤血斑、水疱或血疱，破溃后可引起感染，并可有发热、头痛、食欲不振。

我国发生的贝类中毒主要以麻痹型及日光性皮炎型为多见。患者如24h后仍存活，一般预后良好。

4）预防措施

不食用发生赤潮海域的贝类；食用贝类时应除去内脏；食用贝类发生中毒时，应立即到医院就诊；停止食用并妥善保管好剩余的贝类，及时送有关部门检验。

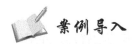 案例导入

一起误食野生毒蘑菇中毒事故调查

无锡新区某公司自办食堂9月7日晚共有40名员工用餐。当餐，有员工到公司的绿地采集了约1kg野生蘑菇，私自到公司食堂加工后食用，共有12人食用。晚上18时30分左右公司首例病人发病，症状有恶心、呕吐，到晚上22时，共有5名公司员工到附近医院就诊，临床表现都为恶心、呕吐，或伴有腹痛、腹泻等急性胃肠道症状。现场调查5名病人，2男3女，年龄20～42岁，潜伏期1.5～4.0h，平均潜伏期3.0h。调查得知，当餐未食用野生蘑菇者未发病，食用野生蘑菇的12人均有不同程度不适，其中5名患者到附近医院就诊。经流行病学调查和临床观察以及菌种鉴定，证实为误食野生毒蘑菇——大青褶伞所致。此菌普遍被认为有毒，不宜食用，误食后可引起肠胃型中毒症状。

二、有毒植物的食物中毒

1. 毒蕈中毒

我国有可食蕈300余种，毒蕈80多种，其中含剧毒素的有10多种。常因误食而中毒，多散在发于高温多雨季节。也曾发生过收购时验收不细混入毒蕈而引起中毒。毒蕈含有毒素的种类与多少因品种、地区、季节、生长条件的不同而异。

1）毒素与中毒特征

毒素的形成和含量常受环境影响。中毒程度与毒蕈种类、进食量、加工烹调方法、个体体质和饮食习惯以及是否饮酒等，都与能否中毒或中毒轻重有关。

2）毒蕈毒素与中毒症状

毒蕈的有毒成分比较复杂，往往一种毒素含于几种毒蕈中或一种毒蕈又可能含有多

种毒素。几种有毒成分同时存在时，有的互相拮抗，有的互相协同，因而症状较为复杂。一般按临床表现将毒蕈中毒分四型：

（1）肠炎型。可能由类树脂物质、胍啶或毒蕈酸等毒素引起。潜伏期为 $0.5\sim6h$，表现为恶心、剧烈呕吐、腹痛、腹泻等。病程短，预后良好。

（2）精神型。引起中毒的毒素有毒蝇碱、蟾蜍素和幻觉原等。潜伏期为 $6\sim12h$。中毒症状除有胃肠炎外，主要有神经兴奋、精神错乱和抑制。也可有多汗、流涎、脉缓、瞳孔缩小等。病程短，无后遗症。

（3）溶血型。同鹿蕈素、马鞍蕈毒等毒素引起，潜伏期为 $6\sim12h$，除急性胃肠炎症状外，可有贫血、黄疸、血尿、肝脾肿大等溶血症状。严重者可致死亡。

（4）肾损害型。主要由毒伞七肽、毒伞十肽等引起。毒素耐热、耐干燥，一般烹调加工不能破坏。毒素损害肝细胞核和肝细胞内质网，对肾也有损害。潜伏期 6h 至数天，病程较长，临床经过可分为六期：潜伏期、胃肠炎期、假愈期、内脏损害期、精神症状期、恢复期。该型中毒病情凶险，如不及时积极治疗，病死率甚高。

3）治疗

早期用催吐、导泻等措施排出毒物，可用二巯基丁二酸钠等巯基药物解毒，并用保肝疗法和其他对症治疗。

4）预防措施

制定食蕈和毒蕈图谱，并广为宣传以提高群众鉴别毒蕈的能力，防止误食中毒；在采集蘑菇时，应由有经验的人进行指导，凡是识别不清或未曾食用过的新蕈种，必须经有关部门鉴定，确认无毒后方可采集食用；干燥后可以食用的蕈种，应明确规定其处理方法。如马鞍蕈应干燥 $2\sim3$ 周以上方可出售。鲜蕈则须在沸水中煮 $5\sim7min$，并弃去汤汁后方可食用；毒蕈的鉴定，除了外形特征外还需显微镜检才能确定。此外，尚有生物鉴定及化学检验的方法。但是目前尚无简易可靠而又普遍适用的鉴别方法。仅根据其色泽、气味等特点来鉴别，都不全面也不可靠。故需研究鉴别毒蕈的简单可靠的方法。

2. 含氰苷植物中毒

含氰苷植物中毒国内外均有报道，其中以苦杏仁中毒最多，此外还有苦桃仁、批把仁、李子仁、木薯。

有毒成分及中毒机理：果仁的有毒成分为氰苷，是一种含氰基的苷类，在酶和酸的作用下释放出氰氢酸，食入苦杏仁后，其所含的苦杏仁苷在口腔、食道、胃和肠中遇水，经苦杏仁酶的水解后释放出氢氰酸，苦杏仁在口内嚼碎与唾液混合能产生氢氰酸。氰离子与含铁的细胞色素氧化酶结合，会妨碍正常呼吸，因组织缺氧，机体陷入窒息状态。氢氰酸还能作用于呼吸中枢和血管运动中枢，使之麻痹，最后导致死亡。

1）中毒原因

苦杏仁中毒多发生于杏熟时期，多见于儿童因不了解苦杏仁有毒，生吃苦杏仁而中毒。木薯中毒是因为群众不了解木薯的毒性，生食或食用未煮熟的木薯，或喝洗木薯的水、煮木薯的汤而中毒。

2) 中毒症状

潜伏期短者 0.5h，长者 12h，一般多为 1~2h。苦杏仁中毒时，常见症状有口腔苦涩、流涎、头痛、头晕、恶心、呕吐、心悸、脉快、紫绀并瞳孔放大，对光反射消失，牙关紧闭，全身阵发性痉挛，最后因呼吸麻痹或心跳停止而死亡。患者呼吸时可有苦杏仁味。

3) 诊断

有食用苦杏仁或木薯史；呼出气体或呕吐物有苦杏仁味，以及迅速发生的神经、精神症状等，尿内硫氰酸盐增加。

4) 急救与治疗

催吐、洗胃、解毒治疗，吸氧，重症病人可用细胞色素 C、三磷酸腺苷（ATP）、辅酶 A、胰岛素静脉注射。

5) 预防措施

（1）不要生吃各种核仁，特别是苦杏仁、苦桃仁。用杏仁加工食品时，应反复用水浸泡、加热煮熟或炒透，去其毒性。

（2）推广含氰苷低的木薯品种，并改良木薯种植方法，在硝酸态氮较低的土地上种植。

（3）木薯在食用前去皮，水洗薯肉，可以溶解氰苷除去部分毒素。在木薯加工中采用切片水浸晒干法（鲜薯去皮、切片、浸水 3~6d，沥干、晒干）、熟薯水浸法（去皮，切片、煮熟、浸水 48h，沥干，蒸熟）和干片水浸法（干薯片水浸 3d，沥干，蒸熟）等方法，去毒效果良好。

（4）禁止生食木薯。不能喝煮木薯的汤，不得空腹吃木薯，一次不宜吃得太多。

3. 发芽马铃薯中毒

1) 中毒原因

马铃薯（土豆）发芽后可产生较高的有毒生物碱——龙葵素（又称茄碱），食后可引起中毒。引起发芽马铃薯中毒的主要原因是由于马铃薯贮藏不当，使其发芽或部分变黑绿色，烹调时又未能除去或破坏龙葵素，食后便发生中毒。

2) 中毒机制

龙葵素的毒作用主要表现在对胃肠道黏膜有较强刺激作用，对呼吸中枢有麻痹作用，可能引起脑水肿、充血，还能使红细胞溶解。

3) 中毒症状

潜伏期为数十分钟至数小时，先有咽喉抓痒感及灼烧感、上腹部灼烧感或疼痛，其后出现胃肠炎症状，剧烈呕吐、腹泻。此外，还可出现头晕、头痛、轻度意识障碍、呼吸困难。重者可因心脏衰竭、呼吸中枢麻痹死亡。

4) 预防措施

马铃薯应低温贮藏，避免阳光照射，防止生芽；不吃生芽过多、黑绿色皮的马铃薯；生芽较少者，可剔除芽及芽基部，去皮后水浸 30~60min，烹调时加些醋，以破坏残余的毒素。

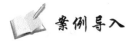 **案例导入**

> ### 发芽马铃薯引起的食物中毒
>
> 　　某年春季，某大学师生在食堂进午餐后约 40min，陆续出现上腹部不适，以及呕吐、腹泻、头晕、头痛等症状。午餐后 3h 发病达最高峰，先后发病共计 170 余人。经调查，该食堂于头年冬季从外地购回一批马铃薯共 3000kg，直接堆放在密闭不通风的库房内，达 4 个月之久，都已发芽，有的已发黑腐烂。该食堂进餐学生 2400 余人，一次烹调加工量较大，烹调马铃薯约 70kg，未认真挑选和去芽。其烹调方法是经一般清洗后切丝，加工炒成肉丝马铃薯。学生反映有的马铃薯未炒熟，检验剩余的肉丝马铃薯，龙葵素含量高达 6mg/g，具有中毒条件。

　　4. 四季豆中毒

　　近年来曾发生多起因食用四季豆的方法不当而引起的食物中毒事件，大多在集体食堂发生。

　　1）中毒原因及中毒机制

　　四季豆又名刀豆、芸豆、扁豆等，是人们普遍食用的蔬菜。生的四季豆中含皂素和血球凝集素，由于皂苷对人体消化道具有强烈的刺激性，可引起出血性炎症，并对红细胞有溶解作用。红细胞凝集素具有红细胞凝集作用。如果烹调时加热不彻底，豆类的毒素成分未被破坏，食用后会引起中毒。

　　2）从外形如何识别四季豆

　　四季豆的形态为：荚果条形，略膨胀，长 10～15cm，宽约 1cm，成熟前为绿色或浅黄色，成熟后一般为粉白、黄白、黄褐色。每荚含种子 4～10 粒，粒形有椭圆、肾形、扁圆、长圆等形。种皮有白、黄、褐、红、紫红、蓝、黑等色及各种花纹和花斑。

　　3）中毒症状

　　四季豆中毒的发病潜伏期为数十分钟至 10h，一般不超过 5h。主要为恶心、呕吐、腹痛、腹泻等胃肠炎症状，同时伴有头痛、头晕、出冷汗等神经系统症状。有时四肢麻木、胃烧灼感、心慌和背痛等。病程一般为数小时或 1～2d，愈后良好。若中毒较深，则需送医院治疗。

　　4）四季豆加热不透的原因

　　四季豆中毒多发生在集体饭堂，主要原因是锅小加工量大，翻炒不匀，受热不均，不易把四季豆烧透焖熟；有的厨师贪图四季豆颜色好看，也会没有把四季豆加热煮透。

　　5）预防措施

　　正确烹调四季豆的方法是充分加热、彻底炒熟；判断方法是豆棍由支挺变为蔫弱，颜色由鲜绿色变为暗绿，吃起来没有豆腥味。集体食堂烹调四季豆最好先用水煮沸后再炒，以确保安全。

5. 生豆浆中毒

1) 中毒原因与中毒机制

生大豆中含有蛋白酶抑制剂，进入机体后抑制体内胰蛋白酶的正常活性，并对胃肠有刺激作用。

2) 中毒症状

进食后 0.5～1h 出现症状。主要有恶心、呕吐、腹痛、腹胀和腹泻等。一般无须治疗，很快可以自愈。

3) 预防措施

将豆浆彻底煮开后饮用。生豆浆烧煮时将上涌泡沫除净，煮沸后再以文火维持煮沸 5min 左右。

6. 蓖麻籽中毒

1) 中毒原因与中毒机制

蓖麻籽含蓖麻毒素、蓖麻碱和蓖麻血凝素 3 种毒素，以蓖麻毒素毒性最强，1mg 蓖麻毒素或 160mg 蓖麻碱可致成人死亡，儿童生食 1～2 粒蓖麻籽可致死，成人生食 3～12 粒可导致严重中毒或死亡。

2) 中毒症状

食用蓖麻籽的中毒症状为恶心、呕吐、腹痛、腹泻、出血，严重的可出现脱水、休克、昏迷、抽风和黄疸，如救治不及时，2～3 天出现心力衰竭和呼吸麻痹。目前对蓖麻毒素无特效解毒药物。

3) 预防措施

蓖麻籽无论生熟都不能食用。所以要加强宣传教育，防止误食。要注意由于蓖麻籽外观漂亮饱满，而被儿童误食。

7. 马桑果

1) 中毒原因

马桑果，又名毒空木、马鞍子、黑果果、扶桑等。马桑果有毒，其有毒成分为马桑内酯、吐丁内酯等。

2) 中毒症状

误食后 0.5～3h 出现头痛、头昏、胸闷、恶心、呕吐、腹痛等，常可自行恢复。严重者遍身发麻、心跳变慢、血压上升、瞳孔缩小、呼吸增快、反射增强，常突然惊叫一声，随即昏倒，接着出现阵发性抽搐。严重者可于多次反复发作性惊厥后终于呼吸停止。一次服大量者可由于迷走神经中枢过度兴奋而致心搏骤停。

3) 预防措施

加强宣传教育，防止儿童当作桑葚而误食。

第三节　真菌毒素的中毒

真菌产生的毒素称为真菌毒素，由真菌毒素引起的中毒称为真菌毒素中毒症。

1. 麦角中毒

麦角菌是禾本科植物的致病真菌。孢子落入禾本科植物（如麦）的雌蕊子房中繁殖发育，麦穗出现角化，即为麦角，呈长形，外表暗紫色。麦类收获时部分麦角混入粮谷中，人畜误食后可中毒。

麦角中毒多发生于多雨季节，因收获后头几个月食用污染麦角的粮谷而引起。

1）中毒原因

麦角的毒性物质主要是其中所含生物碱。已分离并鉴定了化学结构的有 5 种：麦角胺、麦角新碱、麦角隐亭、麦角考宁及麦角日亭，麦角生物碱的毒性作用主要是使血管收缩，子宫收缩，损伤神经系统或为 5-羟色胺拮抗剂、肾上腺素拮抗剂。

麦角的毒性非常稳定，可保持数年之久，在焙烤时其毒性也不能破坏。当人们食用了混杂有较大量的麦角谷物或面粉所做的食品后就可发生麦角中毒。长期少量进食麦角病谷，也可发生慢性中毒。

2）中毒症状

麦角中毒可分为坏疽型、惊厥型及混合型。坏疽型主要表现为四肢疼痛、发绀、变凉、发黑、坏死。惊厥型主要表现神经系统症状，如感觉异常、肌肉痉挛、抽搐、严重者类似癫痫。二型皆可有头痛、无力、呕吐、腹泻、腹痛等。兼有二型症状者即为混合型。孕妇中毒可流产或早产，病情严重者可死亡。

3）麦角中毒的治疗

麦角中毒的治疗同一般食物中毒，如催吐、洗胃或导泻。并可行对症治疗，如抗痉挛、扩张血管等。坏疽需行外科治疗。

4）预防措施

预防措施主要是停止食用含麦角的粮谷。可用机械方法或 25％盐水漂浮清除含麦角的粮谷。若含麦角的粮谷已磨成面粉，可用化学方法检验麦角生物碱。

2. 赤霉病麦中毒

1）中毒原因

赤霉病麦是禾谷镰刀菌侵害麦类的结果。病麦麦粒呈灰红色，谷皮皱缩，胚芽发红，组织松散易碎，含粉量少。由于禾谷镰刀菌的寄生和繁殖，在病麦中产生了有毒的代谢物，即镰刀菌毒素。这类毒素有 20 多种，主要有两大类，一类是具有致呕吐作用的毒素——单端孢霉烯族化合物，另一类是具有雌性激素作用的玉米赤霉烯酮。赤霉麦中毒症状主要是由前者引起的，而与后者无关。当亦霉病麦检出率在 3％～6％时，人食用后就容易发生急性的真菌性食物中毒。

2）中毒症状

一般约在食后 10～30min 内，出现恶心、眩晕。腹痛、呕吐、乏力，少数伴有腹泻、流涎、头痛等，严重者呼吸，脉搏、体温及血压等轻度波动。

3）预防措施

（1）加强田间管理预防谷类感染赤霉病，推广抗赤霉病的谷物品种，收获时及时脱粒，晒干或烘干，仓贮粮食要勤翻晒，注意通风，控制粮食水分在 11％～13％。

（2）尽量设法去除或减少粮食中的病麦粒或毒素，可以采用下列方法：

分离法：病麦相对密度低于好麦，故可用风选（风筛）和浮选的方法将病麦与好麦分离，浮选时还可以溶解除去部分毒素。

稀释法：用正常麦粒与病麦混合，将病麦稀释，降低病麦比例。病麦检出率降至1‰以下才对人体健康无害。

去皮法：病麦毒素集中于麦粒外层，如磨去一部分病麦外层，则可减轻其毒性。

浸出法：利用清水或石灰水浸出去毒。

发酵法：将病麦加盐发酵 3d，去毒效果较好，可作饲料。此外，中曲发酵、黑曲发酵等，都有不同程度的减毒效果。

采用可以破坏毒素的烹调方法，如制成油煎薄饼，则食后不致引起呕吐。

3. 霉变甘蔗中毒

霉变甘蔗中毒是指食用了保存不当而霉变的甘蔗引起的急性食物中毒。常发于我国北方地区的初春季节。

1）有毒成分及中毒机理

霉变甘蔗质软，瓤部比正常甘蔗色深，呈浅棕色，闻之有轻度霉味。从霉变甘蔗中可分离出真菌，称为甘蔗节菱孢霉。其毒素为 3-硝基丙酸，是一种神经毒，主要损害中枢神经系统。

2）中毒症状

潜伏期短，最短仅十几分钟，中毒症状最初为一时性消化道功能紊乱，恶心、呕吐、腹疼、腹泻、黑便，随后出现神经系统症状，如头昏、头疼、眼黑和复视。重者可出现阵发性抽搐；抽搐时四肢强直，屈曲内旋，手呈鸡爪状，眼球向上偏向凝视，瞳孔散大，继而进入昏迷。患者可死于呼吸衰竭，幸存者则留下严重的神经系统后遗症，导致终生残废。

3）治疗及预防措施

目前尚无特殊治疗，在发生中毒后尽快洗胃、灌肠以排除毒物，并对症治疗。预防措施包括：甘蔗必须成熟后收割，因不成熟的甘蔗容易霉变；甘蔗应随割随卖，不要存放；甘蔗在贮存过程中应防止霉变，存放时间不要过长，并定期对甘蔗进行感官检查，已霉变的甘蔗禁止出售；加强预防甘蔗霉变中毒的教育工作，不买不吃霉变甘蔗。

4. 霉变甘薯中毒

1）有毒成分及中毒机理

甘薯被霉菌污染并产生毒素，被人食用后引起的霉菌性食物中毒。主要发生在农村地区。甘薯在收获、运输和贮藏过程中擦伤，摔伤的薯体部分，易于被霉菌污染，贮藏于温度和湿度较高的条件下，霉菌生长繁殖并产生毒素。引起中毒的毒素物质有甘薯宁、1-甘薯醇、4-甘薯醇。

2）中毒症状

霉变甘薯中毒的潜伏期较长，一般在食后 24h 发病。轻度中毒者有头痛、头晕、恶心、呕吐、腹泻等，严重中毒者恶心，多次呕吐、腹泻，并有发热、肌肉颤抖、心悸、呼吸困难、视物模糊、瞳孔扩大，甚至可有休克、昏迷、瘫痪乃至死亡。

3）治疗

霉变甘薯中毒没有特殊疗法。治疗原则是采取急救措施和对症治疗。急救措施是催吐、洗胃、导泻，以减少毒素的吸收。对症治疗主要是补液，纠正胃肠炎症状和神经系统症状。

4）预防措施

预防措施主要是防止甘薯被霉菌污染，在收获、运输和贮存过程中防止薯体受伤，在贮存过程中要保持较低的温度和湿度。要会识别并且不食用霉变甘薯，霉变甘薯的表面有圆形或不规则的黑褐色斑块，薯肉变硬，具有苦味、药味。霉变甘薯不论生吃、熟食或做成薯干食用均可造成中毒。只有轻微霉变的甘薯可去掉霉变部分的薯皮薯肉，浸泡煮熟后少量食用。

第四节　有毒化学物质的食物中毒

有毒化学物质的食物中毒包括金属、非金属、农药、亚硝酸盐和其他化学物质引起的食物中毒。毒物来源主要是污染、混入和误食，其发生虽属偶然，但后果较严重。

一、砷中毒

1）中毒原因

砷的化合物一般都有剧毒。常见的为三氧化二砷（As_2O_3），俗称砒霜、白砒或信石等。三氧化二砷和一些砷化物如砷酸钙、亚砷酸钙、砷酸钠、亚砷酸钠、砷酸铅、甲基砷酸锌（稻脚青）等广泛用于杀灭农业害虫。这些砷化物毒性较高，人类接触机会也较多，所以极易引起中毒。

引起砷食物中毒的主要原因如下：

（1）误食误用是常见的中毒原因。例如三氧化二砷为无臭、无味的白色粉末，易与淀粉、面碱、小苏打等混淆而误食中毒。或如误食含砷农药拌种的粮食、误食含砷农药毒死的禽畜等。

（2）食品加工时所使用的原料或添加剂中含砷量过高。如滥用含砷过高的色素，或使用含砷过高的盐酸、碱等加工助剂。

（3）含砷杀虫剂混入食物也可引起中毒，如不按规定滥用含砷杀虫剂喷洒果树和蔬菜以致残留量过高或喷洒后不洗手直接进食。

（4）用盛过砷的容器盛装粮食和其他食品；用碾磨过砷农药的工具加工粮食从而污染食品。

2）砷的毒性及中毒机制

砷的成人经口中毒剂量以三氧化二砷计为 $5\sim50mg$，致死量为 $60\sim300mg$。三价砷的毒性大于五价砷。三价砷为原浆毒，其毒性主要为表现在如下几方面：

（1）砷在机体内可与细胞内酶的巯基结合而使其失去活性，从而影响组织细胞的新陈代谢引起细胞死亡。这种毒性作用如发生在神经细胞，则可引起神经系统病变。

（2）砷对消化道有直接腐蚀作用，接触部位可产生急性炎症、溃疡、糜烂、出血、甚至坏死。

（3）砷可麻痹血管运动中枢和直接作用于毛细血管，使血管扩张、充血、血压下降。

（4）砷中毒严重者可出现肝脏、心脏及脑等器官的缺氧性损害。

3）临床表现

潜伏期短，仅为十几分钟至数小时。患者口腔和咽喉有烧灼感，口渴及吞咽困难，口中有金属味。随后出现恶心，反复呕吐，甚至吐出黄绿色胆汁，重者呕血、腹泻，初为稀便，后呈米泔样便并混有血液。症状加重时全身衰竭，脱水，体温下降，虚脱，意识消失。肝肾损害可出现黄疸、蛋白尿、尿少等症状。重症患者出现神经系统症状，如头痛、狂躁、抽搐、昏迷等。抢救不及时可因呼吸中枢麻痹于发病 1～2d 内死亡。

4）急救与治疗

砷中毒抢救原则为快速地、尽可能地将有毒物排出，及时应用特效解毒剂和对症处理。

排出毒物采用催吐、洗胃。然后立即口服氢氧化铁，它可与三氧化二砷结合形成不溶性的砷酸盐，从而保护胃肠黏膜并防止砷化合物的吸收。方法是将硫酸亚铁水溶液（1∶3）和 20%氧化镁水溶液分别配制保存，临用时将两种溶液等量混合，每 5～10min 喂服一汤匙，直至呕吐停止。

特效解毒剂有二巯基丙磺酸钠、二巯丙醇等。此类药物的巯基与砷有很强的结合力，能夺取与组织中酶系统结合的砷，形成无毒物质并随同尿液排出。一般首选二巯基丙磺酸钠，因其吸收快、解毒作用强，毒性小。采用肌肉注射，每次用量为 5mg/(kg·bw)。第一天每 6h 注射 1 次，第二天每 8h 注射 1 次，以后每天 1～2 次，共计 5～7d。

对症处理应注意纠正脱水、维持电解质平衡。

5）预防措施

（1）对砷化合物必须严格保管，并标上"极毒"标志。

（2）食品生产加工过程使用的某些化学物质如添加剂等必须符合卫生质量要求，其砷含量应符合国家食品卫生标准的要求。

（3）农药要健全管理制度和领用手续，有专人和专库妥善保管。农药不准与粮食和其他食品混放、混运。含砷农药必须染成红色，贴上有毒标志防止误用误食。已拌过农药的种子应及时处理或专人保管，严禁食用。凡因含砷农药中毒死亡的禽畜，必须销毁深埋，严禁食用。

（4）盛装过含砷农药的容器和包装材料，不得再装任何食品。

（5）严禁用加工食品的磨、碾子等工器具加工砷制剂。

（6）饮雄黄酒（雄黄的主要成分为二硫二砷）应慎防砷中毒。

二、锌中毒

锌是人体所必需的微量元素，保证锌的营养素供给量对于促进人体的生长发育和维持健康具有重要意义。然而锌的供给量和中毒剂量相距很近，即安全带很窄。如人的锌供给量为 10～20mg/d，而中毒量为 80～400mg。

1. 中毒原因

锌普遍微量存在于各种食物中，微量的锌为人体的正常生理代谢所必需，但是大量摄入时则易引起中毒。由食品引起的锌中毒主要原因是由于镀锌容器或工具的锌混入食品所致，其次是误食大量可溶性锌盐，如氯化锌、硫化锌、硫酸锌、硬脂酸锌等。

锌不溶于水，易溶于酸性溶液中，一般有机酸（如柠檬酸、醋酸等）对锌的溶解度相当大。溶解后的锌以有机酸盐的形式转移入食品中，食用后即可引起中毒。

锌由容器移入食品中的数量（溶出量）与食品的性质（主要是酸度）、存放时间等因素有关。溶液酸度越高，则锌的溶出量亦越多。

曾有报道用镀锌容器盛煮酸性食品，因盛放较久而引起锌中毒。如镀锌铁桶盛放酸梅汤等清凉饮料，饮用后即可引起中毒，也有因食用镀锌容器盛装的醋而引起中毒者，另外用镀锌器皿煮制海棠、苹果、山里红等，食后亦可引起中毒。

锌的中毒量为 0.2～0.4g，一次摄入 80～100mg 以上的锌盐即可引起急性中毒。

2. 中毒症状

锌中毒潜伏期很短，仅数分钟至 1h。临床上主要表现为胃肠道刺激症状，如恶心、持续性呕吐、上腹部绞痛、口中烧灼感及麻辣感，伴有眩晕及全身不适。体温不升高，甚至降低。严重中毒者可因剧烈呕吐、腹泻而虚脱。病程短，几小时至 1d 可痊愈。

国内曾报告几起由于使用锌桶盛醋引起的锌中毒案例。

3. 预防措施

（1）禁止使用镀锌容器和工具盛放、煮制、加工、运输和保存酸性食品，如果汁、果酱、番茄酱、酸牛奶、酸菜及食醋等，用镀锌铁桶装牛奶也很危险。

（2）妥善保管各种锌化物，防止误食中毒。

（3）锌盐味觉阈值为 15mg/L，饮水中锌含量达 30mg/L 有乳白样表现，达 40mg/L 有金属味，657～2280mg/L 可致呕吐，故发现食物有锌味应停止食用。

三、亚硝酸盐中毒

亚硝酸盐类食物中毒又称肠原性青紫病、紫绀症、乌嘴病，是指食入含亚硝酸盐类植物中毒，亦有误把亚硝酸盐当食盐用的中毒报告。

1）引起中毒的原因

（1）贮存过久的新鲜蔬菜、腐烂蔬菜及放置过久的煮熟蔬菜，此时原来菜内的硝酸盐在硝酸盐还原菌的作用下可转化为亚硝酸盐。

（2）刚腌不久的蔬菜（暴腌菜）含有大量亚硝酸盐，一般于腌后 20d 消失。

（3）有些地区饮用水中含有较多的硝酸盐，当用该水煮粥或食物，再在不洁的锅内放置过夜后，则硝酸盐在细菌作用下还原为亚硝酸盐。

（4）食用蔬菜（特别是叶菜）过多时，大量硝酸盐进入肠道，若肠道消化功能欠佳，则肠道内的细菌可将硝酸盐还原为亚硝酸盐。

（5）腌肉制品加入过量硝酸盐和亚硝酸盐。

（6）误将亚硝酸盐当食盐加入食品。

（7）乳制品中含有枯草杆菌，可使硝酸盐还原为亚硝酸盐。

2）中毒机制

亚硝酸盐为强氧化剂，进入人体后，可使血中低铁血红蛋白氧化成高铁血红蛋白，失去运氧的功能，致使组织缺氧，出现青紫而中毒。亚硝酸盐的中毒剂量为 0.3～0.5g，致死剂量为 1.0～3.0g。

3）临床表现

误食亚硝酸盐纯品引起的中毒潜伏期很短，一般仅为 10 多分钟；大量食用蔬菜等引起的中毒潜伏期一般为 1～3h，甚至可长达 20h。中毒的主要症状为肠源性青紫症。

4）急救及治疗

轻症一般不需要治疗。较重者应催吐、洗胃、导泻。解毒治疗可静脉注射或口服1％亚甲蓝溶液，有特效，另外需给予大剂量维生素 C 和葡萄糖。

5）预防措施

（1）蔬菜应妥善保存，防止腐烂，不吃腐烂的蔬菜。

（2）煮熟的蔬菜不宜在高温下长时间存放。腌菜必须腌透，腌菜时所加盐的含量应达到 12％以上，至少腌制半个月以上再行食用。但现腌的菜，最好马上就吃，不能存放过久，腌菜时要选用新鲜菜。

（3）不要在短时间内吃大量叶菜类蔬菜，或先用开水焯 5min，弃汤后再烹调。

（4）肉制品中硝酸盐和亚硝酸盐用量要严格按国家卫生标准规定，不可多加。

（5）苦井水勿用于煮粥，尤其勿存放过夜；不饮用过夜的温锅水。

（6）防止错把亚硝酸盐当食盐或碱面用。

四、甲醇中毒

甲醇又称木醇，是一种无色透明、易燃烧的液体，容易挥发，气味与乙醇相似，极易溶于水和体液。为工业酒精的主要成分之一。在工业上作为甲醛、塑料、胶片等的生产原料，并用于防冻剂及溶剂等。可经呼吸道、胃肠道和皮肤吸收而致中毒。

1）中毒原因

假酒和劣质酒中含有高浓度的甲醇，饮用这类酒也可致中毒。

2）发病机理

甲醇是一种强烈的神经和血管毒物，对人体的毒害作用是由甲醇本身及其代谢产物甲醛和甲酸引起的，可直接毒害中枢神经系统、损害视神经、造成视神经萎缩、视力减退，甚至双目失明。

3）临床表现

急性甲醇中毒后主要受损靶器官是中枢神经系统、视神经及视网膜。潜伏期一般为8～36h；如同时摄入乙醇，潜伏期较长些。

（1）中枢神经症状。患者常有头晕、头痛、眩晕、乏力、步态蹒跚、失眠，表情淡漠、意识混浊等。重者出现意识朦胧、昏迷及癫痫样抽搐等。严重口服中毒者可有锥体外系损害的症状或帕金森综合征。头颅 CT 检查发现豆状核和皮质下中央白质对称性梗塞坏死。少数病例出现精神症状，如多疑、恐惧、狂躁、幻觉、忧郁等。

（2）眼部症状。最初表现眼前黑影、闪光感、视物模糊、眼球疼痛、畏光、复视等。严重者视力急剧下降，可造成持久性双目失明。检查可见瞳孔扩大或缩小，对光反应迟钝或消失，视乳头水肿，周围视网膜充血、出血、水肿，晚期有视神经萎缩等。

4）预防措施

加强食品卫生监督管理。必须把甲醇作为一种特殊有毒有害化学品实施严格管理，严禁其以任何方式流入食用品市场。

各酒类生产经营单位必须严把进货渠道，严禁用工业酒精勾兑白酒，严禁未取得卫生许可证非法生产、销售白酒；消费者不要饮用私自勾兑和来源不明的散装白酒，以防甲醇中毒。

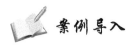 案例导入

瘦肉精中毒

2006 年 9 月 13 日开始，上海市发生多起因食用猪内脏、猪肉导致的疑似瘦肉精食物中毒事故，截至 9 月 16 日已有 300 多人到医院就诊。9 月 17 日上海市食品药品监管部门确认中毒事故为瘦肉精中毒。瘦肉精学名盐酸克伦特罗，是一种平喘药，添加到饲料里，可提高猪的瘦肉率，现已禁用。如果瘦肉精含量过高，人体可能出现肌肉震颤、头晕、呕吐、心悸等中毒症状。

五、瘦肉精中毒

"瘦肉精"又称盐酸克伦特罗，是一种白色或类白色的结晶粉末，猪食用后在代谢过程中能够促进蛋白质合成，加速脂肪的转化和分解，提高猪肉的瘦肉率。瘦肉精属于 β-肾上腺素兴奋剂，用于治疗人和家畜的支气管哮喘。"瘦肉精"多数会沉积在动物的肺、肝、肾等内脏里，人食用含盐酸克伦特罗残留量高的肉制品和内脏后即可引起中毒。

1）临床表现

急性中毒会造成心悸心率加快，面部潮红，口干，呕吐，腹痛，面颈、四肢肌肉颤动，手抖甚至不能站立，头晕，乏力；原有心律失常的患者更容易发生反应，如心动过速、室性早搏；如原有高血压、冠心病、甲状腺功能亢进者，上述症状更易发生；与糖皮质激素合用，可引起低血钾，从而导致心律失常。

2）急救治疗

洗胃、输液，促使毒物排出；在心电图监测及电解质测定下，使用保护心脏药物如 6-二磷酸果糖（FDP）及 β_1-受体阻滞剂倍他乐克。

3）预防

选择肉膘在 1～2cm 以上、颜色不太鲜红的猪肉，如果猪肉肉色较深或肉色鲜艳而松散、后臀肌肉饱满或脂肪非常薄（少于 0.8cm），脂肪与肌肉间的连接松散，用手提起肥肉部位，瘦肉有掉下来的感觉，则很可能含瘦肉精。由于瘦肉精需加热到 172℃ 以上才能分解，所以用一般的烧煮加热方法是不可能分解的。禁止在饲料中添加瘦肉精是控制该类食物中毒的根本措施。含瘦肉精的内脏也禁止销售。

六、农药中毒

农药种类繁多，全世界农药实际生产和使用的品种有 500 多种，我国有 80 多种。

农药对防治农作物的病，虫、杂草危害以及控制人畜传染病都起着重要的作用。但是广泛大量使用农药也造成对食品的污染。

由于农药使用、存放、运输、保管不当污染食物引起中毒的事例屡见不鲜，此外也有因误食而中毒的。1984 年我国停止使用有机氯农药以后，有机磷农药上升为最主要的一类农药，因此，有机磷农药中毒在农药引起的食物中毒中也占有较大的比例。

1. 毒鼠强中毒

毒鼠强化学名为四次甲基二砜亚胺，又名没鼠命，四二四，三步倒，闻到死。毒鼠强因其毒性大，是我国禁止生产、使用的鼠药。由于投毒、误食等原因，毒鼠强所造成的食物中毒对人民的生命安全构成极大威胁。因此，为防止毒鼠强中毒，要严禁生产、销售和使用毒鼠强，彻底清缴农民手中存留的毒鼠强。

1) 毒性

哺乳动物口服的 LD_{50} 为 0.10mg/kg。大鼠经口 LD_{50} 为 0.1～0.3mg/kg。小鼠经口 MLD 为 0.2mg/kg；经皮下的 MLD 为 0.1mg/kg。

2) 毒作用机理

毒鼠强的毒作用主要表现为兴奋中枢神经，具有强烈的致惊厥作用，但对周围神经、骨骼肌及神经-肌接头没有明显的影响。本品对 γ-氨基丁酸有拮抗作用，主要是由于阻断 γ-氨基丁酸受体所致，此作用为可逆性的。动物试验表明小鼠中枢神经呈现过度的兴奋而导致惊厥，中毒 2～3min 内表现兴奋、躁动、抽搐、呼吸困难、惊厥，30min 内死亡。

3) 临床表现

动物中毒后兴奋跳动、惊叫、痉挛，四肢僵直。目前多数中毒案例为口服中毒。

轻度中毒表现头痛、头晕、乏力、恶心、呕吐、口唇麻木、酒醉感。

重度中毒表现突然晕倒，癫痫样大发作，发作时全身抽搐、口吐白沫、小便失禁、意识丧失。

脑电图显示不同程度异常，病情好转后可恢复正常。

4) 治疗

毒鼠强中毒目前尚无特效解毒药。动物实验结果表明，早期使用苯巴比妥钠有拮抗作用，可推迟死亡时间，降低死亡率。口服中毒患者应立即催吐、洗胃、导泻。

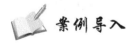 案例导入

一起氨基甲酸酯类农药涕灭威引起的食物中毒

李某（男、27 岁）、李某（女、28 岁）、孙某（女、28 岁）均为北京市某单位员工，2007 年 4 月 10 日 13 时 20 分左右，3 人相继出现头晕、恶心、呕吐、多汗、乏力、腹痛、腹泻等症状。李某（男）尚有流涎、手脚发麻等症状，被送到某医院急诊室就诊。

经调查发现，4月10日午餐为3名病人24h内唯一共同就餐史，共同食品为西瓜、酸辣土豆丝和清炒油麦菜。3名病人陈述西瓜是当天中午在单位附近的一个水果摊购买的，然后带到附近某餐厅就餐，在该餐厅点了酸辣土豆丝、清炒油麦菜、红烧鸡翅和米饭后，向餐厅借用了刀具用来切西瓜，吃完西瓜后，在食用酸辣土豆丝和清炒油麦菜的过程中（吃完西瓜约10min后），出现了上述不适症状，而红烧鸡翅和米饭还未进食。

根据流行病学调查情况、临床症状体征和实验室检测结果等综合分析，确认3名病人出现头晕、呕吐、多汗、乏力、腹痛、腹泻、心动过缓等症状体征是由于食入了徐某经营的水果摊销售的西瓜（台湾特小凤）引起的氨基甲酸酯类农药涕灭威食物中毒。

2. 有机磷农药中毒

有机磷农药是目前市场上销售量和使用量最大的一种农药，它具有高效、易分解、低残留的优点，对于防治病虫害、保证农业增产增收发挥了重要作用。但有机磷农药有一定毒性，在生产和使用过程中如不注意防护，往往可发生食物中毒。由于误食引起的急性中毒，每年都有发生。

1）引起中毒的原因

（1）误食农药拌过的种子或误把有机磷农药当作酱油或食用油而食用，或把盛装过农药的容器再盛装油、酒及其他食物等引起中毒。

（2）喷洒农药不久的瓜果、蔬菜，未经安全间隔期即采摘食用，可造成中毒。

（3）误食农药毒杀的家禽。

2）毒性及中毒机制

有机磷农药有100多种，其毒性大小相差很大，一般可分三类：①剧毒类，如甲拌磷（3911）、对硫磷（1605）、内吸磷（1059）；②高毒类，如敌敌畏、甲基1059、异丙磷；③低毒类，如敌百虫、乐果、杀螟松、马拉硫磷。

有机磷农药在酸性溶液中较稳定，在碱性溶液中易分解失去毒性，故绝大多数有机磷农药与碱性物质，如肥皂、碱水、苏打水接触时可被分解破坏，但敌百虫例外，其遇碱可生成毒性更大的敌敌畏。

有机磷农药进入人体后与体内胆碱酯酶迅速结合，形成磷酰化胆碱酯酶，可使胆碱酯酶活性受到抑制，失去催化水解乙酰胆碱的能力，结果使大量乙酰胆碱在体内蓄积，导致以乙酰胆碱为传导介质的胆碱能神经处于过度兴奋状态，从而出现中毒症状。

3）临床表现

中毒的潜伏期一般在2h内，误服农药纯品者可立即发病。根据中毒症状的轻重可将急性中毒分为三度。

（1）轻度中毒。表现为头疼、头晕、恶心、呕吐、多汗、流涎、胸闷无力、视力模糊等，瞳孔可能缩小。血中胆碱酯酶活力减少30%～50%。

（2）中度中毒。除上述症状外，出现肌束震颤、轻度呼吸困难、瞳孔明显缩小、血压升高、意识轻度障碍、血中胆碱酯酶活力减少50%～70%。

（3）重度中毒。出现瞳孔缩小如针尖大、呼吸极度困难、出现青紫、肺水肿、抽搐、昏迷、呼吸衰竭、大小便失禁等，少数病人出现脑水肿。血中胆碱酯酶活力减少70％以上。

上述症状中以瞳孔缩小、肌束震颤、血压升高、肺水肿、多汗为主要特点。

需要特别注意的是某些有机磷农药，如马拉硫磷、敌百虫、对硫磷、伊皮恩、乐果、甲基对硫磷等有迟发性神经毒性，即在急性中毒后的第二周产生神经症状，主要表现为下肢软弱无力、运动失调及神经麻痹等。

4）急救与治疗

急救与处理原则为快速排出毒物，及时应用特效解毒药，同时注意对症治疗。

5）排除毒物

迅速给予中毒者催吐、洗胃。为彻底排出毒物，必须反复、多次洗胃，直至洗出液中无有机磷农药臭味为止。洗胃液一般可用2％苏打水或清水，但误服敌百虫者不能用苏打水等碱性溶液，可用1：5000高锰酸钾溶液或1％氯化钠溶液。但对硫磷、内吸磷、甲拌磷及乐果等中毒时不能用高锰酸钾溶液，以免这类农药被氧化而增强毒性。

6）应用特效解毒药

轻度中毒者可单独给予阿托品，以拮抗乙酰胆碱对副交感神经的作用。解除支气管痉挛，防止肺水肿和呼吸衰竭。中度或重度中毒者需要阿托品和胆碱酯酶复能剂（如解磷定、氯磷定）两者并用。胆碱酯酶复能剂可迅速恢复胆碱酯酶活力，对于解除肌束震颤、恢复病人神态有明显的疗效。敌敌畏、敌百虫、乐果、马拉硫磷中毒时，由于胆碱酯酶复能剂的疗效差，治疗应以阿托品为主。

其他常见食物中毒防治要点如表4-1所示。

表4-1　其他常见食物中毒防治要点

中毒名称	有毒成分	中毒症状	预防措施
1. 有机汞农药中毒	有机汞	误食后，口咽和上腹部灼痛，流涎，齿龈黏膜灰白出血，恶心、呕吐、腹泻。严重者肾功能衰竭。浮肿，最后因昏迷，呼吸困难死亡	严格执行农药管理使用制度，严禁食用有机汞农药拌过的粮种，谨防误食有机汞农药毒死的禽畜
2. 有机氯农药中毒	有机氯	0.5h至数小时发病，口腔黏膜腐蚀，咽部充血，恶心，呕吐，上腹痛。血压上升。心跳缓慢。肌肉抽搐，重者昏迷致死	加强农药保管，禁止在蔬菜、水果、茶叶上使用有机氯农药
3. 有机硫农药中毒	有机硫	以恶心、呕吐、腹痛、腹泻等胃肠道症状为主，继之出现头痛、头晕、心悸、血压降低，甚至因心脏衰竭呼吸麻痹而死	加强农药保管，防止误食，使用有机硫农药前、后，禁饮酒
4. 锑中毒	锑剂、含锑染料、安全火柴头；食入用含锑器皿盛放的酸性食物或饮料	口服中毒者主要表现为胃肠道症状，如恶心、流涎、呕吐、腹痛、腹泻，开始排水样黏液便，以后粪便带血，并可有肝、肾损害的症状	制造搪瓷器皿应用不溶性偏锑酸钠，不用搪瓷器皿盛放或煮酸性食物，食品用搪瓷应经40％醋酸煮沸后化验无锑释出；防止误食

续表

中毒名称	有毒成分	中毒症状	预防措施
5. 钡盐中毒	氯化钡、碳酸钡等可溶性钡盐	潜伏期 0.5～48h，多在 1～4h，恶心、呕吐、心悸，以进行性向心性肌肉麻痹为特点，神智清醒，低血钾，最后因呼吸肌麻痹而死亡	含钡化合物必须妥善保存，防止误食。含钡较高的井盐，必须除钡后方能食用
6. 氟化物中毒	含氟制剂	潜伏期 0.5～3h，有上腹灼痛及胃肠炎症状。头晕、全身酸痛、无力、手足抽搐、虚脱。可因呼吸衰竭而死亡	各种氟化物应严加保管，防止误食。使用有机氟农药时，应严格遵守农药使用的有关规定
7. 磷化锌中毒	毒鼠药磷化锌	潜伏期 0.5～数小时，喉头麻木、干渴、呼气及呕吐物有蒜臭味。1～2d 假缓解期后出现血尿、蛋白尿、黄疸、肝昏迷	注意灭鼠毒饵的使用和保管，避免误食和污染食物，不吃毒死的动物
8. 酸败油中毒	小分子醛、酮类及羧酸等氧化物、过氧化物及其他分解产物环氧丙醛等	潜伏期 30min 至 12h，胃部不适，恶心、呕吐。腹痛，腹泻，无力，头痛。发热、喉疼，病程 1～4d，无死亡	加强保藏，使用抗氧化剂等避免油脂氧化酸败，不食用已酸败的油脂
9. 有毒蜂蜜中毒	各种有毒花粉，如雷公藤花粉	潜伏期 1～5d，头晕、疲倦、肢体麻木、发烧、肝大、血尿，可因循环呼吸衰竭死亡	蜂蜜应经检验合格方能售卖（生物碱及其有毒花粉鉴定），不吃有异味的蜂蜜
10. 鱼卵中毒（青海湖裸鲤石斑鱼、鳇鱼、云南光唇鱼、鲶鱼及其他有毒鱼卵）	鱼卵毒素	潜伏期短，恶心，呕吐，腹痛，腹泻。有的有口干、眩晕、脉快。胸闷等。重病例痉挛、抽搐昏迷而死亡，轻症者多	产卵季节鱼卵毒性大，应除净。加工、腌制时亦须除去鱼卵，普及有关知识
11. 鱼肝中毒（如鲨、鲅、缸、旗、鲟鱼等）	大量维生素 A 急性中毒	头痛，皮肤潮虹。恶心，呕吐，腹部不适，食欲不振，继之可有脱皮，一般可自愈	不过量食用可能含大量维生素 A 的动物肝脏
12. 鱼胆中毒（青、草、白鲢、鲈、鲤鱼）	胆汁毒素	潜伏期 2～7h，恶心，呕吐，腹痛，腹泻，随之肝肾损害，重度中毒者可因中毒性休克及昏迷而死亡	普及鱼胆有毒的知识，如需用鱼胆治病，须按医嘱，切勿过量
13. 雪卡毒素中毒	雪卡毒素（在某些毒鱼肌软体动物内）	潜伏期数小时，主要症状为恶心、呕吐、感觉异常、运动失调、眩晕、肌无力等。多死于呼吸麻痹	不食用含毒鱼及某些软体动物体的肉、内脏和生殖腺
14. 甲状腺中毒	甲状腺素	潜伏期 12～24h，头晕、头痛、狂躁、抽搐、心悸、胃肠炎症状、多汗、发热、脱发。脱皮、手震颤等	屠宰牲畜时，将甲状腺除净，以免误食
15. 肾上腺中毒	肾上腺素	潜伏期短。主要表现为心窝部疼痛。恶心、呕吐、腹泻、头晕、手、舌发麻、心动过速，个别患者颜面苍白、瞳孔散大，恶寒等	屠宰牲畜时，将肾上腺除净，以免误食
16. 鲜黄花菜中毒	秋水仙碱	潜伏期 0.5～4h，恶心、呕吐、腹痛、腹泻、头昏、头疼、口渴、喉干	干制黄花菜无毒，鲜吃时加水浸泡或用开水烫，去汁煮熟，煮透

续表

中毒名称	有毒成分	中毒症状	预防措施
17. 白果中毒	银杏酸、银可酚	潜伏期 1～12h，除胃肠症状外，头痛、恐惧感、惊叫、抽搐、重者意识丧失，1～2d 内死亡	生白果去壳，加水煮熟或炒熟后再吃。熟白果也不能多吃，儿童尤应注意
18. 大麻子（小麻子）油中毒	四氢大麻酚、大麻二酚、大麻酚	食后 1～4h 发病，头晕、口干、恶心、四肢麻木；重者兴奋异常，后转抑郁、昏睡	不食用大麻子油，其盛装容器应有明显标志，防止误食
19. 桐油中毒	桐酸异桐酸	食后 1h，即出现剧烈呕吐、腹泻，毒素吸收入血液后，引起胃肠炎，并出现蛋白尿，管型及红细胞	应与食用油分别存放，贮油容器应有明显标志并严格分开，以免误食
20. 粗制棉籽油中毒	游离棉酚	潜伏期数小时至数天，恶心、呕吐、腹胀、口干、无汗、乏力、心慌、皮肤灼热感。重者头晕、嗜睡、下肢瘫痪	加强宣教，不食用未经精炼加工的棉籽油，禁止出售与食用游离棉酚超过 0.02% 的棉籽油
21. 毒麦	毒麦碱	潜伏期 0.5～4h，头昏恶心、呕吐、视力模糊。腹痛、抽搐、面红、畏寒、心率快	加强宣教，麦中不得混入毒麦
22. 山黧豆中毒	β-草酰氨基丙氨酸	主要为神经系统损害，肌肉衰弱乏力，不可逆的上下肢瘫痪等	勿长期大量食用，在热水中长时间浸泡可以除去大部分毒物
23. 苦瓠子中毒	可能为葫芦素	食后 10min 至 2h，出现头昏、恶心、呕吐，腹胀腹泻	不吃苦瓠子
24. 猫儿豆中毒	可能为苷类	头晕、恶心。呕吐、关节酸痛、手足麻木。腹痛，腹胀尿频、抽搐	加水煮熟取出，用清水浸漂 3～5d，漂至无色再烹调食用
25. 山大茴（野茴香）中毒	未明	潜伏期 2～8h，恶心、呕吐、头痛、重者四肢麻木、惊厥、昏迷，最后因呼吸麻痹而死	熟悉山大茴与八角茴香的区别，不收购，不供销，不吃山大茴
26. 苍耳中毒	苍耳苷，毒蛋白、生物碱	潜伏期 4h～5d。初现肠胃症状，继而头痛、昏迷、惊厥。严重黄疸、尿闭，最后呼吸麻痹死亡	防止误食苍耳子、苍耳芽
27. 曼陀罗中毒	莨菪碱等	食后 0.5～3h 发病，皮肤潮红、口干、头晕、血压升高、抽搐、痉挛视力模糊，严重者昏迷。血压下降，最后死于呼吸衰竭	防止曼陀罗种子混入豆类及粮食中，制作豆制品时应仔细检查，彻底清除
28. 毒芹中毒	毒芹碱	食后 0.5h 出现口苦，口腔、咽喉胃有烧灼感、头晕、头痛、恶心、呕吐、四肢麻痹，最后因呼吸麻痹而死	毒芹根的纵剖面有较密的片状分隔，而水芹则无。采摘水芹时要不误采毒芹

第五节　食物中毒的应对措施

　　食品加工与销售企业、餐饮企业是预防食物中毒的第一道防线，食品卫生工作是这些企业的重要任务之一。一旦发生食物中毒后，必须积极应对，履行法律赋予的责任。

1. 及时报告当地的卫生行政部门

发生食物中毒或者疑似食物中毒事故的单位和接收食物中毒或者疑似食物中毒病人进行治疗的单位，应当及时向所在地人民政府卫生行政部门报告。报告内容包括食物中毒事故的单位、地址、时间、中毒人数（年龄、性别、职业等）、可疑食物等有关内容。

发生食物中毒的单位在报告的同时，应立即停止其生产经营活动；协助卫生机构救治病人；保留造成食物中毒或者可能导致食物中毒的食品及其原料、工具、设备和现场；配合卫生行政部门进行调查，按卫生行政部门的要求如实提供有关材料和样品；落实卫生行政部门要求采取的其他措施。

2. 事件控制和处理

1）停止食用可疑中毒食品

为了迅速有效地制止中毒，防止中毒的进一步蔓延和扩大，必须对现场及时进行有效处理。首先应立即收集和就地封存一切可疑食物和使用的工具、容器等；尽快采取控制或通告停止销售或食用可疑中毒食品等相应措施，对已零散售出的同批食物应全部查清并立即追回。经卫生部门采样化验后，如系含有病因物质的食物，则应根据具体情况或进行无害化处理或予以销毁，以免引起再次中毒。

2）食物中毒现场处理

根据中毒原因和致病因素对中毒场所及有关食品加工环境、物品进行消毒和善后处理，防止中毒蔓延或再次发生。应在卫生行政部门的技术指导下，对接触有毒食品的食具、容器、用具、设备等进行煮沸或蒸汽消毒15～30min/或用1%～2%热碱水、0.2%～0.5%漂白粉水溶液洗净消毒。对患者呕吐物可用20%漂白粉溶液或3%来苏水或5%石碳酸消毒。污染的地面、墙壁用5%来苏水擦洗消毒。清理环境、消灭苍蝇、蟑螂、老鼠等。如属化学性食物中毒，应将所有接触有毒食品的工器具、设备等彻底清洗消除污染，引起中毒的包装材料应予销毁或改为非食品用。

第六节　常见人畜共患的传染病与寄生虫病

人畜共患的传染病是指在人类和脊椎动物之间自然传播的疾病和感染。据不完全统计，自然疫源性疾病有178种。人畜共患传染病包括：鼠疫、流行性出血热、狂犬病、钩端螺旋体病、布鲁氏菌病、炭疽、流行性乙型脑炎、黑热病、包虫病、血吸虫病等。近年引起人们高度关注的动物疫病还有疯牛病、高致病性禽流感、口蹄疫等。

一、疯牛病

1）感染途径

医学上称疯牛病为牛脑海绵状病，简称BSE。疯牛病可能通过摄入患疯牛病的牛肉传染给人类，在人类中被称之为变异型或新变异型克雅氏病（CJD）。

2）临床表现

BSE的潜伏期长短不同，一般在2～30年之间。4岁左右的成年牛好发。病牛脑组织呈海绵状病变，出现步态不稳、平衡失调、瘙痒、烦躁不安等症状，病程一般为 14～90 天。

克雅氏病是一种罕见的主要发生在 50～70 岁之间的可传播的脑病。受感染的人可以有睡眠紊乱，个性改变，共济失调，失语症，视觉丧失，肌肉萎缩，肌阵挛，进行性痴呆等症状，并且会在发病的一年内死亡。该病的病理学特征包括以小脑和大脑皮层为主的海绵样变性和朊病毒的出现。

3）预防措施

禁止从有疯牛病和羊瘙痒病的国家进口牛羊及其加工制品，包括牛血清、血清蛋白、动物饲料、内脏、脂肪、骨及激素类等。严格禁止使用有可疑病的动物作为原料，使用严格的加工处理方法，包括蒸汽高温、高压消毒。

在从事研究和诊断工作时，要注意安全防护。实验用具一般要用 1mol/L 的氢氧化钠处理 1h，清洗后高温高压消毒 1h；带有致病因子的溶液、血液要用 10% 的漂白粉溶液处理 2h 以上。

二、人感染高致病性禽流感

1）感染途径

禽流感（简称 A_1）是指由禽流感病毒引起的一种人、禽（家禽和野禽）共患的急性传染病。根据禽流感致病性的不同，可以将禽流感分为高致病性禽流感、低致病性禽流感和无致病性禽流感。禽流感多是由 A 型病毒引起，一般由高致病性 H_5 和 H_7 两种亚型引起。由 H_5N_1 血清型引起的禽流感称高致病性禽流感，发病率和死亡率都很高，危害巨大。被世界动物卫生组织列为 A 类动物疫病，我国将其列为一类动物疫病。

禽流感的传染源主要是感染了病毒的鸡、鸭。人类直接接触感染病毒的家禽及其粪便可能会受到感染。此外，通过飞沫及接触呼吸道分泌物也可传播。到目前尚没有证据表明禽流感病毒可以在人类之间的传播。禽流感病毒不耐热，100℃、1min 或 60～70℃、2～10min 就可将其灭活，对紫外线照射及汞、氯等常用消毒液也很敏感。

2）临床表现

禽流感病毒感染后可以表现为轻度的呼吸道症状、消化道症状，死亡率较低；或表现为较严重的全身性、出血性、败血性症状，死亡率较高。这种症状上的不同，主要是由禽流感的毒型决定的。

人类患禽流感后，早期症状与其他流感非常相似，主要表现为高热（大多持续在39℃以上）、咳嗽、咽痛、头痛、全身不适，部分患者可有消化道症状，一些患者胸部 X 线可有单侧或双侧肺炎表现，严重时可出现多种器官衰竭，以致死亡。

3）预防措施

流行病学调查证明禽流感为水平传播，切断它的传播途径，就可控制该病的流行蔓延。预防高致病性禽流感应保持良好的个人卫生习惯，勤洗手，保持室内空气流通；注意饮食卫生，进食禽肉、蛋类要彻底煮熟，加工、保存食物时要注意生、熟分开；公众特别是儿童尽量避免密切接触家禽和野禽（鸡、鹅、鸭，鸟等）；接触禽类及其蛋类、粪便后，用皂液和流水洗手。

禽流感疫情发生后，要采取有力的防控措施，必须对疫区周围 5km 范围内的所有易感禽类实施疫苗紧急免疫接种；将疫点及其周围 3km 的家禽全部扑杀、深埋，其污染物做好无害化处理。同时在疫区周围应建立免疫隔离带，控制疫情蔓延。这样可尽快扑灭疫情，消灭传染源，减少经济损失。

三、炭疽病

1）感染途径

炭疽病是由炭疽杆菌引起的急性烈性传染病。炭疽杆菌对人畜危害极大，马、牛、羊等家畜易为感染。人可通过皮肤接触感染或吸入炭疽杆菌芽孢，也可由被污染的食品感染。

急性炭疽（电击型）的牲畜，突然发病摇晃倒毙，丧失知觉，天然孔出血，尸僵不全，呼吸困难，血液凝固不全，呈暗黑色沥青样。

2）临床表现

炭疽杆菌侵入人体后潜伏期一般为 3～5d，根据感染炭疽杆菌的途径其临床症状可分为肺炭疽、皮肤炭疽和肠炭疽三种类型。猪感染炭疽后，表现为慢性局部炭疽，病变在颈部颌下，喉与肠系膜淋巴结，剖面呈砖红色、肿胀、质硬。宰前一般无症状。

3）预防措施

炭疽病是一种难以根除的自然疫源性疾病，一旦发生畜疫，其污染场所就变成了长期的芽孢滋生地，形成疫源地。而对疫源地的消毒，至今仍是世界性的难题。到目前，人们还没有对付炭疽感染的有效办法。

4）病畜处理

牲畜发现炭疽疫情后，必须在 6h 内对病畜进行隔离，并进行消毒处理。病畜一律不准屠宰解体，应密封化制处理。否则，解剖后在空气中数小时即可形成芽孢。

四、布氏杆菌病

1）感染途径

由布氏杆菌属细菌所致的人和动物的传染病，称布氏杆菌病。羊、牛、猪、骆驼、马、犬都是人类生病的传染源，以患病羊对人威胁最大。布氏杆菌病主要在畜间传播，也传染给人。病畜为传染源，人患病主要由畜传染，人与人之间传染机会极少。经消化道、呼吸道、生殖器官、眼结膜和损伤皮肤都可感染。布氏杆菌病已不是以往认为只是发生在牧区和山区，而在城市和农区也有发生。

2）临床表现

家畜感染布氏杆菌表现轻微，有的几乎不显任何症状，个别表现关节炎，公畜多发睾丸炎，母畜多流产。人感染布氏杆菌的病情复杂，表现为乏力，全身软弱，食欲不振，失眠，咳嗽，有白色痰，可听到肺部干鸣，多呈波浪热，也有稽留热、不规则热或不发热。盗汗或大汗，睾丸肿大，一个或多个关节发生无红肿热的疼痛，肌肉酸痛，应用一般镇痛药不能缓解，由于关节和肌肉疼痛难忍，即使不发烧也不能劳动，故该病又被称作"懒汉病"。病灶发生在生殖器官，影响生育，严重者可引起死亡。

3）预防措施

家畜患病应全部淘汰，检出带菌畜消灭传染源，免疫健康畜增强抗病力，是控制布氏杆菌病的有效措施。经常与家畜接触者，应具备一定防病知识，既要防止布氏杆菌在畜间传播；又要防止病畜传染给人，特别是在接产或处理流产时要谨慎，为防止细菌感染，在接产时，暴露的皮肤应涂擦凡士林、戴眼镜、口罩、胶皮手套和穿胶靴等。处理完毕，应立即严格消毒，胎衣等物要深埋。现场要用2％氢氧化钠消毒，用具、工作服等可用3％来苏水浸泡消毒。为更安全，最好预先接种布氏杆菌疫苗，增强免疫力。

感染布氏杆菌病畜的肉品及内脏均应进行高温处理或盐腌等无害化处理后再食用。生殖器官及乳房必须废弃。

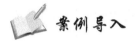 **案例导入**

广州和深圳猪口蹄疫情况

2010年2月22日，广州白云区石井街黄金国发生生猪疫情，3月1日经国家口蹄疫参考实验室检测，确诊该起疫情为生猪O型口蹄疫疫情，向OIE（世界动物卫生组织）汇报，发病生猪共1474头，同群猪共计8382头已全部扑杀并做无害化处理。

五、口蹄疫

口蹄疫是偶蹄动物（两瓣蹄子的兽类）由口蹄疫病毒引起的一种高度接触性人畜共患急性传染病。多见于牛、羊、猪。病原体为口蹄疫病毒，病畜的唾液、粪尿、肉和奶汁中含有口蹄疫病毒。

1）感染途径

人曾因接触口蹄疫病畜及其污染的毛皮，或误食病畜的奶、肉品等途径而感染。人一旦受到口蹄疫病毒传染，经过2～18d的潜伏期突然发病，发烧，口腔干热，唇、齿龈、舌边、颊部、咽部潮红，出现水疱。皮肤水疱见于手指尖、手掌、脚趾。同时伴有头痛、恶心、呕吐或腹泻。患者数天痊愈，预后良好。有时可并发心肌炎。患者对人基本无传染性，但可把病毒传染给牲畜动物，再度引起畜间口蹄疫流行。

2）临床表现

病畜的主要症状是口角流涎呈线状，口腔黏膜、齿龈舌面和鼻翼边缘出现水泡，由谷粒大逐渐增大到豌豆大，水泡破裂后形成烂斑。蹄叉、蹄冠也发生水泡，同时伴有发烧、食欲不振等症状，患病动物体重大幅下降。这是口蹄疫的典型症状。

肉部鉴定时，如口蹄部位有病灶，胃肠有时呈出血性炎症，牛羊的胃黏膜有时出现水泡，偶尔可继发化脓感染。心脏脂肪变性、呈花纹状斑纹，心包上有出血点。

3）预防措施

凡患口蹄疫的同群牲畜应立即屠宰。加强屠宰前，兽医检疫，体温增高的病畜其肉部、内脏及副产品应高温处理；体温正常的病畜体，去骨经排酸（即在0～6℃48h或

6℃以上 36h，或 10～12℃ 24h 无害化处理）后可食用。

六、绦虫病和囊尾蚴病

绦虫病的病原体为绦虫。牛为无钩绦虫，猪为有钩绦虫。牛、羊、猪是绦虫的中间宿主，其幼虫在猪和牛的肌肉组织内形成囊尾蚴，故本病亦称囊尾蚴病。囊尾蚴多寄生在动物的舌肌、咬肌、臀肌，深腰肌和膈肌内，肉眼可见白色，绿豆大小，半透明的水泡状包囊，包囊一端为乳白色不透明之头节，受感染的猪一般称为"米猪肉"，牛囊虫须经放大才能看到。

1）感染途径

人食用了未经煮熟的患有囊尾蚴病的猪肉，囊尾蚴可在人体肠壁发育为成虫（绦虫），使人患绦虫病。人患绦虫病后可长期排孕卵节片，猪食后又可得囊尾蚴病，造成人畜间相互感染。

2）临床表现

囊尾蚴可使人得绦虫病，病人出现贫血、消瘦、腹痛、消化不良、腹泻等症状。也可使人感染囊尾蚴病，囊尾蚴寄生在人体肌肉中可出现酸痛、僵硬；寄生于脑内可出现神经症状，抽搐、癫痫、瘫痪甚至死亡；寄生于眼中会压迫眼球，出现视力下降，甚至失明。

3）预防措施

建圈养猪，加强粪便无害化处理，控制人畜互相感染。注意个人卫生，生熟要分开，不吃生的或半生的猪肉及其制品。加强肉类检验，防止米猪肉上市。

4）病畜肉的处理原则

（1）凡在 40cm² 肌肉上发现囊尾蚴少于 3 个可用冷冻或盐腌法处理。

盐腌时将肉切成重 2.5kg 以下，厚度不超过 8cm，腌 20d。

冷冻处理时使肉内部温度达到 −10℃，然后在 −12℃ 下 10d 或 −12℃ 后，再于 −13℃ 存放 4d。

（2）肉在 40cm² 面积内有 4～5 个囊尾蚴，应采用高温处理，

（3）在 40cm² 面积内有 6～10 个，作工业用或销毁。

（4）为了检查上述处理后的病畜肉中囊尾蚴是否确被杀灭，可挑取各部位的囊尾蚴，在 37℃ 加胆汁孵化，如在 30～36min 内囊虫头节由囊内伸出，表示仍有存活囊尾蚴，仍需观察 12h 才能做最后确定。

七、旋毛虫病

1）感染途径

病原体为旋毛虫。旋毛虫是一种很细的线虫，国内多见于寄生猪、狗、狼、猫、熊、野猪、鼠及羊等体内的膈肌、舌肌和心肌。动物患病后无明显症状，宰杀后能发现钙化后的包裹或针尖大小的灰色小结节。旋毛虫病是人食用了未煮熟透、带有旋毛虫的病肉后而感染。

2）临床表现

人因食未煮熟烧透的病畜肉，在 7 天左右幼虫在人体内可发育为成虫，成虫在肠黏

膜内寄生并产生大量的新幼虫。幼虫钻入肠壁经血流向人体肌肉内移行，患者逐渐出现恶心、呕吐、腹痛、腹泻、高烧，眼睑、面部甚至全身水肿，局部或全身肌肉疼痛，皮肤出现皮疹等。其他常见的有结膜炎、急性动脉内膜炎、心肌炎、咳嗽、咯痰等症状。幼虫进入脑脊髓，还可引起头痛、头晕等脑膜炎样症状。

3）预防措施

旋毛虫病有时能形成地方性流行病，在临床诊断和治疗上均较困难。因此必须加强肉品的兽医卫生检验而防止人类感染。加强卫生宣传教育，不吃未熟透的肉，特别是猪肉、狗肉及其他野生动物肉。

4）肉品卫生检方法及处理原则

猪宰后取二侧膈肌脚各一块，约 20g 重，肉眼观察后剪取米粒大小肉块 24 块，在低倍镜下观察，在 24 个切片中发现旋毛虫不超过 5 个，肉可经高温处理后食用，超过 5 个者不能食用。然而脂肪和内脏因无旋毛虫寄生而可食用的。

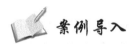 **案例导入**

广东江门七成人染肝吸虫病

2010 年 8 月 23 日在江门市召开的首届珠中江消化论坛上，广东省消化病学会常委、江门市中心医院消化内科主任尹合坤向记者透露：据江门市疾控部门经抽样调查加临床统计估算，江门市 400 多万人口中感染肝吸虫病的人估计有 280 多万，约占全市人口的七成。

八、中华枝睾吸虫病

中华分枝睾吸虫简称华枝睾吸虫，俗称肝吸虫病，是由后睾科枝睾属的中华枝睾吸虫寄生于人、猪、狗、猫等的肝脏胆管和胆囊中而引起的一种重要的人畜共患吸虫病，根据各地学者的调查，我国已有 23 个省、市、自治区存在本病。

1）感染途径

中华枝睾吸虫在发育过程中需两个中间宿主，第一个中间宿主为淡水螺，第二中间宿主为淡水鱼和虾。成虫寄生于人、猪、狗、猫等胆管和胆囊中，所产的卵，随胆汁进入肠道，再随粪便排出体外。进入有第一中间宿主的水中被淡水螺吞食后，在螺的体内孵出毛蚴，进入螺的淋巴系统，发育为胞蚴、雷蚴和尾蚴。尾蚴离开螺体（这一过程大约需 100d 左右），在水中游动，如遇到第二中间宿主淡水鱼和虾，即钻入其肌肉内形成囊蚴。终末宿主：食入含有囊蚴的生的或未煮熟的鱼肉和虾后，经胃到十二指肠，在胃肠的作用下，幼虫破囊而出，从胆管开口处进入肝胆管，在肝胆管内约经 1 个月发育为成虫。

感染动物（猪、狗）胆囊肿大，胆管变粗，胆汁浓稠呈草绿色，胆管和胆囊内有很多虫体和虫卵，肝表面结缔组织增生，有时引起肝变化或脂肪变性，胆管发炎，管壁结缔组织增生，虫体多时可阻塞胆管、肝硬变，有时见坏死灶。

2）临床表现

人受感染多无症状，可稍有食欲不振、腹胀、轻度腹泻、疲乏、肝肿大等。重者可有慢性胆管炎及胆囊炎症状。极少数可出现消瘦、黄疸、腹水等肝硬变的表现。在儿童时期严重感染可致营养不良和发育障碍。

3）预防措施

禁止犬、猫进入猪舍，在流行区域内的犬、猫要定期进行粪检，发现病猪立即治疗，同时不用生鱼虾或未煮熟的鱼虾喂猪，为免感染禁止在鱼塘附近放牧，并消灭沟塘中的淡水螺。粪便进行发酵处理，不要给猪吃生鱼。改进烹调方法和改变饮食习惯，注意分开使用切生熟食物的菜刀、砧板及器皿。

九、肺吸虫病

1）感染途径

肺吸虫病是肺吸虫（又称卫氏并殖吸虫）寄生于人肺脏内的一种寄生虫病。肺吸虫的发育过程经过两个中间宿主，第一中间宿主为淡水螺类，如川卷螺，第二中间宿主为淡水蟹（溪蟹）或喇蛄（螯虾），终末宿主是人及其他肉食哺乳动物。

人体感染肺吸虫的主要方式是生食或半生食含囊蚴的溪蟹或喇蛄。此外，可因活囊蚴污染食具、手和饮水而造成感染，或者食用感染肺吸虫病的动物肉而感染。

2）临床表现

肺吸虫病常见症状有食欲不振、乏力、消瘦、低热、荨麻疹等。因虫体所侵害的部位不同，其对局部组织的破坏而造成的特征性病灶，即肺吸虫囊肿的表现也不同。如成虫寄生在肺脏，则可咳嗽、胸痛、咳血痰或铁锈色痰（痰中带虫卵）为主要症状。

3）预防措施

加强卫生宣传教育，做好饮食、饮水卫生，不生食或半生食溪蟹、喇蛄等，不喝生水。加强粪便管理，以免虫卵污染水源。

十、姜片虫（肠吸虫）病

1）感染途径

姜片吸虫简称姜片虫，其成虫寄生于人的小肠壁引起疾病。人类因生吃了已带有姜片虫囊蚴的菱角、荸荠、茭白等水生植物后而被感染。

2）临床表现

轻者食欲不振；长期反复感染的儿童可出现发育障碍和智能减退，有可能成为侏儒症；有人感染后可出现消瘦、贫血、水肿、腹痛等症状，严重的可出现腹水。当虫体寄生过多时引起肠道的损害，甚至造成机械性堵塞。

3）预防措施

开展健康教育，尽量不生吃菱角、荸荠等水生植物，如需生吃必须彻底清洗干净或用沸水漂烫，不喝河塘内生水。加强粪便无害化管理。

十一、隐孢子虫病

1）感染途径

隐孢子虫病是一种全球性的人兽共患病，其病原体为一种寄生原虫，即隐孢子虫。寄生于人体的隐孢子虫主要是微小隐孢子虫，隐孢子病是造成腹泻的重要原因之一。隐孢子虫病人的粪便和呕吐物中含大量的卵囊是主要的传染源，人与人的相互接触是重要的传播途径。隐孢子虫主要卵囊经口感染，也可通过呼吸道感染。

2）临床表现

隐孢子虫病的临床症状和严重程度与病人的免疫功能及营养水平状况有关。免疫功能正常的人感染后，主要表现为急性水样腹泻，一般无脓血，量大，常伴有腹痛、腹胀、恶心、呕吐、食欲减退或厌食、口渴和发热等症状。免疫缺陷者感染后症状严重，常见为霍乱样水泻等症状，该病为艾滋病患者主要致死病因之一。

3）预防措施

预防本病应防止病人或病畜的粪便污染食物和水源。注意个人卫生，增强人体免疫力，保护免疫功能缺陷或低下者，避免与病人或病畜接触。

十二、蛔虫病

1）感染途径

蛔虫病是最常见的肠道寄生虫病。传染源是蛔虫病患者和感染者。蛔虫是一种大型线虫，形似蚯蚓，呈淡红色。寄生于人体小肠内并产卵，卵随粪便排出，在适宜的条件下，约经2周发育成为成熟虫卵。虫卵污染泥土、水或食物，进口吞入，即在肠内孵出幼虫。幼虫钻入肠黏膜，经淋巴管或微血管移行到肝脏，再经右心到肺，穿破肺部微血管到肺泡，由支气管、气管逆行至咽喉，然后再被咽下到达小肠，发育成为成虫。从吞食感染性虫卵到发育成为成虫产卵，约需2个月。蛔虫寿命约1年左右。

蛔虫病是儿童，尤其是农村儿童最常见的寄生虫病。人常因生食被蛔虫卵污染的根茎类、瓜果类食物造成感染。

2）临床表现

肠蛔虫患者可有脐周阵发性腹痛、恶心、呕吐、食欲差。有的食欲正常却体格消瘦。有的还有腹泻，大便中带不消化食物并排出蛔虫。有的还有低热，皮肤发风疹块，爱哭闹，不活泼，烦躁不安，晚上睡眠易惊醒、磨牙。久而久之，营养状况大受影响，体弱多病。

肠内蛔虫一般处于安静状态，但受到各种刺激（如高热、消化不良、驱虫不当等）后易使蛔虫骚动及钻孔，可引起严重的并发症，常见的有蛔虫进入肝、胆可引起肝脓肿和黄疸及剧烈腹痛，严重的造成肠梗阻。当幼虫移行经肺部时可出现阵发性咳嗽、气喘。

3）预防措施

应采取综合性措施，开展卫生宣传教育，要养成良好的个人卫生习惯，不饮生水，不吃不洁净食物，不随地大小便，饭前便后要洗手，小孩不要玩泥土等。改善环境卫生，加强粪便管理，以达到彻底杀死虫卵的目的。

其他常见的人畜共患传染病、寄生虫病如表 4-2 所示。

表 4-2　其他常见的人畜共患传染病、寄生虫病

	概　述	病畜肉改变	病畜处理
鼻疽	由鼻疽假单胞菌引起的多发生在马、骡和驴的一种急性传染病，人类感染途径为消化道，呼吸道和损伤的皮肤黏膜	病畜患皮肤鼻疽则在皮肤上形成黄豆大小结节，有时沿淋巴管排列呈串；患畜为肺鼻疽时，肺部有浅灰色呈玻璃样的结节，周围有红色充血带。患畜肉尸鉴定时，鼻中隔有边缘正齐而圆滑，稍隆起的溃疡灶或呈星芸状瘢痕。喉头和气管也有粟粒状小结节高低不平，边缘不齐的溃疡，肺、肝和脾有粟粒至豌豆大结节	鼻疽病畜的肉尸，内脏及皮毛，骨等全部工业用或销毁
猪丹毒	由丹青杆菌引起的多发生在猪的一种急性传染病，人类感染途径为消化道，损伤皮肤，吸血昆虫传播	宰后见皮肤上出现稍隆起的红斑，呈大小不等的方形，菱形或圆形疹块、指压褪色。全身淋巴结肿大，充血，剖面多汁。脾脏，肾肿大，胃底及幽门部和小肠黏膜呈出血性炎症	一旦发现本病，应即时隔离重病猪并做治疗，全群紧急免疫接种。注意环境和粪便的消毒。对于病猪的尸体应做烧毁或其他无害化处理，杜绝散播
猪水泡病	由滤过性病毒引起的多发生在猪的一种急性传染病，人类感染途径为接触性传染病	蹄、口腔、鼻端、乳头等处发生水泡	病畜应急速宰杀，其同群的猪也应全部宰完，病畜肉尸内脏、头、蹄、血液和骨骼等经高温处理后出场。毛皮须经消毒后才能出厂，病害胃肠内容物及屠宰场所须用 3%～4% 粗制 NaOH 溶液消毒，工作服用蒸汽或煮沸消毒
结核病	由结核杆菌引起的多发生在牛、羊和猪等家畜的一种急性传染病，人类感染途径为接触性传染病	全身消瘦、咳嗽、呼吸音粗糙、有罗音、贫血。颌下及体表淋巴结肿大变硬	患全身结核肉部消瘦者销毁、肉部不消瘦病变部位割下销毁，其余部分高温处理后食用
弓形虫病	由弓形虫引起的多发生在人、狗、猪、兔、鸡、鸭等，多发生在呼吸道、肠道、皮肤黏膜	解剖可见肠系膜淋巴结肿大。呈桃红色，刀切有脆感；肺充血水肿，肝脏浊肿，质地变硬，小叶有散在性细小的黄色坏死点，肾、脾肿大，肉部一般放血不全。淋巴结新鲜切面做涂片可见到裂殖型弓型体弓虫，呈半月型散在于细胞之间其长度与红血球直径相当，核为紫红色	家畜流产的胎儿及其一切排泄物，包括流产现场均须严格处置；对死于本病和可疑的畜尸按 GB16548—1996《畜禽病害肉尸及其产品无害化处理规程》处理，防止污染环境。不准用上述物品饲喂猫及其他肉食动物

 本章小结

本章主要讲述了食物产生中毒性的原因、食物中毒的特征、食物中毒的流行病学特点、食物中毒的分布特点、细菌性食物中毒的流行病学特点和诊断原则、细菌性食物中毒的处理原则、食物中毒发生时食品加工、餐饮企业的处理及应对办法等基本概念；对常见的细菌性食物中毒、化学性食物中毒、动物性食物中毒、有毒植物中毒和常见人畜共患传染病、寄生虫病的病原学特点、流行病学特点、临床表现、诊断方法、急救和预防措施也进行了较为系统地阐述。

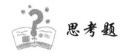 思考题

1. 名词解释

食源性疾病、食物中毒、细菌性食物中毒、化学性食物中毒、动物性食物中毒、有毒植物中毒、毒素型食物中毒、感染型食物中毒。

2. 基本概念

(1) 食物产生中毒性的原因是什么?

(2) 食物中毒的特征是什么?

(3) 食物中毒的流行病学特点是什么?

(4) 食物中毒的分布特点是什么?

(5) 细菌性食物中毒的流行病学特点和诊断原则是什么?

(6) 细菌性食物中毒的处理原则是什么?

(7) 食物中毒发生时食品加工、餐饮企业的处理及应对措施是什么?

(8) 什么是沙门氏菌属食物中毒、变形杆菌食物中毒、副溶血性弧菌食物中毒、致病性大肠杆菌食物中毒、蜡样芽孢杆菌食物中毒、葡萄球菌肠毒素中毒、肉毒梭状芽孢杆菌毒素中毒、椰酵假单胞菌食物中毒、河豚鱼中毒、鱼类引起的组胺中毒、贝类中毒、毒蕈中毒、含氰苷植物中毒、发芽马铃薯中毒、四季豆中毒、生豆浆中毒、麦角中毒、赤霉病麦中毒、霉变甘蔗中毒、霉变甘薯中毒、砷中毒、锌中毒、亚硝酸盐中毒、甲醇中毒、瘦肉精（盐酸克伦特罗）中毒、常见的农药中毒、疯牛病、人感染高致病性禽流感、炭疽病、布氏杆菌病、口蹄疫、绦虫病和囊尾蚴病、旋毛虫病、中华枝睾吸虫病、肺吸虫病、蛔虫病、隐孢子虫病、姜片虫（肠吸虫）病的病原学特点、流行病学特点、临床表现、急救和预防措施?

 推荐书目

王尔茂. 2004. 食品营养与卫生. 北京：科学出版社.

郑子新，张荣欣. 1999. 现代营养全书. 成都：四川人民出版社.

 相关连接

急性中毒（食物中毒）http://www.39.net/Treatment/120/jjxx/zd/88263.html

中国食品科普网 http://www.spkp.cn/html/swzd/154316831.html

大中华健康网 http://www.jkw.cn

第五章　食品卫生安全管理

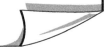 知识目标

　　了解餐饮业卫生管理、食品加工制造业卫生与管理、食品流通环节的卫生与管理、街头食品卫生与管理和火锅卫生与管理的意义和措施。

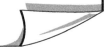 技能目标

　　能灵活运用各方面知识和技巧，保证饮业卫生管理、食品加工制造业、食品流通环节、街头食品和火锅企业的食品卫生与安全。

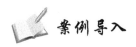 案例导入

双汇"瘦肉精"事件的启示

　　济源双汇食品有限公司违规使用瘦肉精。

　　经调查，双汇食品有限公司的各项制度是健全的，从饲养、运输，再到屠宰、销售，每个环节似乎都有严格程序把关，但又都是形同虚设。

　　双汇养殖场办公室赫然挂着的绿色生猪养殖场的牌子，好看又给力，庄严又肃立。请问是谁颁发的？为什么只颁发不进行后续监督？发嘉奖牌岂不是跟发扑克牌一样草率轻松。

　　遍布全国各地的各级检查监测部门往往成为摆设和隐形部门，作用不明，效益良好。近几年来的公共卫生事件清一色是媒体人曝出的，但国内监管机构的不作为，仅依靠媒体的曝光是远远不够的。

　　还记得2008年的三聚氰胺事件，奶制品行业都有使用，杀一儆百，三鹿倒下。与其同样添加三聚氰胺的其他乳品企业继续活跃在乳制品舞台。据养殖场人士所言，90%的猪都喂瘦肉精，是行业内普遍现象，与其如此，其他同类企业能独善其身吗？瘦肉精的问题，是否已成为养殖行业的潜规则。

　　由"瘦肉精"和"三聚氰胺"事件可对我国食品安全形势、食品安全监管力度以及食品安全责任追究现状窥见一斑。

　　发生自然灾害，死伤再惨重可估量；食品安全出现问题，造成的危害却是肉眼看不见的和无法估量的。吃了含毒食品短期也许不会体现出较大反应，但对身体造成的危害却可能是永久的。食品出现了问题，从遗传角度讲，伤害的不只是一代人。

第一节　概　　述

人类的生存离不开食品，一个正常人每天大约需要吃掉 1~1.2kg 的食品，但是随着食品一同进入人体的有毒物质，可引起人类的多种疾病，因此，保证食品的卫生质量，保护消费者的健康，是每一个食品生产经营从业人员和烹饪工作者的责任和义务。

1. 食品卫生管理的意义

我国在 1998 年 10 月 30 日颁布了中华人民共和国《食品安全法》。因为只有通过有效的食品卫生管理，才可以提高食品卫生质量，保证食品的安全性。其意义体现在以下几方面：

（1）延长产品的贮存时间。

（2）改善产品形象，增进产品的公众可接受性。

（3）改善企业与顾客的关系。

（4）减少公众健康危险。

（5）增加媒体和检查人员对产品合格的信任。

（6）降低产品的回收率。

（7）提高员工的组织纪律性。

2. 食品卫生安全法制管理

1）逐步建立完善的食品安全法规体系

食品安全法规不仅仅作用于食品生产企业，它对餐饮企业同样重要。所以，进一步贯彻落实《食品安全法》的处罚条例、实施细则和行政法规是有必要的，从而建立起一整套食品安全法规体系。使食品卫生监督管理工作更加规范化、制度化、科学化。逐步制定餐饮企业的卫生规范，对餐饮管理的卫生管理工作及企业卫生设施实行综合管理，运用法规确保食品的安全卫生，从生产过程中保证食品卫生质量。

2）加强食品或餐饮企业的自身卫生管理

大多数卫生不合格的食品都是由于食品企业或餐饮企业放松其自身管理而造成的。所以，为了保证食品的卫生质量，首先要加强食品企业或餐饮企业内部的自身卫生管理。食品企业或餐饮企业必须把食品卫生管理作为企业管理的重要内容。加强自身管理和监督，改善卫生条件，是食品卫生工作的重要基础。食品企业或餐饮企业应健全卫生管理和卫生检验制度，在不断更新品种的同时，把好食品卫生与安全关。

3）搞好食品安全法制教育

食品生产经营企业与餐饮企业在追求效益的同时，更应该重视食品卫生管理。其主要措施是通过食品安全法制教育和食品卫生知识的普及工作，使食品生产经营企业与餐饮企业内部各主管部门重视食品卫生工作，搞好其自身卫生管理和检验，同时还要发挥消费者的监督作用。

第二节　餐饮业的卫生管理

一、烹饪原料采购的卫生管理

1. 采购的目的

采购，是餐饮管理的一个重要内容，尤其是烹饪原料的采购，如果购入的原料质量低劣，与采购计划规格不符，不卫生，或霉烂腐败变质，轻则无法保证菜品质量，重则可引起食物中毒，破坏酒店的信誉和声望，从而降低企业竞争力。

同时采购又是餐饮管理的一个重要内容，是进行餐饮生产活动前的一项必不可少的准备，因此餐饮经济活动的起点。加强对采购工作的管理，在适时、适量、适质、适价、经济合理上多下功夫，可以降低成本费用，加速资金周转，节约资金占用，提高饭店的经济效益。

总之，采购的主要目的是从合适的供应商处，以合适的价格收购到符合质量和数量要求的物资。目标是保持质量和价值，最大限度地节约资金投入。

2. 采购人员应具有的素质

1) 应具备相应的管理能力

优秀的采购人员应具备相应的经营能力、技术能力和一些其他方面的能力。其中，经营能力是指采购员能了解企业现有的地位，企业的短期计划和长远目标。只有具备这些知识才能根据管理的整体计划实施采购活动。技术能力之所以必要，是因为它可以使采购员工作的更有效率。同时，采购员的技术专长也有赖于他对饭店的质量、卫生、成本标准及哪一类的产品才适合上述需要的了解程度。

2) 采购员应具备良好的交际能力和职业道德标准

诚实和讲信用是两个重要的基本素质。采购员经常会遇到各种诱惑：如给回扣或私下送佣金等，所以要不断培养、教育采购员使其形成廉洁和诚实的品格，并且在关乎食品卫生、质量或成本方面坚持原则。

3) 采购员应具备的业务素质

（1）了解餐饮经营生产。首先要熟悉菜单，其次熟悉厨房的加工、切配和烹调的各个环节，要懂得各种原料的损耗情况、加工的难易程度以及烹调的特点，能根据需要和市场行情制定当天和近期的采购计划。

（2）熟悉业务。了解各类食品原料的名称、特性、品质、产地和价格，掌握什么季节采购什么产品，什么产品容易存放，什么不耐贮存，这些知识对原料的选择和采购数量的决策有很大作用.

（3）及时了解市场行情，熟练掌握各种食品的销售渠道，熟悉各批发商和零售商，积极组织货源，保证适时、适量、适质、适价完成采购任务。

（4）严格执行食品安全法规和安全制度，做到生熟分开，荤素分开，轻装轻卸，防止失落、破坏和污染。

（5）熟悉财务制度，遵守职业道德，不假公济私，营私舞弊。

（6）提货时要严格验收，票物相符。

3. 采购规格表制度

采购规格表（表5-1）是根据菜单的要求对采购的食品原料规定详细的质量要求，应包括品名、产地、部位形状、色泽与外观、气味与味道、发货状况等内容。

表 5-1　采购规格表

品　名	产　地	部位形状	色泽与外观	气味与味道	发货状况
比目鱼	上海	整条椭圆形长约为宽的2倍	鱼肉硬而有弹性，鱼肉呈白色，色泽明亮而清晰。鱼鳃应无黏液色泽粉红色，鱼鳞紧贴鱼身。	无带氨的腐败味	订货后次日交货，县域交货
葡萄	新疆一级品	中等和大椭圆形或圆形	紫红色无可见斑点或皮伤	酸甜适中	每日订货次日交货
青岛啤酒	青岛啤酒厂	易拉罐	淡黄色液体，崂山泉水酿制，原麦汁浓度12°P，酒精≥3.7%（质量分数）	略带苦味	订货后三日交货

其主要作用有以下几点：

（1）统一标准，有效避免采购员和供应商之间对原料质量发生分歧的可能性。

（2）一劳永逸，避免了每次都要对供应单位提出各种原料的质量要求。

（3）可以将采购规格分发给若干个供应商，招标选择最低价格。

（4）可以作为验收的质量标准以便严格控制原料的质量。

二、原料验收的卫生管理

1. 验收的重要性

验收的作用是对采购的原料进行检察，对它们的质量和数量加以评价，对价格予以检查，然后决定是否收下。

2. 验收员应具备的专业知识

一位合格的验收员应知道验收中发现了问题如何处理，并且向发货人当面指出问题并监督其改正。可以说验收这一关比采购更重要。一旦验收者在发货清单上签了字，原料在法律上就算被接收，与发货人不再有关系，所以，酒店在选择验收员时应仔细挑选、慎重任用，同时建议应对验收人员进行相应的岗前培训。一名合格的验收员应具备以下素质：

（1）具有健康的体魄，讲究清洁卫生。

（2）具有对食品质量和卫生状况的判断力。

（3）具有相关的产品知识。

3. 验收员应具备的素质

验收人员在验收货物时除了准确地核对数量外，还要对原料的质量负责，真正落实"三不收"原则；即原料已经损坏不收；食品原料和调料不卫生不收；味道不正不收。各类原料的验收有以下几个要点。

1）肉类及家禽的验收

（1）所购入的整体家畜肉应有卫生、防疫及完税合格印戳，病畜肉、死畜肉、腐败变质畜肉及注水肉及未达到宰杀标准的肉一律拒收。

（2）家畜越老，味道越差，应认真识别。如脂肪、肌肉颜色越重则年龄越老，皮肤皱纹越多则年龄越老。

2）鲜蛋及蛋制品的验收

（1）蛋壳清洁应完好无损，抚摸时略感粗糙，具有鲜蛋正常的光泽，手摇无声，入水下沉者为鲜蛋。同样大小的蛋，份量重者略新鲜。

（2）用灯光检验，鲜蛋全蛋透光不见或略见蛋黄暗影，气室小，内部无霉斑、结块等。

（3）咸蛋（包括盐腌的鸡、鸭、鹅蛋）的蛋白纯正无斑点，较嫩，蛋黄为橙色，松沙出油，咸淡适口无异味。

（4）松花蛋的蛋清弹性大，色泽为茶褐色并有松枝花纹。检验时通常用手将蛋向高处抛起，落入手掌后有振动感为佳；蛋黄外围墨绿色或蓝黑色，中心为橘黄色，无咸味，辣味较淡。

3）蔬菜与水果的验收

（1）大小均匀，发育充分，形状完整。

（2）色泽鲜美结构紧密，无异味。

（3）无损伤、无病虫害、无干疤、水锈、枯萎等现象。

（4）不收腐烂、变质果蔬。

（5）不收未成熟或过度成熟的果蔬。

4）罐头食品及罐装饮料的验收

（1）必须要在有效贮存期内。

（2）包装外形不整或开裂漏汁者不收。

（3）过期、变质有异味者应拒收。

5）酒类的验收

酒的种类很多，但其主要成分都是酒精和水，而酒的风味主要取决于含量很少的醛、酸、醇、酯、糖和部分香料等。至于各类酒水的理化检验国家均有明确规定。由于饭店所采购的酒类以瓶装居多，故验收应以感官检验为主。验收时应主要注意两点：

（1）应认真鉴别真伪，明确商标和其他标记，检查保险瓶盖是否完整无缺。

（2）对高级名酒要逐瓶检查，普通酒逐箱抽查即可。

三、贮存的卫生管理

食品的贮存卫生管理是餐饮业卫生管理的重要组成部分。厨房内食品大多数耐贮性差，容易发生虫蛀、腐烂及霉变等现象，造成浪费。食品贮存的基本要求在于防止食品的腐败变质，消灭或控制微生物的生长繁殖，抑制组织酶的活动，减少营养损失，保持食品的固有性状，延长食品可供食用的期限。原料贮存不当引起的品质变化如表 5-2 所示。

表 5-2　原料贮存不当引起的品质变化

变化的类别	变化的特点	品质变化现象举例
物理变化	只改变外表形态，无新物质生成，严重时可丧失食用价值	挥发、溶化、渗漏、干裂、玷污、变形、破损
化学变化	既改变物质的外表，又改变营养成分，并形成新的有毒物质	氧化、分解、聚合、老化、锈蚀、变味、变色、沉淀
生物学变化	受虫害或微生物侵蚀而发生的变化	虫蛀、鼠咬、霉变、细菌性腐败
生物化学变化	固有酶作用，外界温度、湿度、日光、风、空气作用后发生的变化	潮解、皱缩、自溶，同时给害虫、微生物创造孳生繁殖的条件

　　烹饪原料大多为动、植物性组织，当贮存条件不良时，烹饪原料易发生物理、化学、生物学等方面的变化，引起原料腐败变质。因此，加强贮存的卫生管理是有必要的。

　　烹饪原料的贮存设备分为常温贮存室和冷藏库，它们是烹饪原料贮存的主要场所，是食品生产经营企业不可缺少的组成部分。贮存设备卫生情况的好坏直接影响到烹饪原料的卫生质量。

　　1) 贮存保管室的卫生要求

　　(1) 清洁卫生；贮存保管室要清洁、通风、防潮、防湿、防霉并经常打扫卫生，消灭贮存室内的鼠害、虫害。

　　(2) 合理堆码；贮存室内的所有烹饪原料应摆放在离墙至少 5cm、离地面 15cm 的地方，分类存放，并摆放整齐，这样做的目的是有助于通风。

　　(3) 分类存放，分开贮存；烹饪原料贮存时应分类存放，如果有条件应该分类存放。要考虑到各类原料的相互影响，原料、半成品、成品分开贮存，有特殊气味的原料如海产品与容易吸收气味的原料如面粉等分开贮存；食品与非食品分开贮存，长时间放置的原料要与短期贮存的原料分开贮存。

　　(4) 温度与时间的控制，食品贮存室应把时间与温度的组合关系排好，一般把贮存温度控制在 10～21℃。

　　(5) 防止污染，食品贮存室应远离污染源，以防止食品受到污染，贮存室方向应朝北，并设置防光窗帘，以防光线直射加速食品腐败变质。

　　2) 冷藏库的卫生要求

　　冷藏库贮存原料应以新鲜为主，这类原料易腐败变质，应加以妥善保管，以延长其保藏期限。

　　(1) 应本着先进先用的原则。食品进冷藏库前必须认真检查，只有新鲜的没有受污染的食品才能入库。入库食品要按日期分批存放。取用时按照先进先用原则进行，以防食品超过冷藏期限。

　　(2) 食品检验。平日里应做好卫生质量检查工作，定期对冷藏库进行检查，及时发现并处理有变质征兆的食品。

　　(3) 注意温度的控制。冷藏库内的温度要保持恒定，不能忽高忽低，库内温度变化幅度最好在正负 1℃。冷库门不能频繁开启，以免温度波动过大。对冷库要定期除霜。

（4）防止污染。用人造冰来保藏食品时要保证人造冰用水要符合饮用水的卫生标准，用天然冰保藏食品时，冰融化后的水滴不能与食品接触；若使用有机溶剂的机械冷藏设备时，要防止制冷剂污染食品。

（5）注意个人卫生。冷藏库存取货物应由专人负责。操作人员须穿工装、专用鞋，以免污染食品。冷藏库内严禁存放与食品无关的其他杂物，以防止食品污染和发生差错。

3）冰箱、冷柜的卫生要求

冰箱、冷柜仅能阻止食品表面或内部的细菌繁殖，而不能杀死细菌，所以只能用于食品的短期贮存。

（1）要学会控制温度。根据食品的性质确定冷藏温度的高低，以减少原料中营养素在冷藏期间的损失，抑制微生物的生长繁殖。

（2）要本着合理存放，先进先用的原则。

（3）避免交叉污染，注意生熟原料分开，先存放原料与后存放原料分开的原则；热的食品要凉透后才能放入冰箱或冷柜；动物性原料应初加工后再放入冰箱、冷柜贮存。

（4）注意清洁，定期对冰箱、冷柜进行冲刷。特别是夏季，气温较高，最好每半个月用热碱水冲刷一次，以去除油污，杀灭低温下生长的霉菌。另外还要定期除霜。最好一个月除霜一次。

四、烹饪工作者的个人卫生管理

良好的个人卫生对菜品的安全是至关重要的，因为很多食物中毒都是由于员工的不良操作引起的。手是传播病原体到食物上的最常见媒介。因此，进行生产操作时，手应尽量保持清洁。

1. 烹饪工作者个人健康的要求

由于烹饪工作者们的服务对象直接是人，所以，烹饪工作者们必须先取得体检合格证后才可以参加工作。凡是体检确认患有以下疾病者均不能从事烹饪生产工作：如肝炎（尤其是病毒性肝炎和携带者）、肺结核、伤寒、痢疾、化脓性、渗出性或脱屑性皮肤病以及其他有碍于食品卫生的疾病。

2. 烹饪操作的卫生要求

烹饪从业人员在上岗期间，必须保持良好的个人卫生，做到勤洗澡、勤理发、勤换工装、勤剪指甲养成良好的卫生习惯，防止污染食品。

1）着装的要求

烹饪专业从业人员在工作期间的着装是有具体要求的：

（1）进入厨房前应穿戴整洁、统一的工装。工装应盖住内衣，头发不要漏于帽外。

（2）每天更换工装，保持工装整洁。

（3）进入厨房前不准浓妆艳抹、染指甲、喷香水等，不准佩戴手表及任何种类的首饰。

（4）袖口、领口要扣严，不得穿戴工装到加工区以外的地方，尤其不要穿工装上厕所。

2）手及刀具的卫生

烹饪工作者双手及刀具必须保持良好的卫生状态，如出现以下任意一种情况必须彻底洗手或清洗刀具。

（1）开始工作前。

（2）上厕所后。

（3）处理任何生的动物性原料之后。

（4）处理被污染的原材料、废料、垃圾之后。

（5）清洗设备或接触不洁用具后。

（6）用手抠耳、挖鼻或用手捂嘴咳嗽后。

（7）接触其他有可能被污染的器具或物品后。

（8）工作中应勤洗手、勤冲洗刀具，至少每 1～2h 洗手一次，每次用过刀后认真冲洗一次。

五、鼠害、虫害的控制

厨房在必要时应进行除虫灭害作用，要采取有效措施防止鼠类、蚊虫、苍蝇及其他有害昆虫的聚集和滋生。对已经发生的场所应采取紧急措施加以控制和消灭，防止蔓延和对食品的污染。

1. 鼠害的控制

1）厨房内的硬件要求

厨房内要保持排水系统畅通，排水口要安装网罩，厨房内所有下水口均应设有铁网（规格为 1cm）以防老鼠钻入。

2）毒饵的选择

（1）对鼠类适口性好。

（2）对鼠类有选择性毒力。

（3）操作安全，使用方便。

（4）作用缓慢。

（5）二次中毒危险性小。

（6）对人体安全。

（7）没有积蓄毒性。

（8）在环境中很快降解。

（9）有解毒药。

3）其他灭鼠器具

除了使用灭鼠药以外，还可以在酒店的走廊内、库房内使用粘鼠板，间隔最大不超过 8cm，对于短于 8cm 的墙壁也要放置一个粘鼠板。

2. 虫害的控制

厨房内所有门窗及外界开口通道均应安装纱门、纱窗等防虫设施，并保证风幕能够正常工作，以防止昆虫进入。另外，要保证灭蝇灯的正常工作，灭蝇等应保持 24h 开启，同时应定期清洁，避免死虫堆积。

3. 灭鼠、灭虫药品的管理

灭鼠药、灭虫药必须远离食品单独存放，并加锁贮存，确保只有特定人员才能接触到。应确保所有杀虫剂均有标签。粘鼠板虽然不是灭鼠药，但也要远离食品，杀虫剂空瓶必须及时处理掉,若保留需标明"只可用于杀虫剂"等字样。食品原料与非食品原料不得同库存放。

六、什么是食品饮食卫生"五四制"

(1) 由原料到成品实行"四不":①采购员不购腐烂变质的原料;②保管员不收腐烂变质的原料;③加工员不用腐烂变质的原料;④营业员不销售腐烂变质的食品。

(2) 成品食物存放实行四隔离:①生与熟隔离;②成品与半成品原料隔离;③食品与杂物药物隔离;④食品与天然冰隔离。

(3) 用餐具实行"四过关":一洗、二刷、三冲、四消毒。

(4) 环境卫生做到"四定"制度:定人、定物、定时间、定质量,划分区域。

(5) 个人卫生做到"四勤":勤洗手勤剪指甲、勤洗澡理发、勤洗衣服被褥、勤换工作服。

第三节　食品加工制造业的卫生管理

一、食品加工制造业分类

食品加工制造业可分为食品加工业、食品制造业、饮料制造业三类。

1. 食品加工业

食品加工是指改变食品原材料或半成品的形状、性质或表面状态,并使之符合规定要求,如磨制面粉、家畜屠宰等。

食品加工业的类别有:①原粮加工业;②食用植物油加工业;③制糖业;④屠宰及内蛋类加工业;⑤水产品加工业;⑥盐加工业;⑦酱菜加工业;⑧其他食品加工业(包括果干加工,炒制品加工等)。

2. 食品制造业

食品制造业包括:①糕点、糖果制造业;②乳制品制造业;③罐头食品制造业;④发酵制品制造业;⑤调味品制造业;⑥其他食品制造业(包括豆制品制造,代乳品制造,冷冻食品制造)。

3. 饮料制造业

饮料制造业包括:①酒精及饮料酒制造业;②软饮料制造业;③制茶业;④其他饮料制造业。

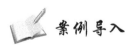 案例导入

废品市场暗藏馒头黑作坊　距离公厕仅 2 米

市民李先生称,2011 年 2 月下旬,他到来广营附近一废品市场卖废品,无意中发现里面有个馒头作坊。这个作坊每天能做出上千个馒头。"周围是那么多收废品的,馒头作坊竟然开在这种地方"。

3月10日下午，记者以工地采购员的身份，进入该馒头作坊暗访。该作坊位于五环广顺桥北大约200m，其周围是一个大型废品市场，馒头加工点位于市场最北侧一平房内。站在加工点门外，能闻到废品和垃圾所散发的浓烈异味。加工点北侧两米处，是一处公共厕所。馒头作坊由3间平房和一个外接出的窝棚组成。窝棚的门帘上满是油污，内有五六名男女在干活。记者在现场未见到营业执照，也未看到保洁设施。屋内堆放着做饭用的液化气灶、洗衣粉等杂物。

二、食品加工工艺卫生

食用加工工艺流程应当合理，按照"原料-半成品-成品-包装—贮存"的制作程序进行。原料、半成品、成品的生产过程既要严格分开，又要保持最大限度的联系性，实行生产流水作业。尽量做到机械化、自动化、密闭化、管道化操作。食品加工企业应当有相对独立的原料处理、配料、半成品处理、成品加工包装、容器和包装材料的清洗消毒等场所或操作间，要求各操作间与通道隔开，人流通道和物流通道隔开。不得使后道工序的产品返回到前道工序，防止待加工食品（原料、半成品）污染成品。

在生产各工序应充分考虑从业人员个人卫生对食品可能造成的污染。各工序的操作人员应相对固定，从业人员应定期体检，不符合食品生产的健康要求以及未进行消毒和更换工作服的人员，不得进入工作岗位。

在食品生产过程中，严格按照规定使用食品添加剂，按照允许使用的品种和允许使用的添加量正确使用。

食品包装应在具有严格卫生要求的场地和操作条件下进行，包装材料和标志内容必须符合国家有关规定。

三、食品卫生规范（GMP）和危险因素关键控制环节（HACCP）

（一）食品卫生规范

食品卫生规范是指食品生产过程中的行为规范。既原料的采购、运输和贮存，工厂的设计与实施的基本卫生要求及管理准则，我国于1989年开始，陆续颁布了15个企业单项卫生规范。即罐头厂卫生规范、白酒厂卫生规范、啤酒厂卫生规范、酱油厂卫生规范、食醋厂卫生规范、食用植物油厂卫生规范、蜜饯厂卫生规范、糕点厂卫生规范、乳品厂卫生规范、肉类加工厂卫生规范、饮料厂卫生规范、葡萄酒厂卫生规范、果酒厂卫生规范、黄酒厂卫生规、面粉厂卫生规范。此外还颁布了《食品企业通用卫生规范》。

美国的食品药品管理局于1969年制定了"食品良好生产工艺"，简称为GMP（good manutacturmg prectice）。以后又陆续制定了有关行业的GMP。我国虽未明确规定食品生产中的GMP，但上述卫生规范明显具有GMP的性质与特征。我国的食品卫生规范也可看做是"中国的GMP"。

我国的食品企业卫生规范是按卫生标准发布的，但和一般食品卫生标准存在以下区别：前者是行为规范，后者是物品规范；食品企业卫生规范主要规定了食品企业的食品加工过程、原料采购、运输、贮存、工厂设计和设施的基个卫生要求及管理准则，而一般食品卫生标准主要规定的是产品最终检验必须达到的指标，如感官指标、微生物指标、理化指标等。

食品卫生实行 GMP 管理，是人类在从事食品生产过程中对自然科学研究认识的结果。任何食品的形成都是设计和生产出来的，不是检验出来的，故靠传统的管理方式，检验合格出厂制度不能从根本上解决食品卫生质量问题，且会造成人、财、物的较大浪费。故保证食品卫生质量，要始终贯彻实施预防为主，在生产的全过程都要防止不良产品的产生。只有在食品生产的全过程实行科学化、规范化的管理，即全面贯彻 GMP，才能确保食品安全与卫生。

（二）危险因素分析关键控制环节（HACCP）

危险因素分忻关键控制环节（hazard analiysis critical control point，HACCP）是运用食品加工、微生物学质量控制和危险评价等有关原理和方法，对食品原料、加工以至最终食用产品等过程实际存在的潜在性的危害进行分析判定，找出与最终产品质量有影响的关键控制环节，并采取相应措施，使食品的危险性减少到最低限度，从而达到最终产品有较高安全性的目的。

HACCP 作为一个管理系统，是由美国首先提出来的。现在许多国家的食品加工者和销售部门都普通采用了这个管理系统。

HACCP 系统的内容包括两个部分，即危险因素分析（HA）和关键控制环节（CCP）。

危险因素分析（HA）主要是对食物原料、加工、运输、贮存、销售及食用方式有关的实际和潜在的危害近行分析判定，对危害的严重性进行评估，并准确地预测其危险性。

危险因素一般包括：

（1）产品是否包含微生物的敏感成分。

（2）加工中是否有有效的灭活微生物的处理步骤。

（3）是否存在加工后微生物及其毒素污染的危险。

（4）是否有在批发和消费过程中由于不卫生的习惯而造成危害的可能性。

（5）是否在包装后或消费或食用前不进行最后的加热处理。根据危害因素可对食品进行危害分析。

关键控制环节（CCP）是在完成危害分析后，存在危害因素的环节既成为关键控制环节。CCP 的任务是针对 HA 的危害，探讨有针对性的改正措施。这些措施是多方面的，如可能是健全防蝇、防尘、防鼠设施；也可能是机械、设备及管道的彻底清洗消毒；也可能是加强从业人员洗手的卫生；也可能是抑制微生物繁殖的措施等。

四、食品添加剂的使用

食品添加剂的合理使用，促进了食品工业的快速发展，但滥用食品添加剂或使用不符合卫生标准的食品添加剂，将会给人体检康造成严重危害。食品工业的高度发达，使食品添加剂的使用越来越广泛。随着大众食品卫生知识的普及和对食品添加剂的深入了解，人们对食品添加剂抱有不安全感的想法也随之增加，特别是因食品添加剂使用不当或其他原因引发的食源性疾病的增加，使得消费者对食品添加剂是否安全更加关注。

第四节 食品流通环节的卫生管理

一、食品批发、零售业卫生

食品批发、零售业有别于食品生产加工业而存在其独特的卫生问题。总的说来，批发、零售业较生产加工业数量多，且较为分散、不集中。凡是有人居住、活动的地方，都有食品销售者存在。销售环节是食品生产经营过程中的最后一个环节。销售后的食品直接进入消费领域，销售过程中食品卫生好坏，将直接影响消费者的权益与其身体健康。

对食品批发、零售业的卫生要求有：

（1）在从事食品批发、零售前应按照规定办理卫生许可证、从业人员健康证、卫生知识培训合格证。

（2）采购食品及其原料时，应按照有关规定索取检验合格证或化验单。

（3）所售定期包装食品应有标签、包装标志或产品说明书。注意食品小包装是否有破损。食品小包装有破损的不得销售。

（4）食品存放时生熟分开，不同食品分类分架存放。

（5）应仔细检查待售食品是否超过保质期或接近保质期。过保质期的食品禁止出售，接近食品的保质期时应限期销售。

（6）经常检查所售食品是否变质，是否受到污染等不适于人类食用的情况。

（7）销售直接入口食品时必须使用售货工具。售货工具包括工具持货和工具收钱两种方式，严禁手抓食品、手直接收找钱币。

（8）从业人员能做到个人卫生良好，销售食品时，必须将手洗净，穿较洁净的工作衣帽，个人卫生应做到"四勤"，即勤洗手和剪指甲，勤洗澡和理发，勤洗衣服被褥，勤换工作服和毛巾、手帕。

（9）食品批发、零售企业应制定食品卫生管理制度、考核制度和奖惩制度，建立食品卫生岗位责任制，配备专职或兼职食品卫生管理、检验人员。

（10）环境卫生经常保持良好状态。食品商店应经常保持内、外环境清洁卫生。周围无污染源和蚊、蝇滋生地，并有防蝇、防尘设施，垃圾要集中存放，垃圾桶要加盖，严禁暴露，有防鼠设施，无鼠迹、鼠粪。

二、食品运输、贮存的卫生

食品运输、贮存是食品生产经营过程中必不可少的一个环节。食品生产加工时，首先要将购买原料运输到生产车间或入库贮存。从生产到销售环节也需要运输和贮存。食品运输和贮存过程必须加强卫生管理，防止有毒有害物质的污染。

（一）食品运输的卫生

（1）运输食品的工具（车厢、船舱）、容器应保持清洁卫生，防止污染。严禁使用装载过农药、化肥或其他有毒物品的运输工具装运食品。

（2）运送直接入口的食品时，应使用密闭的专用容器，并备有防雨、防蝇、防晒设施。

（3）根据运送食品的种类、特点，应具备相应的保温、冷藏、保鲜等设施。

（4）装运食品时，应轻拿轻放，不使食品受损伤。

（5）生熟食品、食品与非食品应分别装运，不得与有毒有害物质同时装运。

（二）贮存过程的卫生

（1）仓库大小应与贮存的食品的多少相适应；库房地面应平整、硬化，便于通风换气，并有防鼠、防虫设施。

（2）食品按品种分类分批贮存。原料、半成品、成品分开，生食品与熟食品分开。同一库内不得贮存相互影响风味的原材料和食品。

（3）应根据贮存食品的种类、特点，选择合适的贮存方法、贮存条件。冷库贮存肉、鱼、蛋、乳等易腐食品时，要注意选择最佳温度。

（4）库房应设专人管理，建立规章制度，对入库食品要认真验收。定期检查卫生情况和质量变化，随时检查是否超过保质期。对库房定时清扫、消毒、通风、换气。

（5）库存食品应离地、离墙，并与屋顶保持一定距离，垛与垛之间也应有适当间隙。

（6）先进先出，尽量缩短贮存时间。

第五节　街头食品的卫生管理

街头食品是指食品从业人员在街头或集贸市场以及其他类似的公共场所中生产经营的一切可以直接食用的食品。半个世纪以来，街头食品在世界各国普遍存在，尤其是亚洲、非洲、拉丁美洲的发展中国家，成为食品生产经营业不可缺少的部分。我国街头食品发展迅速、它以独特的风味、方便的形式和低廉的价格吸引了大量消费者。在广大城乡，街头食品、风味小吃成为饮食文化的重要组成部分，形成了一道独特的风景，吸引了大量的旅游者。它为成千上万的下岗职工提供了就业机会，成为国家社会和经济生活中不可缺少的一部分。

街头食品商贩主要以摊群或摊点的形式存在于工厂、学校、医院、车站、旅游景点周围，其形成与发展多是自发的、无序的。街头食品商贩经常占用城市街道，从而导致交道堵塞，有的在街道上乱搭乱建，影响市容市貌和环境卫生。街头食品由于分布广、数量多、流动性大，其公共卫生问题也是不容忽视的。

一、街头食品的主要卫生问题

1. 现场卫生条件不良

为经营方便和吸引顾客，街头食品市场和摊位经常设在漏天马路路灯下或街道两侧，路尘和机动车排出的废气直接污染食品，摊位周围环境脏乱，无废弃物容器，垃圾污水、苍蝇较多，"三防"设施不完善的情况比较严重。街头食品的摊位设计大多不符合卫生要求，加工场所无洗手设备；易腐食品贮存无冷藏设备；无专用原料贮存处；加工工具不清洁，工具、容器生熟不分，交叉污染；抹布不能做到清洁卫生，生、熟区使用同一块抹布；无餐具消毒、保洁设施，使用不消毒餐具的情况也比较严重。

2. 导致出现上述情况的原因

由于街头食品摊贩遍布城乡各个角落，夜市经营多，夜出昼没，给监督管理带来了一定的难度。从业人员中不依法取得健康许可证上岗者为数不少，文化知识、卫生知识和卫生法律较为缺乏。据对西安等城市调查发现，从业人员中85％为初中以下文化程度，其中文盲人数约占8％，约有50％基本卫生知识和法律知识考核不合格。从业人员加工前不洗手，操作时不穿戴上作服帽，销售食品时用手抓的现象较为严重。

3. 街头食品的卫生质量差，合格率低

当食品的价格超过了消费者的支付能力时，商贩往往用降低食品质量的方法来满足消费者对价格的要求，食品加工制作和销售在街头这一特定环境条件下进行，其卫生质量和安全问题令人担忧。街头食品的合格率低，仅为50％左右，造成街头食品合格率低的主要原因是街头食品生产和销售环节的污染。污染的种类有微生物污染和化学污染。据对西安等城市调查发现，我国街头食品微生物指标合格率仅为47.3％，街头食品被微生物污染的原因主要有热加工食品时加热时间和温度不够、加工制作、销售或贮存过程中生熟交叉感染，熟食品在室温下贮存时间过长。街头食品出现化学污染问题主要是商贩滥用食品添加剂或使用非食用色素或使用未经批准的食品添加剂以及掺杂使假以降低成本而造成的。

4. 街头食品安全性差，易引起食源性疾患

街头食品对健康的危害不仅取决于食品中污染物的种类和浓度，而且也受消费者日摄入量和污染物在体内的累积效应的影响，消费者长期食用被污染的街头食品可能会导致食源性疾病的发生。全国各地由于街头食品引起的食物中毒案件屡见于媒体。

二、应采取的措施与管理对策

街头食品管理已经引起各国政府和国际组织，特别是发展中国家的广泛关注，许多国家已致力于改善街头食品的卫生与安全。20世纪80年代以来，在联合国粮食及农业组织（FAO）和世界卫生组织（WHO）的倡导和资助下，我国对街头食品进行了重点研究，同时加强了街头食品立法工作，于1994年颁布了《街头食品卫生管理暂行办法》，逐步将街头食品的卫生管理纳入科学化、法制化轨道。

（1）街头食品的管理不仅仅是卫生部门的工作，它是一个社会系统工程，需要政府各部门密切合作，分工负责，并要树立大卫生观点，从而制定和实施专门的街头食品发展政策。

（2）加强街头食品的专项调研。各地应根据本地社会经济发展状况，制定并实施专门的街头食品发展政策和专项管理法规，建立有效的街头食品经营与管理模式。

（3）建立健全街头食品的监督管理体系。加强摊贩行业管理与自身管理，完善街头食品的基础设施（主要包括饮用水供应、容器和经营场所、贮存和销售、加热和冷却、清洁和消毒以及废弃物处理等），改善其制售卫生环境，制定街头食品卫生技术操作规范。改善不文明、不卫生的操作习惯。划行归市、集中经营、统一管理。

（4）加强街头食品从业人员的监督管理，定期进行食品卫生知识培训，每年进行体检，街头食品从业人员应持有健康证、卫生知识培训合格证上岗。

（5）加强卫生宣教，广泛开展对消费者的宣传教育，提高消费者的卫生知识和自我保护意识，改善街头食品监督管理的社会环境。

第六节　火锅食品的卫生管理

一、火锅食品的卫生问题

1. 火锅器具的卫生问题

目前我国餐饮市场上的火锅有铜质和不锈钢等多种材质，但以铜质火锅最为传统和地道。值得注意的是，铜在空气中受氧气、湿气和碳酸气等作用容易产生有毒性的铜锈（铜绿）。当用生锈的火锅烧煮食物时，铜锈会溶入食物中，并随食物进入人体。如果铜锈摄入量过多，会使人体产生恶心、呕吐、腹泻等中毒症状。

2. 火锅原料的卫生问题

火锅原料所存在的主要卫生问题在于：原料洗涤马虎敷衍，有的使用国家禁用的工业碱、双氧水、福尔马林溶液处理的鱿鱼、百叶、黄喉之类，以及使用违禁添加剂加工而成的血豆腐（猪血）之类的"华而不洁"的原料，甚至使用本应严格禁止的病死、毒死的畜禽之类的原料。如此"问题原料"在火锅经营中的违规、非法使用，给消费者的身体健康造成严重威胁。

3. 火锅底料的卫生问题

火锅底料是火锅的灵魂，是火锅特色的精华之所在，因此，在某些"聪明"人看来，于火锅底料上做文章不失为赚钱的一大捷径。火锅底料的卫生问题主要表现在：过量使用花椒和辣椒，特意使用"回锅油"，故意使用过期底料，违规添加罂粟壳，随意添加中药材等。

4. 火锅进食方法的卫生问题

由于普通消费者一般缺乏科学饮食的相关知识，在食用火锅时容易因进食方法不合理而导致卫生问题。火锅进食方法的卫生问题主要表现在：原料涮煮期间，汤底中硝酸盐和亚硝酸盐的浓缩问题，一些原料尤其是生鲜动物性原料存在的寄生虫感染问题，进食时食物温度太烫而造成人体消化道黏膜的损伤问题，过分追求味觉刺激而导致的所谓"火锅病"问题，一些病人及过敏体质人群的过敏反应或疾病复发问题等。

5. 火锅就餐环境的卫生问题

除了部分的饮食店推出无烟式电磁炉火锅以外，仍有部分饮食店的火锅通常以煤气、固体酒精等为燃料。由于缺乏有效的废气吸排系统，氧气的消耗以及燃烧所产生的CO、CO_2和涮煮所产生的水蒸气等气体，甚至还有煤气的泄漏，使得就餐环境的空气质量严重下降，造成室内空气不流通和严重缺氧，进餐者常常有闷热甚至头晕的感觉，严重者可能导致一氧化碳中毒。

6. 火锅废渣弃料的卫生问题

火锅废渣弃料中含有的大量有机物，其中常用的牛油易凝固而难以疏浚清除，很容易引起下水道的堵塞，经长期堆积腐烂后还会集结发酵生成"沼气"，一旦下水道遭到堵塞，"沼气"无法得到稀释，积累到一定程度时可能会发生爆炸事故。由此可见、缺乏合理的回收处理机制，火锅废渣弃料在下水道中的聚积，必然对社会生态环境和公共安全造成威胁。

二、应采取的措施与管理对策

火锅消费是否科学合理，所涉及的影响因素较多。火锅的健康消费，离不开餐饮企业和消费者双方的自身努力和彼此协作，其中餐饮企业的诚信合法经营是火锅健康消费的基础，消费者的营养保健意识是火锅健康消费的重心。

一方面，餐饮企业在火锅的加工和销售过程中，应充分保证火锅的器具卫生、原料卫生、底料卫生、进食方法和进餐环境卫生，同时还须在服务细节方面下工夫，需要对原料涮煮的时间长短、先后次序和饮食禁忌等事项做出适当的提示或说明，使服务体现健康化和人性化。

另一方面，消费者需要提高自身饮食营养卫生与保健方面的基本知识，明白消费，酌情享用，做到吃出水平，吃出心情，吃出健康。

本章小结

本章主要概述了食品卫生安全的知识、餐饮业的卫生管理、食品加工制造业的卫生管理、食品流通环节的卫生管理、街头食品的卫生管理、火锅食品的卫生管理。

思考题

(1) 简述食品卫生管理的意义。
(2) 说明餐饮业的主要卫生问题及管理措施。
(3) 说明食品加工制造业的主要卫生问题及管理措施。
(4) 说明食品流通环节的主要卫生问题及管理措施。
(5) 说明火锅食品与火锅企业的主要卫生问题及管理措施。

推荐书目

彭萍. 2006. 食品营养与卫生. 武汉：武汉大学出版社.
史贤明. 2003. 食品卫生与安全学. 北京：中国农业出版社.
张永伟. 2002. 食品卫生培训教材. 北京：海洋出版社.
凌强. 2001. 现代饭店食品营养与卫生控制. 大连：东北财经大学出版社.
郭红卫. 2005. 食品营养与食品安全. 上海：复旦大学出版社.
吕莹. 1999. 营养与食品卫生学. 开封：河南大学出版社.
项伟，马德中. 2005. 营养与食品卫生知识问答. 兰州：甘肃人民出版社.

肖荣. 2003. 营养医学与食品卫生学. 北京：中国协和医科大学出版社.

曾翔云. 2006. 食品营养与卫生. 武汉：华中师范大学出版社.

姬德衡. 1997. 食品卫生指南. 沈阳：东北大学出版社.

何计国. 2003. 食品卫生学. 北京：中国农业大学山版社.

 相关连接

中国安全网 http：//www.safety.com.cn/

惠聪网 http：//www.edu.hc360.com/

第六章　掺假食品的识别与快速检验

☞ **知识目标**

熟悉食品掺假和掺假方式的概念，掌握其规律性；熟悉各类食品掺假的目的。

☞ **技能目标**

掌握各类食品掺假的识别与鉴定。

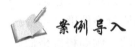 **案例导入**

孟鹏洲销售注水牛肉案

2007年6月11日，太原市工商局万柏林分局接"太原市动物防疫监督所案件移送函"，称下元集贸市场经营户孟鹏洲销售注水牛肉，已被证实，于2007年6月11日立案调查，当事人孟鹏洲于2007年6月11日从文水购入279kg牛肉，经动检站鉴定为注水牛肉。当事人经销注水牛肉的行为违反了《中华人民共和国产品质量法》第三十九条："销售者销售产品，不得掺杂、掺假，不得以假充真、以次充好，不得以不合格产品冒充合格产品。"之规定，依据《中华人民共和国产品质量法》第五十条："在产品中掺杂、掺假，以假充真，以次充好，或者以不合格产品冒充合格产品的，责令停止生产、销售，没收违法生产、销售的产品，并处违法生产、销售产品货值金额50%以上3倍以下的罚款；有违法所得的，并处没收违法所得；情节严重的，吊销营业执照；构成犯罪的，依法追究刑事责任。"的规定，决定做出如下处罚：1. 责令立即停止违法行为；2. 罚款0.5万元；3. 没收注水牛肉279kg。

食品掺假是指向食品中非法掺入外观、物理性状或形态相似的非同种类物质的行为，掺入的假物质基本在外观上难以鉴别。如小麦粉中掺入滑石粉，味精中掺入食盐，油条中掺入洗衣粉，食醋中掺入游离矿酸等。

食品掺假的方式包括：

（1）掺兑。主要是在食品中掺入一定数量的外观类似的物质取代原食品成分的做法，一般大都是指液体（流体）食品的掺兑。例如香油掺米汤、食醋掺游离矿酸、啤酒和白酒兑水、牛乳兑水等。

（2）混入。在固体食品中掺入一定数量外观类似的非同种物质，或虽种类相同但掺入食品质量低劣的物质称作混入。例如：面粉中混入石粉、藕粉中混入薯粉、味精中混入食盐、糯米粉中混入大米粉等。

（3）抽取。从食品中提取出部分营养成分后仍冒充成分完整在市场进行销售的做法称为抽取。例如：小麦粉提取出面筋后，其余物质还充当小麦粉销售或掺入正常小麦粉中出售；从牛乳中提取出脂肪后，剩余部分制成奶粉，仍以全脂奶粉在市场出售。

（4）假冒。采取好的、漂亮的精制包装或夸大的标签说明与内装食品的种类、品质、营养成分名不副实的做法称作假冒。例如：假奶粉、假藕粉、假香油、假麦乳精、假糯米粉等。

（5）粉饰。以色素（或颜料）、香料及其他严禁使用的添加剂对质量低劣的或所含营养成分低的食品进行调味、调色处理后，充当正常食品出售，以此来掩盖低劣的产品质量的做法称为粉饰。例如：糕点加非食用色素、糖精等；将过期霉变的糕点下脚料粉碎后制作饼馅；将酸败的挂面断头、下脚料浸泡、粉碎后与原料混合，再次制作成挂面出售等。

从食品掺伪的方式不难观察其共性，即掺伪行为规律性的特点。其规律性包括：

（1）利用市场价格差是掺伪的基本规律性特点。因为掺伪用物质价格低廉、容易获得，掺入价格高的食品中，使食品的净含量增加，从而达到获利目的。例如将价格低廉的水掺入价格高的白酒、啤酒、奶中；将沙石掺入米中；将价格便宜的玉米淀粉、马铃薯淀粉等掺入到价格较高的藕粉中。

（2）将食品进行伪装、粉饰是食品掺伪的第二规律性特点。把劣质食品通过包装、加工粉饰后进行销售。例如夸大某种食品的功效，用精美包装出售劣质食品，标明今年生产的月饼却使用已过期、变质的去年的月饼馅，经包装、加工后出售。

（3）食品的保质期一般很短，非法延长食品保质期是掺伪的第三规律性特点。例如国家已经规定食品添加剂的种类和最高使用限量。使用非食品防腐剂或超出食品添加剂最高限量都可以延长食品保质期，对人体造成较大损害。

第一节　植物性食物及其制品掺假的识别与鉴定

一、粮食和豆类食品的掺假识别方法

1. "超白面粉"

面粉并不是越白越好，当我们购买的面粉白得过分时，很可能是因为添加了面粉增白剂——过氧化苯甲醛。过氧化苯甲醛会使皮肤、黏膜产生炎症，长期食用过氧化苯甲醛超标的面粉会对人体肝脏、脑神经产生严重损害。

2. "鲜亮大米"

当我们购买的大米鲜亮无比时，很可能大米是用矿物油"抛光"的，使陈米焕发"青春"，冒充名牌。值得注意的是，用于工业产品的白蜡油和矿物油，根本不能用于食品，一旦食用，轻则影响人的消化系统和神经系统的健康，重则危及人的生命。

掺矿物油的"毒大米"的鉴别方法如下：

一种既简便又实用的方法是：用少量热水浸泡这种大米时，手捻之有油腻感，严重者水面可浮有油斑。另外是仔细看，因上油抛光米颜色通常是不均匀的，仔细观察会发现米粒有一点浅黄。而也有一些陈化大米经过上油抛光处理后可达到真假难辨的效果，须借助化学手段予以鉴别。经过"易容改装"流入市场的低档变质大米还有一个特点，就是通常外包装上都不会写明厂址及生产日期，价格也会比正常大米低一些，消费者在选购时要注意。

3. 豆腐质量的鉴定

(1) 眼睛观察法。豆腐内无水纹、无杂质、晶白细嫩的为优质；内有水纹、有气泡、有细微颗粒、颜色微黄的为劣质豆腐。

(2) 缝衣针鉴别法。手握 1 枚缝衣针，在离豆腐 30cm 高处松手，让针自由下落，针能插入豆腐的则为优质豆腐。

4. 用化肥浸泡的豆芽

近年来，有些卖豆芽的商贩为了催芽速生，缩短豆芽的生长期，并使其粗壮，往往在生产加工豆芽的过程中，在豆芽中施放化肥，如尿素、硫酸铵、硝酸铵等。浸泡豆芽的化肥，都是含铵类化合物，它们在细菌的作用下，可以转变成亚硝胺，而亚硝胺是一种致癌物质。因此，用化肥催生豆芽是不科学的，应该予以禁止。

自然培育的豆芽，芽身挺直，芽根不软，组织结构脆嫩，有光泽且白嫩，稍细，无烂根、烂尖等现象。用化肥浸泡的豆芽色泽灰白，芽杆粗壮，根短、无根或少根，豆粒发蓝；如将豆芽折断，则断面有水分冒出，有的还残留有化肥的气味，如带有氨臊味。这种豆芽是不能食用的。

二、食用油脂的掺假识别方法

1. 食用植物油掺入水分的鉴定

用干燥洁净的小管，插取少许食用植物油脂，涂在易燃烧的纸片上，点燃，燃烧时产生油星四溅现象，并发出"叭叭"的爆炸声，说明水分含量高。

也可用钢勺取油少许，在炉火上加热，温度在 $150\sim160\,^{\circ}\mathrm{C}$，如出现大量泡沫，又发出"吱吱"响声和油从锅内往外四溅的现象，说明水分含量高；加热后拨去油沫，观察油的颜色，若油色变深，有沉淀，说明杂质较多。

另外，植物油的水分含量如在 0.4% 以上，则浑浊不清，透明度差。可将食用植物油装入 1 个透明玻璃瓶内，观察其透明度。

2. 香油掺假的识别

纯香油呈淡红色或红中带黄，小磨香油颜色稍深，为棕红色透明油状液体。如果香油中掺入了其他食用植物油脂，则色泽发生变化。掺入菜籽油呈深黄色；掺入棉籽油呈黑红色；掺入精炼棉籽油呈黄色。如香油中掺入米汤（上清液）类物质，则混浊模糊不清并有沉淀物，且容易变质。

在阳光下看纯香油，清晰透明。掺入 1.5% 的凉水，在光照下呈不透明液体状；掺入 3.5% 的凉水，香油会自动分层，容易沉淀变质；掺入猪油，加热后会发白；掺入菜子油，则颜色发青；掺入棉籽油，加热时会粘锅；掺入米汤，会变混浊，有沉淀。

　　用筷子蘸 1 滴香油，轻轻滴在平静的水面上（可用碗、盘或小盆盛清水）。纯香油会呈现出无色透明的、薄薄的大油花，并有浓重的香油味，而掺假的香油会出现较厚的小油花，油花持续时间短，香油香味淡薄，并伴有其他油脂的异味。

　　还可将香油试样瓶放在−10℃冰箱内冷冻观察。纯香油在此温度下仍为液体，掺假的香油在此温度下开始凝固。

　　也可将香油试样少许倒入试管中，用力振荡后观察。纯正香油振荡后不起泡或只起少量泡沫，而且很快消失。

　　掺入花生油振荡后泡沫多，消失慢，泡沫呈白色；掺入精炼棉籽油振荡后泡沫多，不易消失，用手掌蘸油摩擦，可闻到碱味；掺入大豆油振荡后出现淡黄色泡沫且不容易消失，用手掌蘸油摩擦，可闻到豆腥味；掺入菜籽油振荡后出现泡沫消失慢，用手掌蘸油摩擦，可闻到辛辣味。

　　将油样滴于手心，用另一手掌用力摩擦，由于摩擦产热，油内芳香物质分子运动加速，香味容易扩散。如为香油，则有单纯浓重的香油香味。如掺入菜籽油，则除有香油香味外还夹杂有菜籽油的异味；如掺入棉籽油，则摩擦后油的香味淡薄或不明显。此法简便易行，可靠性较强，适用于现场鉴别。

第二节　动物性食物及其制品掺假的识别与鉴定

一、畜肉、禽肉及其制品的掺假识别方法

　　新鲜猪肉是指屠宰加工后，卫生检验合格的未经冷冻的肉。外表面有层微干或微湿润的薄膜，呈淡红色，有光泽，切面稍潮湿而无黏性。

　　1. 新鲜猪肉与变质猪肉的识别

　　如表 6-1 所示，新鲜猪肉是指屠宰加工后，卫生检验合格的未经冷冻的肉。外表面有层微干或微湿润的薄膜，呈淡红色，有光泽，切面稍潮湿而无黏性。新鲜猪肉具有鲜猪肉正常的气味。新鲜猪肉的质地紧密且富有弹性，用手指按压凹陷后会立即复原。新鲜猪肉的脂肪呈白色，具有光泽，有时呈肌肉红色，柔软而富有弹性。新鲜猪肉的肉汤透明、芳香，汤表面聚集大量油滴，油脂的气味和滋味鲜美。

表 6-1　新鲜肉与变质肉的感官检验

项　目	新鲜猪肉	次鲜猪肉	变质猪肉
外观鉴别	表面有一层微干或微湿润的外膜，呈淡红色，有光泽，切断面稍湿，不粘手，肉汁透明	表面有一层风干或潮湿的外膜，呈暗灰色，无光泽，切断面的色泽比新鲜的肉暗，有黏性，肉汁混浊	表面外膜极度干燥或粘手，呈灰色或淡绿色，发黏并有霉变现象，切断面也呈暗灰或淡绿色、很黏、肉汁严重混浊
气味鉴别	具有鲜猪肉正常的气味	在肉的表面能嗅到轻微的氨味、酸味或酸霉味，但在肉的深层却没有这些气味	腐败变质的肉，不论在肉的表层还是深层均有腐臭气味

续表

项　目	新鲜猪肉	次鲜猪肉	变质猪肉
弹性鉴别	新鲜猪肉质地紧密且富有弹性，用手指按压陷后会立即复原	肉质比新鲜肉柔软，弹性小，用指头按压凹陷后不能完全复原	腐败变质肉由于自身被分解严重，组织失去原有的弹性而出现不同程度的腐烂，用指头按压后凹陷，不但不复原，有时手指还可以把肉刺穿
脂肪鉴定	脂肪呈白色，具有光泽，有时呈肌肉红色，柔软而富于弹性	脂肪呈灰色，无光泽，容易黏手，有时略带酸败味和哈喇味	脂肪表面污秽，有黏液，常霉变呈淡绿色，脂肪组织很软，具有油脂酸败气味
肉汤鉴别	肉汤透明、芳香，汤面聚集大量油滴，油脂的气味和滋味鲜美	肉汤混浊，汤表面浮油滴较少，没有鲜香的滋味，常略有轻微的油脂酸败和霉变气味及味道	肉汤极混浊，汤内漂浮着有如絮状的烂肉片，汤表面几乎无油滴，具有浓厚的油脂酸败或显著的腐败臭味

　　变质猪肉表面薄膜极度干燥或粘手，呈灰色或淡绿色、发黏并有霉变现象，切面也呈暗灰色或淡绿色，很黏，肉汁严重混浊。变质猪肉，即腐败变质的肉，不论在肉的表层还是深层均有腐臭气味。

　　变质猪肉由于自身被严重分解，组织失去原有的弹性而出现不同程度的腐烂，用手指按压后凹陷不能复原，有时手指还可以把肉刺穿。变质猪肉的脂肪表面污秽，有黏液，霉变，呈淡绿色，脂肪组织很软，具有油脂酸败的气味。变质猪肉的肉汤十分浑浊，汤内漂浮着絮状的烂肉片，汤表面几乎无油滴，具有浓厚的油脂酸败味或显著的腐败臭味。

　　2. 复冻肉的识别

　　复冻肉是指已经解冻的肉二次冷冻或多次反复冷冻的肉。解冻肉再冻会使肉的品质大大降低，这是因为：

　　（1）解冻肉在常温下微生物繁殖力增强，酶活性上升，再冻后不耐贮藏，易于变质。

　　（2）初次冷冻的肉，其组织在冰晶的作用下已有所破坏，再次冷冻的破坏力更强，进而使肉的保水力更低，解冻后由于血水渗出使肉的营养价值和风味全面下降。

　　因此，应特别注意此类肉，尽量避免食用。

　　即使是没有变质的再冻肉，由于上述原因其外观质量和内在品质都较差。一般冻结状态时，颜色灰暗而无光，脂肪灰白；解冻后肉呈淡褐色，肉汁流失，组织松弛。

　　注水肉具有如下特征：

　　注水肉由于强行注水破坏了肌肉组织本来的结构，加上注水水质不卫生等原因，易于导致肉质腐败变质，从而严重影响肉的质量。加工后产品食用起来口感不佳，所以如何判断注水肉就成为一项极为重要的工作。

　　注水后的肌肉湿润，肌肉表面有水淋淋的亮光，血管周围呈现半透明状的红色胶样浸湿，肌肉间结缔组织呈半透明胶状，肌肉缺乏光泽，若是冻结后的肉，切面能见到大小不等的冰晶。

　　注水后的肉破坏了肌纤维强力，失去了弹性，用手指按下的凹陷很难恢复，手触无黏性。注水肉用刀切开时，有水顺刀流出，冻肉有冰晶残留，严重时肌纤维间被冻结胀裂，营养流失。

3. 注水猪肉的鉴别

猪肉注水过多时，水会从瘦肉上往下滴。割下一块瘦肉，放在盘子里，稍等片刻，就有水流出来。用卫生纸或吸水纸贴在肥瘦肉上，用手紧压，待纸湿后揭下来，用火柴点燃，若不能燃烧，则说明肉中注了水。

4. 黄脂肉食用价值的判定

黄脂肉表现为皮下或腹腔脂肪组织发黄，稍呈浑浊，脂肪松软不坚实，有时有异常腥味，外观很差，肌肉组织色泽正常，其他组织不发黄，脂肪组织与其他组织分界明显。器官无异常，经济价值低。黄脂肉随放置时间的延长会逐渐减轻或消失。一般认为，这是由于动物进食含有多量不饱和脂肪酸及带有天然色素的饲料（如鱼粉、蚕蛹及黄色玉米等），或者缺乏维生素 E 引起的代谢病，导致脂肪组织色素沉积造成的。当畜体受到外伤时，血液流出管腔外，血红蛋白氧化分解后形成一种含铁黄素的颗粒，也可造成黄脂肉。单纯由饲料引起和外伤引起的黄脂肉，在没有其他不良变化时，可以食用。如伴有不良气味时则不可食用。

5. 黄疸肉食用价值的判定

黄疸肉除脂肪组织发黄外，皮下组织、腹腔组织、黏膜、组织液、皮肤、肌肉、血管内膜及其他组织也发黄。皮下脂肪往往黄中带红，边口尤其明显。

这是由于动物吃了霉变饲料或长期接触有毒制剂，引起肝变性；或者动物患传染病及溶血性疾病，致使肝、胆发生病变；也可能是寄生虫损伤肝体及阻塞胆道；胆红素的生成、处理及排泄发生障碍或机体发生大量渗血现象，致使大量胆红素进入血液中，将全身各种组织染成胆色的结果。黄疸肉放置时间越长，黄色会变得越深。在发现黄疸时，必须查明黄疸性质，特别是患肝、胆疾病和传染病的黄疸较多。应特别注意钩端螺旋体病引起的黄疸。真正的黄疸肉不能食用。

6. 有淋巴结的病死猪肉的鉴别

病死猪肉的淋巴结是肿大的，其脂肪为浅玫瑰色或红色，肌肉为墨红色，肉切面上的血管可挤出暗红色的淤血。而质量合格的猪肉的淋巴结大小正常，肉切面呈鲜灰色或淡黄色。

7. 鸡腹内是否灌水的检查方法

可用手捏摸鸡腹和两翅骨下，若不觉得肥壮，而是有滑动感，则多是用针筒注射了水。另外，灌水量较多的鸡，多半不能站立，只能蹲着不动，由此也可参考鉴别。

8. 毛肚质量的鉴定

选购毛肚时要注意，特别白的毛肚是用双氧水、甲醛泡制三四天才变成白色的。有些不法商贩在制作水发产品时，先用工业烧碱浸泡，以增加体积和重量，然后按比例加入甲醛、双氧水，稳固体积与重量，并使其保持新鲜和色泽。用工业烧碱泡制的毛肚个体饱满，非常水灵，使用甲醛可使毛肚吃起来更脆，口感好。双氧水能腐蚀人的胃肠，导致胃溃疡。长期食用被这些有毒物质浸泡的毛肚，将会患上胃溃疡等疾病，严重时可致癌。

如果毛肚非常白，超过其应有的白色，而且体积肥大，应避免购买。用甲醛泡发的毛肚，会失去原有的特征，手一捏毛肚很容易碎，加热后迅速萎缩，应避免食用。

还可在小玻璃杯中加入少许毛肚，用水浸泡，然后夹出毛肚，倾斜玻璃杯，沿杯壁小心加入少许浓硫酸，使液体分成两层，不要混合。如果在液面交界处出现紫色环，证明毛肚中掺有甲醛。

9. 健康畜肉与病死畜肉的鉴别检验

健康畜肉与病死畜肉的鉴别检验如表 6-2 所示。

表 6-2　健康畜肉与病死畜肉的鉴别检验

项　目	健畜肉	死畜肉
色泽鉴别	肌肉色泽鲜红，脂肪洁白，具有光泽	肌肉色泽暗红或带有血迹，脂肪呈桃红色
组织状态鉴别	肌肉坚实致密，不易撕开，肌肉有弹性，用手指按压后可立即复原	肌肉松软，肌纤维撕开，肌肉弹性差
血管状况鉴别	全身血管中无凝结的血液，胸腹腔内无淤血，浆膜光亮	全身血管充满了凝结的血液，尤其是毛细血管更为明显，胸腹腔呈暗红色、无光泽

10. 健康禽肉与病死禽肉的鉴别检验

健康禽肉与病死禽肉的鉴别检验如表 6-3 所示。

表 6-3　健康禽肉与病死禽肉的鉴别检验

项　目	健康禽肉	死禽肉
放血切口鉴别	切口不整齐，放血良好，切口周围组织有被血液浸润现象，呈鲜红色	切口平整，放血不良，切口周围组织无被血液浸润现象，显暗红色
皮肤鉴别	表皮色泽微红，具有光泽，皮肤微干而紧缩	脂肪呈暗红色或微青紫色，有死斑红无光泽
脂肪鉴别	脂肪呈白色或淡黄色	脂肪呈暗红色，血管中淤存有紫红色血液
胸肌、腿肌鉴别	切面光洁，肌肉呈淡红色、有光泽、弹性好	切面呈紫红或暗灰色，光泽较差或无光泽，手按在肌肉上会有少量暗红色血液渗出

二、蛋及蛋制品类食品的掺假识别方法

1. 蛋类新鲜度的快速检验

利用蛋内水分蒸发、气室扩大、内容物重量减轻等变化，在一定浓度的盐水溶液中观察其沉浮情况来鉴别检验蛋的新鲜度。鲜蛋较重，陈蛋则较轻。

先将蛋放入 100g/L 的食盐液中，再将其移入其他三种密度的食盐液中，观察其沉浮情况。在 100g/L 食盐液中下沉的蛋为新鲜蛋。移入 110g/L 食盐液中仍下沉的蛋为最新鲜的蛋。在密度为 100g/L、110g/L 的食盐液中悬浮，而在密度为 80g/L 食盐液中下沉的蛋为次鲜蛋。在 70g/L 食盐液中下沉的蛋为次蛋，上浮的蛋为腐败变质蛋。

2. 贴壳蛋的鉴别

贴壳蛋主要是贮存时间过长，蛋清变稀，蛋黄膜韧力变弱，蛋黄上浮贴于蛋壳，局部呈红色。灯光透视时，在贴壳处可清晰看到蛋黄呈红褐色或黑色。将 3 个鸡蛋放在手里轻碰，似破瓦碴子声，是贴壳蛋，可以食用；如蛋黄紧贴蛋壳不动的，贴壳处呈深黑色且有异味的，这种蛋不能食用。

3. 白蛋的鉴别

孵化 2~3d 未受精的蛋，称作头照白蛋。这种蛋的蛋壳发亮，气孔大，空头有黑影，放在手里光滑，重量较轻，可以食用。孵化 10d 左右未受精的蛋称作二照白蛋，蛋清内已有血丝或血块。这种蛋去掉血丝或血块后，也可以食用。

4. 霉蛋的食用安全

鸡蛋受到潮湿或遭雨淋、水蚀，会把蛋壳表面的保护膜洗掉，细菌浸入蛋内而发霉变质，蛋的周围有黑斑点，壳发涩。发霉的蛋不能食用。

三、水产品类食品的掺假识别方法

含有各种化学毒物的工业废水大量排入江河湖海，使生活在这些水域里的鱼类发生中毒或变成畸形，人吃了这些带毒的鱼，也就有可能中毒甚至癌变。

1. 鱼类新鲜度感官检查

（1）淡水鱼。体表有光泽、鳞片较完整不易脱落，黏液无混浊，肌肉组织致密有弹性。鳃丝清晰，色鲜红或暗红，无异臭味。眼球饱满，角膜透明或稍有混浊，紧缩或稍有凸出。

（2）海产鱼。鳞片完整或较完整，不易脱落，体表黏液透明、无异臭味，具有固有色泽。鳃丝较清晰，色鲜红或暗红，黏液不混浊，无异臭味。眼球饱满，角膜透明或稍混浊。肌肉组织有弹性，切面有光泽，肌纤维清晰。

2. 鱿鱼与乌贼鱼的鉴别

鱿鱼一般体形细长，末端呈长菱形，肉质鳍分列于胴体的两侧，倒过来观察时，很像一只"标枪头"；干品为扁平块状，稍显细长。乌贼鱼外形稍显扁宽，在其他特征上与鱿鱼也有区别，且干品为椭圆形。

将手指用力按一下鱼胴体中部，手感会有不同：如果较软，就是鱿鱼，因为鱿鱼仅有一条叶状的透明薄膜贯穿于体内；如果有坚硬感，就是乌贼鱼，因为乌贼鱼有一条船形的硬乌贼骨。

3. 污染鱼的鉴别

含有各种化学毒物的工业废水大量排入江河湖海，使生活在这些水域里的鱼类发生中毒或变成畸形，人吃了这些带毒的鱼，也就有可能中毒甚至癌变。

受污染严重的鱼形体不整齐，头大尾小，脊椎弯曲，甚至畸形，还有的皮膜发黄，尾部发青。

带毒的鱼眼睛混浊，失去正常光泽，有的甚至向外鼓出。

鳃是鱼的呼吸器官，大量毒物可能积蓄在这里。有毒的鱼鳃不光滑，较粗糙，呈暗红色。

正常鱼有鱼腥味，被污染的鱼则气味异常，根据毒物的不同而呈大蒜味、氨味、煤油味、火药味等，含酚量高的鱼鳃还可能被点燃。

变质水产品及其制品禁止食用，也禁止作为食品加工原料。应根据其腐败变质程度，分别加工成饲料、肥料，或在严格的监督下予以毁弃。

4. 水产品鲜度的快速检验

变质水产品会产生氨，使 pH 升高。

判断标准：新鲜鱼的 pH 为 6.5～6.8；不新鲜鱼的 pH 为 6.9～7.0；变质鱼的 pH 为 7.1 以上。

可用干净的刀将精肉沿肌纤维横断剖切，但不将肉块完全切断，撕下 1 条 pH 试纸，以其长度的 2/3 紧贴肉面，合拢剖面，夹紧纸条，5min 后取出与标准色板比较，直接读取 pH 的近似数值。

四、乳及乳制品的掺假识别方法

1. 消毒新鲜牛乳质量的识别

质量好的新鲜牛乳色泽呈乳白色或稍带微黄色；具有消毒牛乳固有的纯香味，无其他任何外来滋味和气味。组织形态是呈均匀的流体，无沉淀，无凝块，无机械杂质，无黏稠和浓厚现象。

质量次的鲜乳色泽稍差或灰暗。牛乳的固有香味淡，稍有异味。组织形态呈均匀的流体，无凝块，略带有颗粒状沉淀，脂肪含量低、相对密度不正常。

不新鲜乳呈白色凝块或呈黄绿色。有异味，如酸败味、腥味等。其胶体溶液不均匀，上层呈水样，下层呈蛋白沉淀，煮沸呈微细颗粒或小絮片状。

2. 生鲜牛乳的鉴别

生鲜牛乳充分摇匀后，取少量乳口尝，再将乳加热后嗅其气味。具有新鲜牛乳固有的香味，无其他异味。取洁净玻璃皿，倒入少许牛乳，然后将其倾斜，在牛乳向下流动时，检查乳中有无异物杂质及细小蛋白质变性而凝固的颗粒。牛乳呈均匀的胶态流体，无沉淀，无凝块，无杂质和异物等。将少量牛乳倒于白瓷盘中，观察其颜色。质量好的新鲜牛乳色泽呈乳白色或稍带微黄色。

3. 对八种掺假牛乳的快速鉴别

(1) 掺水牛乳的识别。根据液体的密度原理，牛乳的正常相对密度在 20℃ 时为 1.028～1.033 之间，而当加入水时，牛乳的相对密度就会降低。实验证明，牛乳中每加入 10% 的水时，相对密度就会降低 0.0029。因此我们可以用测相对密度的方法识别掺水牛乳。具体方法是将 200mL 混合均匀的牛乳缓缓倒入容积为 500mL 的量筒内，在 20℃ 下把比重计放入量筒内（比重计不可与筒壁接触）。静置 2min 左右即可读取数值，若数值低于 1.028 时，就可断定牛乳为掺水牛乳。

也可用感官检验的方法确定牛乳是否掺水，见表 6-4。

表 6-4　牛乳掺水的感官检验

项　目	感官检验
新鲜乳	呈乳白色或稍带黄色的均匀胶态流体，无沉淀、无凝块、无杂质，具有新鲜牛乳固有的香味
掺水乳	乳液稀薄、发白，香味降低，不易挂杯。取一滴放在玻璃片上，乳滴不成形，易流散

(2) 掺豆浆牛乳的识别。取牛乳 10mL 放入 25mL 试管中，加入 0.5mL 碘液，摇

匀后察看其颜色，若液体呈现橙黄色，则牛乳为正常牛乳；若液体呈现灰绿色则可判定牛乳中掺加了豆浆。原理是豆浆与牛乳相比，几乎不含淀粉，但却含有大量碳水化合物，而这种碳水化合物在遇碘时通常都会呈现灰绿色反应。

（3）掺淀粉牛乳的识别。取牛乳 10mL 放入 25mL 试管中，加热煮沸，冷却后加入 2mL 碘液摇晃。若有蓝紫色沉淀产生，说明牛乳中掺入了淀粉。原理是糊化后的淀粉具有遇碘变蓝紫色的特性。

（4）掺碱牛乳的识别。牛乳在微生物作用下，很容易发生酸败，为了掩盖酸败现象，有些不法经营者会在牛乳中使加一定量的食用碱。识别这种掺碱牛乳的方法是取牛乳 10mL 置于入 25mL 的试管中，然后加入 0.05％的玫瑰红酸乙醇溶液 5mL，摇匀后进行颜色观察。若出现玫瑰红色则说明牛乳中使加了食用碱，而且颜色越深表明碱度越大。若是正常牛乳，颜色应为橙黄色。

（5）掺食盐牛乳的识别。为了防止牛乳变质，一些牛乳生产企业常会在牛乳中掺加一定量的食盐。对这种牛乳的识别方法是取 0.01mol/L 的硝酸银 5mL 溶液置于 10mL 的试管中，然后再加入 2 滴 10％的重铬酸钾溶液，混匀后再加入 1mL 牛乳，摇匀后观察其颜色。若溶液呈现黄色则说明牛乳中掺加了一定量的食盐。原理是硝酸银与重铬酸钾掺加标准牛乳时会呈现红色反应，而当牛乳中掺加了食盐，氯离子超标时，会发生氯化银沉淀，从而呈现黄色。

（6）掺明胶牛乳的识别。有些牛乳造假企业为了改变掺水牛乳过稀的性状，常会在牛乳中再掺加一定量的明胶进行弥补。对于此种牛乳的识别方法是取 10mL 牛乳置于 150mL 锥形瓶中，然后加入 10mL 硝酸汞溶液，用力摇匀后静置 5min 左右，接着进行过滤。随后在过滤液中加入等体积的饱和苦味酸溶液，若有黄色沉淀就说明牛乳中掺有明胶，否则为正常牛乳。

（7）掺洗衣粉的鉴别检验。

原理：洗衣粉中含有十二烷基苯磺酸钠，在紫外线分析仪下观察有荧光，掺有洗衣粉的牛乳发荧光。

操作方法：取检样 5～10mL 于试管中，暗室内于 365nm 波长紫外线分析仪下观察荧光。如牛乳发出黄色荧光，说明掺有洗衣粉，灵敏度为 1％。

（8）掺尿的鉴别检验。

原理：尿中含有肌酐，肌酐与碱性苦味酸反应生成红色或橙色的复合苦味酸肌酐。

试剂：①10g/L 氢氧化钠溶液；②饱和苦味酸溶液。

操作方法：取检样 5mL，加 10g/L 氢氧化钠调 pH 为 12，再加饱和苦味酸 0.5mL，充分振摇，放置 10～15min，若为掺尿乳，会出现明显的红褐色；而正常乳呈苦味酸固有的黄色，此法灵敏度为 20g/L。

4. 病牛乳的鉴别检验

（1）乳房炎乳的鉴别检验。

试剂配制：称取 60gNa$_2$CO$_3$·10H$_2$O，溶于 100mL 水中，另称取 40g 无水 CaCl$_2$ 溶于 300mL 水中。把两种溶液分别加温和过滤，然后互相混合在一起，加入等量的 150g/LNaOH 溶液。搅拌均匀后，过滤，加入少量溴甲酚紫，有助于观察结果。

操作方法：吸取乳样 3mL，置于白色平皿中，加入 0.5mL 上述配制的试剂，混匀，约 10min 后观察结果。

结果判断：无沉淀及絮片者为正常乳；稍有沉淀者为可疑乳；肯定有沉淀者说明是乳房炎乳；如果发生黏稠团块并继之分为薄片，或有持续性的黏稠性团块，说明为严重乳房炎乳，不可食用。

（2）乳中血与脓的鉴别检验。用小药匙将少量的二胺基联苯溶解在盛有 2mL95% 乙醇的试管内，加入 2mL30g/L 的过氧化氢溶液，摇动后再加入 3~4 滴冰醋酸。

在上述配制的试剂中，加入 4~5mL 牛乳，如有血与脓存在时，于 20~30s 后液体呈深蓝色。

5. 假奶粉的识别

假奶粉是用白糖、菊花晶、炒面及少量奶粉掺和而成，明显的标记是有结晶，无光泽或呈白色和其他不自然的颜色，奶香味微弱或无奶香味，粉粒粗、不粘牙，甜度大，入口溶解较快，在凉开水中不需搅动就能很快化解，用热开水冲时，溶解速度快，没有天然乳汁特有的香味和滋味。用手捏住袋装奶粉包装来回磨搓，由于掺入白糖、葡萄糖，颗粒较粗，发出"沙、沙"声。

变质的奶粉在冲调后往往色泽灰暗，有焦粉状沉淀或大量蛋白质变性凝固颗粒及脂肪上浮，有酸臭味或酪味，入口后对口腔黏膜有刺激感。食用这种变质乳会损害健康。

无论是在市场上选购还是家庭贮藏，只要乳制品出现上述的异常情况，都应停止食用，必要时还可将异常的乳制品送交有关检验机构进一步鉴定。

第三节　酒类、蜂蜜、调味品及其他农副产品掺假的识别与鉴定

一、酒类的掺假识别方法

1. 正常白酒的感官性状

可用高脚酒杯盛满酒后，举杯对光，观察酒液，应纯洁、无色、透明，无浮悬物和沉淀物。有的白酒因发酵期或贮存期较长，可带有极浅的淡黄色，如茅台酒，这是允许的。

2. 葡萄酒的分类

按葡萄酒含糖量（以葡萄糖计）分类：

干葡萄酒含糖量小于 4.0g/L，品评时，感觉不出甜味。

半干葡萄酒含糖量一般在 4.1~12g/L，品评时，微觉甜味。

半甜葡萄酒含糖量一般在 12.1~50g/L，品评时，具有甜爽感。

甜葡萄酒含糖量大于 50.1g/L，品评时，具有甘甜、醇厚感。

3. 国家名酒真伪的鉴别方法

国家名酒除所用的瓶子用料考究、制作精致外，有许多名酒都采用独特的瓶型。例如茅台酒多年来一直使用乳白色圆柱形玻璃瓷瓶，瓶身洁白光滑，无杂质；五粮液有鼓形瓶和晶质瓶两种，瓶底和瓶身有五粮液酒厂专用字样；泸州老窖特曲使用的是异形瓶，瓶底有泸州老窖酒厂专利瓶字样。其他名酒瓶形外观也各有特点。凡不符合该名酒

酒瓶特点者，肯定是假货。

国家名酒的瓶盖大都使用金属防盗盖，并且瓶盖的材质优良，制作精湛，形状一致，一扭即断。盖上文字图案清晰工整，封口严密，不松不漏。而假货的瓶盖一般是手工制作的，封口不严密，常有松动漏酒现象，且文字图案不清晰，易脱落，盖口不易扭断。

国家名酒包装精致，纸质优良，多数使用进口纸；包装制作和标贴印制规范精美，凹凸版印刷，图案文字清晰鲜明，套色准确，裁边整齐。假货一般纸质较粗糙，图案文字不够清晰，色彩不够协调，套色不正，无凹凸印刷或印刷的凹凸感不明显。

国家名酒已在包装或瓶盖上使用激光全息防伪标志、荧光防伪标志、温度防伪标志或仿形防伪技术等。例如茅台酒的防伪图案有"飞天"和"五角星"两种，均采用激光全息防伪标志，从不同角度看，会呈现不同的色彩，而且只能使用一次，开启后就不能复原再用。注意用真品上的防伪标志与待鉴定的产品对照比较，就可鉴别其真伪。

各种国家名酒都有各自的色、香、味和风格特点。但不论哪种名酒，都具有酒液清澈、香气幽雅、入口甘醇净爽、甜而不腻、苦不持久、辣不呛喉、酸而不涩的优点。假货不具备这些优点，而且多数香味刺鼻、入口呛喉、有杂味等不正常口感，其共同手法都是以一般白酒充当名酒，故品尝结果没有所冒充名酒的独特之处。

有些国家名酒工艺独特。例如董酒，生产过程中加入某些中药成分，品尝时应有独特的药香味，如果品尝时无这种药香味，则肯定不是董酒。

4. 干邑酒的真假辨别

洋酒中的知名品牌白兰地以法国生产的最为知名。法国著名白兰地产区有两个：一个为干邑地区（Coganc），另一个为雅马邑地（Armagnac）。按法国酒类命名原产地保护法规定，只有经法国干邑地区经过发酵、蒸馏和在橡木桶中贮存的葡萄蒸馏酒才能称为干邑酒，在别的地区按干邑同样工艺生产的葡萄蒸馏酒不能称为干邑。雅马邑的葡萄品种相同，邑酒完全一致，只是贮存方式不一样，雅马邑在黑橡木桶中贮存，定位在田园型白兰地，干邑酒则大多在"利得森"橡木桶中贮存，定位在都会型白兰地。

在中国大陆假冒情况最为严重的洋酒是干邑酒，而干邑酒的假冒又较为集中在轩尼诗、人头马和马爹利等三个品牌上。这是因为这三个品牌知名度最高，质量好且价位相对较高。

鉴别干邑酒较常见的方法有：

（1）按有关规定要求，洋酒标签上要有中文标志及卫生检验检疫章，因此没有中文标志及卫生检验检疫章的洋酒可能是假酒。

（2）真品标签字迹清楚、轮廓好；假酒标签字迹模糊、不规则。

（3）真品液体呈金黄色、透亮；假酒的液体则暗淡、光泽差。

（4）真品瓶盖上的金属防伪盖与瓶盖是连为一体的，而假酒的防伪盖则是粘上去的。

（5）真品防伪标志在不同的角度下可出现不同的图案变换，防伪线可撕下来；假酒的防伪标志无光泽，图案变换不明显，防伪线有时是印上去的。

（6）真品金属防伪盖做工严密，塑封整洁、光泽好；而假酒瓶盖做工粗糙，塑封材质不好，偏厚，光泽差，商标模糊，立体感差。

5. 酒类掺假的鉴别和快速检验

1）白酒掺水的鉴别检验

原理：各种酒类均有一定酒度，如常见的高度酒为 62%、60%，低度酒有 55%、53%、38% 等，掺水后，其乙醇含量必然减少，可用酒精表直接测试。

操作方法：将酒样 100mL 倒入量筒中，轻轻放入酒精表，放入时不使上下振动和左右摇摆，也不应接触量筒壁，然后轻轻按下少许，待其上升静置后，从水平位置观察其与液面相交处的刻度，即为乙醇浓度。与此同时，测量酒样的温度，然后根据温度与所测乙醇浓度换算表，得出温度为 20℃ 时的乙醇浓度。

2）白酒中掺敌敌畏的鉴别和检验

原理：吡啶-氢氧化钠反应。敌敌畏在碱性水溶液中与吡啶和碱作用，如果定性检验测出有敌敌畏存在，则证明一定为掺假酒。

操作方法：取酒样 1mL 置于洁净的试管中，在水浴上蒸干，冷却后加吡啶 0.5mL，加 50g/L 氢氧化钠溶液 0.5mL，再置水浴中加热至沸，如溶液呈红色或桃红色，为阳性。同时做空白对照试验。

3）啤酒质量的鉴别和检验

（1）色泽鉴别。

良质啤酒——以淡色啤酒为例，酒液浅黄色或微带绿色，不呈暗色，有醒目光泽，清亮透明，无小颗粒、悬浮物和沉淀物。

次质啤酒——色淡黄或稍深些，透明，有光泽，有少许悬浮物或沉淀物。

劣质啤酒——色泽暗而无光或失光，有明显悬浮或沉淀，有可见小颗粒，严重者酒体混浊。

（2）泡沫鉴别。

良质啤酒——注入杯中立即有泡沫窜起，起泡力强，泡沫厚实且盖满酒面，沫体洁白细腻，沫高占杯子的 1/2～2/3；同时见到细小如珠的气泡自杯底连串上升，经久不失。泡沫挂杯持久，在 4min 以上。

次质啤酒——倒入杯中泡沫升起较高较快，色较洁白，挂杯时间持续 2min 以上。

劣质啤酒——倒入杯中，稍有泡沫且消散很快，有的根本不起泡沫；起泡沫者泡沫粗黄，不挂杯，似一杯冷茶水状。

（3）香气鉴别。

良质啤酒——有明显的酒花香气和麦芽清香，无生酒花味，无老化味，无酵母味，也无其他异味。

次质啤酒——有酒花香气但不显著，也没有明显的怪异气味。

劣质啤酒——无酒花香气，有怪异气味。

（4）啤酒口味的感官鉴别。

良质啤酒——口味纯正，酒香明显，无任何异杂滋味，酒质清洌，酒体协调柔和，刹口力强苦味细腻、微弱、清爽而愉快，无后苦，有再饮欲。

次质啤酒——口味较纯正，无明显的异味，但香味平淡，微弱，酒体尚属协调，具有一定刹口力。

劣质啤酒——味不正，淡而无味，或有明显的异杂味、怪味，如酸味、馊味、铁腥味、苦涩味、老熟味等，也有甜味过于浓重；更有甚者苦涩得难以入口。

4）啤酒掺假鉴别和检验

（1）pH 测定。采用精密 pH 试纸或广泛 pH 试纸，蘸样品同标准比色卡比较，如 pH 大于 5 以上的则为可疑。也可用酸度计进行测定。

（2）洗衣粉的检验。

原理：阴离子合成洗涤剂可与亚甲蓝生成蓝色化合物，易溶于有机溶剂。根据其呈色深浅，测定阴离子合成洗涤剂的含量。

试剂：

① 亚甲蓝溶液：称取亚甲蓝 30mL，溶于 500mL 蒸馏水中，加硫酸 6.8mL 和磷酸二氢钠 50g，溶解后用蒸馏水稀释至 1000mL。

② 氯仿。

操作方法：吸取 2mL 酒样置于 50mL 具塞比色管中，加氯仿至 25mL，加亚甲蓝 5mL，剧烈振摇萃取 1min，静置分层。如氯仿层呈明显蓝色为阳性，同时需作空白和阳性对照。

二、饮料和茶的掺假识别方法

1. 假果汁饮料的鉴别

市场上发现有许多个体户，甚至有的工厂，以糖精、香精和色素为原料配制成"颜色水"冒充果汁出售，有的也加入少量蔗糖，这虽然对人体无危害，但也是一种投机取巧、以次充优的违法行为。

配制的假果汁又称为"颜色水"或"三精水"，口感较差，无果糖清甜爽快的感觉，后味有糖精的苦味或有较浓的蔗糖味。"颜色水"一般是小贩自制的，为增加二氧化碳的含量，常加入小苏打，所以尝味时有苏打味。

2. 果汁与果露的区别

果汁饮料是采用鲜果（或鲜菜）为原料，经压榨方法取汁，略带黏稠状的液体，一般含可溶性固形物 20% 左右，相对密度为 1.03～1.10。有的还须配兑部分调味剂和水，如橘子果汁、番茄果汁、刺梨果汁等。

果露则不含果品成分，它是采用柠檬酸、食用色素、香精、食糖，经人工配制而成的。果汁中含有其果蔬所固有的营养物质，如碳水化合物、维生素、无机盐等，对人体健康有益，对某些疾病具有一定的防治作用。

果露的营养成分主要是糖，一些果露以甜菊糖等甜味剂代替糖，其果蔬所固有的营养物质都较少，营养价值比较低。当然有的果露饮料具有清凉解渴、提神醒脑等作用，如橘子果露、柠檬果露。相比之下果汁饮料比果露饮料更有益于健康。

3. 茶叶优劣的鉴别

茶叶审评时一般可从茶叶的形状、色泽、香气、滋味、汤色等方面来鉴别。正常的茶叶应该具有该类茶正常的商品外形及固有的色、香、味，不得混有异种植物叶，不含非茶类物质，无异味、无异臭、无霉变。

　　条形茶的外形称作条索。以紧细、圆直、勾齐、重实的为好；以粗松、弯曲、短碎、松散的为差。

　　鉴别茶叶的嫩度主要看芽头多少、叶质老嫩及条索的光润度。此外，还要看峰苗（用嫩叶制成的细而有尖峰的条索）的多少；一般以芽头多、峰苗多、叶质细嫩为好；叶质老、身骨轻为次。

　　红茶的光泽有乌润、褐润和灰枯的不同；绿茶的色泽分为嫩绿、翠绿、青绿、青黄等；光泽分光润和干枯的不同。红茶以乌润者为好；绿茶以嫩绿、光润者为好。净度以无梗、末和其他夹杂物的为好。

　　拿一撮茶叶放在手掌中，用嘴哈气，使茶叶受微热而发出香味，仔细嗅闻，用嗅觉来审评香气是否纯正和持久。可反复多嗅几次，以辨别香气的浓淡、强弱和持久度。此外，还可以嗅嗅茶叶的香气是否正常，是否有烟味、焦味、霉味、馊味或其他不正常的气味。花茶还要看花香是否鲜浓持久。

　　取一小撮茶叶（3～5g），放入 150mL 左右的茶杯中，用开水冲泡，并盖上杯盖。5min 后，打开杯盖，先嗅杯中香气，再看汤色、品尝滋味，最后看茶叶的叶底。

　　（1）汤色。茶叶内含物被开水冲泡出的汁液所呈现的色泽称为汤色。汤色有深浅、亮暗、清浊之分。一般以汤色明亮、纯净透明、无混杂为好；以汤色灰暗、浑浊者为差。红茶以红艳明亮者为优，绿茶以嫩绿色者为上品。

　　（2）滋味。茶叶经沸水冲泡后，大部分可溶性有效成分都进入茶汤，形成一定的滋味。滋味在茶汤温度降至 50℃ 左右时为最好。品尝时，口含少量茶汤，用舌头细细品味；从而辨别出滋味的浓淡、强弱以及鲜爽、醇厚或苦涩等。另将少许干茶叶置于口中慢慢嚼，细品其滋味。

　　（3）叶底。观察杯中经冲泡后的茶叶的嫩度、色泽和匀度。还可用手指按压，以判断它的软硬、薄厚和老嫩程度。优质茶叶的叶片鲜嫩，加工充分，水中浸出物多；因此茶汤色泽艳丽、澄清透明，无混杂；并且具有本品种茶叶的正常香气，香气清爽、醇厚、浓郁、持久、新鲜纯正，没有其他异味。红茶汤以红艳明亮、醇厚甘甜、喉间回味长、叶底鲜明为优。绿茶汤应碧绿清澈。乌龙茶汤应为鲜亮橙黄色，先感觉稍涩，而后转甘，鲜爽醇厚，并具有翠绿而明亮的细嫩鲜叶，在叶底被面有白色毫毛。花茶汤应为明亮蜜黄色，滋味清爽甘甜，鲜花香气明显，叶底绿色均匀，稍带黄色且明亮。

　　劣质茶叶的茶汤亮度差，色淡，略有混浊。陈茶或霉变茶的茶汤无光泽，色暗淡，浑浊。香气淡薄，持续时间短，无新茶的新鲜气味，有的具有烟焦、发馊、霉变等异常气味。劣质红茶味淡、苦涩，无回味或回味短；叶底粗老，色泽发暗。劣质绿茶味淡、苦涩或略有焦味；叶底粗老、灰黄、破碎；若绿茶调青不及时或不彻底，还会出现红叶或红梗。劣质花茶味淡，回味短，叶底色泽暗褐，杂而不匀。

　　4. 掺假花茶的鉴别

　　真正的花茶是由鲜花窨制而成的。窨制就是把鲜花放进经烘干冷却的茶坯中闷存一定时间，利用茶叶的吸附特性，使其充分吸收花的香味；然后再把花筛去，再烘干，即为成品。有些高级的花茶要窨制三次以上。越是高级的花茶，越看不到干花。筛出的干花已全无香气。市场上卖的假花茶，就是将这种筛出的干花掺在低级茶叶中制成的。

三、糖和蜂蜜类食品的掺假识别方法

1. 发黄的冰糖质量的判定

冰糖是将白砂糖溶化成液体，经过烧制、去杂质，然后蒸发水分，使其在40℃左右的条件下自然结晶而成，也可冷冻结晶而成。质量好的冰糖晶粒均匀，色泽清澈洁白，半透明，有结晶体光泽，味甜，无明显杂质、无异味。

色泽发黄的冰糖，质量差。凡发黄、发暗的，多是由于保存不当受潮引起的。

2. 食糖品质的鉴定

国家质检局发布食糖消费指南，指出识别食糖产品的好坏可采用眼看、鼻闻、口尝、手摸四种方法。据介绍，好的食糖产品具有以下特点：

一是看：白砂糖外观干燥松散、洁白、有光泽，平摊在白纸上不应看到明显的黑点，按颗粒分有粗粒、大粒、中粒、细粒之分，颗粒均匀，晶粒有闪光，轮廓分明；绵白糖晶粒细小，均匀，颜色洁白，较白砂糖易溶于水，适用于一般饮品、点心及其他糖制食品；赤砂糖呈晶粒状或粉末状，干燥而松散，不结块，不成团，无杂质，其水溶液清晰，无沉淀，无悬浮物。颜色有红褐、青褐、黄褐、赤红、金黄、淡黄、枣红等多种；冰糖呈均匀的清白色或黄色，半透明，有结晶体光泽，无明显的杂质。方糖外观应坚硬，糖晶体有光泽，洁白无斑痕，无其他杂质。冰片糖色泽自然，两面呈金黄色至棕色、腊光面，大小厚薄均匀，砂线分明，无明显黑点。

二是闻：白砂糖、绵白糖、冰糖、方糖用鼻闻有一种清甜之香，无任何怪异气味。赤砂糖、冰片糖则保留了甘蔗糖汁的原汁、原味，特别是甘蔗的特殊清香味。

三是尝：白砂糖溶在水中无沉淀和絮凝物、悬浮物出现，尝其溶液味清甜，无任何异味；绵白糖在舌部的味蕾上糖分浓度高，味觉感到的甜度比白砂糖大；赤砂糖、冰片糖则口味浓甜带鲜，微有糖蜜味；冰糖、方糖则质地纯甜，无异臭，无异味。

四是摸：用干手摸时不会有糖粒粘在手上，松散，说明含水分低，不易变质，易于保存。

3. 掺假蜂蜜的鉴别

1) 掺水蜂蜜的鉴别

取蜂蜜数滴，滴在不光滑的白纸上。优质的蜂蜜含水量低，滴落后成珠状，不会散开，也不会很快掺入白纸中；而掺水蜂蜜滴落后很快浸透白纸，并渐渐散开；散开速度越快，掺的水分越多。

2) 蜂蜜中掺入淀粉的检测

掺有淀粉的蜂蜜用手捻滑而不黏，用口尝清淡而无味。

也可以通过加碘液作显色反应。取蜂蜜少许，加入少许蒸馏水，再加入几滴碘液，如变蓝色，证明蜂蜜中加入淀粉。

3) 蜂蜜中掺入饴糖的检测

饴糖又称糖稀，掺入饴糖的蜂蜜，光泽淡，透明度差，蜂蜜浑浊，蜜味淡。

掺入饴糖可用酒精检测：取蜂蜜少许加入等量净水摇匀，注入10mL的95%浓度

的酒精，如出现乳白色的絮状物，则证明蜂蜜中加入了饴糖。

其原理是饴糖中的糊精在酒精中不易溶解。

4）蜂蜜受重金属污染的确定

蜂蜜中污染的重金属主要有铁、铝、锌等。主要是由于包装物或库存不当所致。

检验蜂蜜是否受重金属污染简便方法：弄一杯茶水，舀一勺蜂蜜倒入茶水中，如茶水色泽不变，则证明蜂蜜正常。若茶水变黑色，则证明蜂蜜已经受到污染。

其原理是茶叶中含有茶多酚能与重金属中的粒子络合，产生颜色反应。

5）蜂蜜中掺入琼脂物质的检测

琼脂属于多糖类物质，它与蜂蜜混合后可增加蜂蜜的表面张力，提高浓度。个别不法分子有时用此物质弄假坑害消费者，故应检测。检测方法可参照淀粉的检测方法。

6）蜂蜜中加入增稠剂的检测

有些人为了增加蜂蜜的浓度，于是在蜂蜜中加入了增稠剂果胶、烃甲基纤维等。

其识别方法：把蜂蜜放在手心，若无黏稠感或黏稠感较小，则证明掺有果胶等。

在掺有增稠剂的蜂蜜中，放置时间较长后，上层蜜较清，而下层却是较黏稠的物质。用手持测糖仪测定时。会出现一段模糊不清的区段。

4. 没有任何加工的天然原蜂蜜——天然蜂蜜的几大特点

（1）没有任何加工的纯天然蜂蜜是有浓度区别的。

蜂蜜中的水分是植物开花时分泌的，蜜蜂采集后通告其自身的酿制来降低蜂蜜中所含的水分。天然蜂蜜的浓度是 $34\%\sim43\%$，一般浓度越高，常温密封库存的时间越长。

天然蜂蜜的浓度是在常温 $20℃$ 测定的。天然蜂蜜稠度随温度的增高而变稀，温度的下降而变稀。同样浓度的蜂蜜在夏天看上去很稀，而冬天就很稠。

蜂蜜的稠和稀只能说明蜂蜜中的含水量的多或少，不能判断蜂蜜的好和坏。

食用天然蜂蜜的浓度一般在 40% 以上较好。

（2）没有任何加工的天然纯蜂蜜在常温下库存时间长后打开一般有股轻微酒味，但不是已经变质。

因为在蜂蜜中作祟的是一种叫耐糖的酵母菌。蜂蜜中总是带有它，它主要是来源于蜜源植物的花朵和土壤；蜂箱中的巢脾、空气等。在温度适合的条件下，它将蜂蜜中的糖分分解产生酒精和二氧化碳，在有氧的条件下，酒精进一步的分解为醋酸和水。但蜂蜜的发酵并不像人们想的那样可怕，和其他酵母菌相比，蜂蜜中的耐糖酵母菌发展的非常缓慢，特别是高浓度（40% 以上）的蜂蜜，其速度更慢。发酵的中间产物是酒精，最终产物是醋酸，且这些的含量在蜂蜜中非常少。

本草纲目上说"十年沉蜜乃一味良药"！现代许多都市人流行"喝少量的酒，饮醋酸"的保健方法，更有人则在蜂蜜中加入醋酸，其实食用 40% 以上没有任何加工的蜂蜜可以说是一种更好的新的保健方法。市场上的蜂蜜因为在高温加工的过程中已经将酵母菌杀死，所以一般不存在这个问题。但高温对蜂蜜的营养成分的破坏是巨大的。

打开蜂蜜瓶可以闻到非常浓的酒精味和很强的刺鼻气味，可确定蜂蜜已经变质。

（3）天然蜂蜜在搅动后其表面一般有层泡沫。

没有加工的蜂蜜在摇动时容易出现泡泡的原因有以下几点：

① 蜂蜜中蜂蜜中蛋白质有 4～7 种，通常以胶体物质存在，它是蜂蜜中介于分子和悬浮颗粒之间不能用过滤方法除去的质粒，这种胶体物质在浅色蜂蜜中的含量为 0.2%，在深色蜂蜜中为 1% 左右，它对蜂蜜的色泽和浑浊度有一定的影响，并能促成蜂蜜起泡，从而影响蜂蜜的商品价值。

② 天然高度蜂蜜有很强的抗菌能力，蜂蜜抗菌作用的原因普遍认为除了蜂蜜是糖的高浓度溶液和低 pH 能抑制微生物的生长发育外，更重要的是蜂蜜中葡萄糖在葡萄糖氧化酶的作用下产生的抗菌物质——过氧化氢的结果。过氧化氢在高温下易分解出氧气，从而使蜂蜜的表面有一层白色泡沫。

所以真正的没有加工的蜂蜜在夏天摇动后蜂蜜中会有大量的泡沫，使蜂蜜很容易涨出蜂蜜瓶，并且在蜂蜜的表面形成一层白色泡沫。但静放几个小时后，白色泡沫会自动消失，但打开蜂蜜瓶时会有气体冲出（即使是放在常温下蜂蜜中最高度 43% 蜂蜜在摇动时也有非常明显的白色泡沫），但只要到秋天气温下降，此现象自然消失。

这也就导致真正没有加工的蜂蜜在夏天具有膨胀性，所以收购商在收购时装蜜量以容器的 80% 为宜，以免蜂蜜在运输过程中由于晃动时渗溢出来。

蜂蜜的膨胀性也是在导致市场上很难见到天然没有任何加工蜂蜜的一个原因。

蜂蜜的膨胀性与蜂蜜的发酵有区别：发酵的蜂蜜除了有泡沫外，还有很浓的酒精味和刺鼻的气味。

冬天气温较低的季节可用下述方法鉴别：把蜂蜜放在 30～40℃ 热水中放 4～5min，然后用筷子把蜂蜜搅动 10～20 下，然后静放一下，纯天然蜂蜜的表面会有泡泡，浓度越高的蜂蜜，泡泡越细小。

（4）结晶。

结晶是蜂蜜最重要特点。蜂蜜品种中 99.9% 的蜂蜜都结晶。一般来说结晶蜂蜜是纯蜂蜜，其营养价值与水溶液蜂蜜一样。

引起蜂蜜的结晶，主要是蜂蜜中的葡萄糖，大多数的蜂蜜都是葡萄糖的过饱和溶液，只要温度降低到一定的时候，蜂蜜就会出现结晶。

外界平均温度为 20℃ 时就有的蜂蜜开始结晶，13～14℃ 是蜂蜜最容易结晶的温度，温度越低，结晶速度越快。但当外界温度高于 30℃ 时，结晶的蜂蜜又会慢慢溶化恢复到液体状态。

蜂蜜品种不同，其结晶的情况也是不同的，蜂蜜的结晶有粗有细；有软有硬。纯正的真蜂蜜结晶上下一致，入口即化，阻力极小。

怀疑是否买到真蜂蜜可以取少许结晶的蜂蜜放在杯子中然后放在 20～30℃ 的温水中，真蜂蜜会很快融化。

一般来说结晶蜂蜜是纯蜂蜜，其营养价值与水溶液蜂蜜一样。结晶的蜂蜜手感细，用手一捻就化，而掺白糖的假蜜手感粗，用手难以捻化。

浓缩蜂蜜如果在加工时不打破葡萄糖核，也会结晶的。应注意鉴别。

（5）天然蜂蜜时间放置长后颜色会逐渐变深。

蜂蜜的颜色主要取决于蜂蜜中所含的色素的种类和含量，此外还与矿物质含量有关，矿物质含量越高，其颜色越深。

长期贮存的蜂蜜颜色会逐渐加深，但其营养不变。

在蜂蜜的加工中，过度的加热也会使颜色加深。

四、调味品和香辛料类食品的掺假识别方法

1. 假碘盐的识别

假碘盐外观呈淡黄色或杂色，容易受潮。用手抓捏假碘盐呈团状，不易分散。假碘盐有一股氨味。假碘盐咸中带苦涩味。

将盐撒在淀粉或切开的土豆上。盐变成紫色的是碘盐，颜色越深含碘量越高；如果不变色，说明不含碘。

2. 真假大料的鉴别

大料学名八角茴香、大茴香，近年来，市场上已发现以莽草充当大料的现象。莽草中含有莽草毒素等，误食易引起中毒，其症状在食后 30min 表现，轻者恶心呕吐，严重者烦躁不安，瞳孔散大，口吐白沫，最后血压下降，呼吸停止而死亡。

八角茴香（大料）瓣角整齐，一般为 8 个角，瓣纯厚，尖角平直，蒂柄向上弯曲。味甘甜，有强烈而特殊的香气。

莽草（假大料）瓣角不整齐，大多为 8 瓣以上，瓣瘦长，尖角呈鹰嘴状，外表极皱缩，蒂柄平直味稍苦，无八角茴香特有的香气味。

最好取少许粗粉加 4 倍水，煮沸 30min，过滤后加热浓缩，八角茴香溶液为棕黄色；莽草溶液为浅黄色。

3. 辣椒掺红砖粉鉴别和快速检验

原理：辣椒粉相对密度小，饱和食盐水能将它浮起；红砖粉的相对密度大；即使是饱和食盐水也不能将它浮起。

试剂：饱和食盐水溶液。

操作方法：将样品粉末少许置于大试管中，加入饱和食盐水溶液 10～15mL，充分振摇，放置片刻，辣椒粉因相对密度小而浮于水面；红砖粉因比重而沉于试管底部。如果试管底部有红色沉淀，则说明有红砖粉掺入。

五、食用菌及农副产品掺假识别法

1. 掺假黑木耳的识别

黑木耳中掺假的物质有糖、盐、面粉、淀粉、石碱、明矾、硫酸镁、泥沙等。掺假的方法是，将以上某物质用水化成糊状溶液，再将已发开的木耳放入浸泡，晒干，使以上这些物质黏浮在木耳上，因此，木耳的重量大大增加。有些假木耳，用的是化学药品，对人体健康是有害的。

掺假木耳的鉴别，有以下几种方法：

看色泽：真木耳，朵面乌黑有光泽，朵背略呈灰白色，假木耳的色泽发白，无光泽。

看朵形：真木耳，耳瓣舒展，体质轻，假木耳呈团状。

试水分：真木耳一般质地较轻，通常要求其含水量在 11％以下。可取少许黑木耳用手捏，如果易碎，放开后朵片有弹性，且能很快伸展的，说明含水量少；如果用手捏

有韧性，松手后耳瓣伸展缓慢，感到分量重，说明含水量多。用手研磨后，手指上会留下掺假物的是假木耳。还可称取样品 5g 于玻璃杯中，加入 50℃ 温水 250g，搅拌后放置 30min，称重，计算吸水量。正常 1g 木耳的吸水量≥10g。

品滋味：真木耳，清淡无味，假木耳皆有掺假物的味道。取少许黑木耳入口略嚼，感觉纯正无异味，并有清香气。如尝到甜味的，说明是用饴糖等糖水浸泡过的；有咸味的，是用食盐水浸泡过的；有涩味的，是用明矾水浸泡过的；或有细沙出现，则为次品或劣品，不能购买。

黑木耳掺假后，不仅会增加分量，而且质量也差，不宜购买。

2. 银耳色泽越洁白品质越好？

有些人在选购银耳时，认为银耳的色泽越洁白品质越好，殊不知这往往会上当受骗。因为银耳可经硫磺熏制而去掉黄色，使人看起来外观饱满充实、色泽特别洁白；但这种银耳存放时间稍长，过 10～20d，又会因与空气接触而氧化还原为原来的黄色进而发红，胀发性降低，难煮软。长期食用硫磺熏制的食品会导致胃肠道功能紊乱，此外硫磺对血液细胞还有毒性作用，甚至可以导致癌症。

银耳本身应无味道，选购时可取少许试尝，如舌头感到刺激或有辣味，则可证明这种银耳是用硫磺熏制的。

3. 花菇、冬菇及香信的区别

香菇一般分为花菇、冬菇及香信。

花菇是菌中之星。花菇的顶面呈现淡黑色，菇纹开暴花，白色，菇底呈淡黄色。花菇因顶面有花纹而得名。天气越冷，花菇的产量越高，质量也越好，肉厚、细嫩、鲜美，食之有爽口感。

冬菇的质量仅次于花菇，顶面呈黑色，菇底也是淡黄色，肉比较厚，食之爽口、鲜美。

香信是香菌中的低级品种，因为它是在挑选花菇、冬菇后剩下的余料。香信肉较薄，不那么细嫩，也不很爽口，质量比花菇、冬菇差。但作肉类的配菜也美味可口，且价格便宜，既经济又实惠。

4. 真伪发菜的识别

发菜主要产于我国西北，因营养丰富，产量稀少，被视为山珍之一。近来发现市场上有用玉米的须加工染黑、干燥后，冒充发菜出售的。

正品发菜，干制品色泽乌黑，质轻细长如丝，蜷曲蓬松，形状很像散乱的头发，无污泥杂质，有清香气味，用手捏略有弹性，用清水浸泡后，膨胀 3 倍左右，浸后用手拉尚有伸缩性，入口有柔润爽脆感。伪品发菜条粗丝短，入水浸泡不能胀发，浸后手拉不能伸缩，质硬，入口无柔润爽脆感。购买者要注意鉴别，以免上当。

5. 蘑菇品质优劣的识别

蘑菇是食用菌中的一大类，它分为野生蕈和人工培植草两类。野生蘑菇种类较多，因生长地理环境、气候条件不同，形态和种类也有所不同。人工培植蘑菇的种类日渐增多。市场上深受欢迎的有金针菇、香菇、平菇、凤尾菇等。

良质食用菌菇。具有正常食用菌菇的商品外形，色泽与其品种相适应，气味正常，无异味，品种单纯，大小一致，不得混杂有非食用菌、腐败变质和虫蛀菌株。

次质食用菌菇。具有正常食用菌菇的商品外形，色泽与其品种相适应，气味正常，品种不纯、大小不一致，混杂有其他品种，蕈盖或蕈柄有虫蛀痕迹。

劣质食用菌菇。不具备正常食用菌菇的商品外形，或者食用菌菇的商品外形有严重缺陷，色泽与其相应品种不一致，品种不纯，混有非食用菌以及腐败变质、虫蛀等菌体，甚至有掺杂的菌株、菌柄、菌盖等物，碎乱不堪，并有杂质。

第四节　食品标签、包装的鉴别方法

1. 隐形防伪瓶盖的识别

隐形防伪瓶盖是一种高技术、高质量、高难度的防伪瓶盖。具有易识别、成本低、难仿冒的特点。这种隐形防伪瓶盖是根据全息防伪标签的原理，采用在金属瓶盖顶面直接制作出的一种隐蔽真形、闪光变色的防伪标记。

2. 进口食品的识别

随着入世的深入，洋酒、洋水果等进口"洋食品"越来越多地进入中国百姓的生活，但是要正确判断自己买到的究竟是不是真正的进口货，需注意以下几点：

（1）查看进口食品上是否有中文标签。按照国家出入境检验检疫局《进出口食品标签管理办法》规定，进口食品标签必须事先经过审核，取得《进出口食品标签审核证书》，进口食品标签必须为正式中文标签。

（2）注意查看所选购的进口商品上是否贴有激光防伪的"CIQ"标志。"CU"是"中国检验检疫"的缩写，该防伪标志是从 2000 年开始对检验检疫合作的进口食品统一加贴的。"CIQ"标志基本样式为圆形，银色底蓝色字（为"中国进出口检验检疫"）字样，规格有 10cm、20cm、30cm、40cm 四种，背面注有九位数码流水号，该标志是辨别"进口食品"真伪的最重要手段。

（3）还可以向经销商索要查看"进口食品卫生证书"。该证书是检验检疫部门对进口食品检验检疫合格后签发的，证书上注明进口食品包括生产批号在内的详细信息。可以说该证书有如进口食品的"身份证"，只要货证相符，就能证明该食品是真正的"洋货"。

3. 无毒塑料袋的识别

塑料袋给人们带来方便的同时也会损害人们的身体健康。因此，为了您的健康，请慎用塑料袋，尤其不要随便用来盛装熟食，盛装熟食一定要用无毒塑料袋。识别无毒塑料袋的方法有以下几种：

（1）感官检测无毒塑料袋是乳白色半透明或无色透明的，有柔韧性，手摸时有润滑感，表面似有蜡。有毒的塑料袋颜色混浊，手感发黏。

（2）抖动检测用手抓住塑料袋的一端用力抖，发出清脆声者无毒，声音闷涩者有毒。

（3）用水检测把塑料袋按入水底，浮出水面的是无毒的，不上浮的有毒。

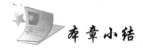

本章小结

本章主要介绍了食品掺假的概念和掺假的方式、食品掺假的规律性；介绍了动、植物性食物及其制品掺假的识别与鉴定；酒类、蜂蜜、调味品及其他农副产品掺假的识别与鉴定以及食品标签、包装的鉴别方法。

思考题

(1) 如何掌握食品掺假的概念和掺假的方式、食品掺假的规律性？

(2) 各类食品掺假的目的是什么？

(3) 如何进行各类食品掺假的识别与鉴定？

推荐书目

彭萍. 2006. 食品营养与卫生. 武汉：武汉大学出版.

史贤明. 2003. 食品卫生与安全学. 北京：中国农业出版社.

张永伟. 2002. 食品卫生培训教材. 北京：海洋出版社.

凌强. 2001. 现代饭店食品营养与卫生控制. 大连：东北财经大学出版社.

郭红卫. 2005. 食品营养与食品安全. 上海：复旦大学出版社.

吕莹. 1999. 营养与食品卫生学. 开封：河南大学出版社.

项伟，马德中. 2005. 营养与食品卫生知识问答. 兰州：甘肃人民出版社.

肖荣. 2003. 营养医学与食品卫生学. 北京：中国协和医科大学出版社.

曾翔云. 2006. 食品营养与卫生. 武汉：华中师范大学出版社.

姬德衡. 1997. 食品卫生指南. 沈阳：东北大学出版社.

何计国. 2003. 食品卫生学. 北京：中国农业大学山版社.

相关连接

http://www.tianya.cn/publicforum/content/no11/1/704938.shtml

http://tui.qihoo.com/24157296/article_120200.html

http://shenghuo.foods1.com/show_45228.htm

http://www.21food.cn/html/news/26/369998.htm 食品商务网

附　　录

附录一　中华人民共和国食品安全法

（2009 年 2 月 28 日第十一届全国人民代表大会常务委员会第七次会议通过）

第一章　总　　则

第一条　为保证食品安全，保障公众身体健康和生命安全，制定本法。

第二条　在中华人民共和国境内从事下列活动，应当遵守本法：

（一）食品生产和加工（以下称食品生产），食品流通和餐饮服务（以下称食品经营）；

（二）食品添加剂的生产经营；

（三）用于食品的包装材料、容器、洗涤剂、消毒剂和用于食品生产经营的工具、设备（以下称食品相关产品）的生产经营；

（四）食品生产经营者使用食品添加剂、食品相关产品；

（五）对食品、食品添加剂和食品相关产品的安全管理。

供食用的源于农业的初级产品（以下称食用农产品）的质量安全管理，遵守《中华人民共和国农产品质量安全法》的规定。但是，制定有关食用农产品的质量安全标准、公布食用农产品安全有关信息，应当遵守本法的有关规定。

第三条　食品生产经营者应当依照法律、法规和食品安全标准从事生产经营活动，对社会和公众负责，保证食品安全，接受社会监督，承担社会责任。

第四条　国务院设立食品安全委员会，其工作职责由国务院规定。

国务院卫生行政部门承担食品安全综合协调职责，负责食品安全风险评估、食品安全标准制定、食品安全信息公布、食品检验机构的资质认定条件和检验规范的制定，组织查处食品安全重大事故。

国务院质量监督、工商行政管理和国家食品药品监督管理部门依照本法和国务院规定的职责，分别对食品生产、食品流通、餐饮服务活动实施监督管理。

第五条　县级以上地方人民政府统一负责、领导、组织、协调本行政区域的食品安全监督管理工作，建立健全食品安全全程监督管理的工作机制；统一领导、指挥食品安全突发事件应对工作；完善、落实食品安全监督管理责任制，对食品安全监督管理部门进行评议、考核。

县级以上地方人民政府依照本法和国务院的规定确定本级卫生行政、农业行政、质量监督、工商行政管理、食品药品监督管理部门的食品安全监督管理职责。有关部门在各自职责范围内负责本行政区域的食品安全监督管理工作。

上级人民政府所属部门在下级行政区域设置的机构应当在所在地人民政府的统一组织、协调下，依法做好食品安全监督管理工作。

第六条　县级以上卫生行政、农业行政、质量监督、工商行政管理、食品药品监督管理部门应当加强沟通、密切配合，按照各自职责分工，依法行使职权，承担责任。

第七条　食品行业协会应当加强行业自律，引导食品生产经营者依法生产经营，推动行业诚信建设，宣传、普及食品安全知识。

第八条　国家鼓励社会团体、基层群众性自治组织开展食品安全法律、法规以及食品安全标准和知识的普及工作，倡导健康的饮食方式，增强消费者食品安全意识和自我保护能力。

新闻媒体应当开展食品安全法律、法规以及食品安全标准和知识的公益宣传，并对违反本法的行为进行舆论监督。

第九条　国家鼓励和支持开展与食品安全有关的基础研究和应用研究，鼓励和支持食品生产经营者为提高食品安全水平采用先进技术和先进管理规范。

第十条　任何组织或者个人有权举报食品生产经营中违反本法的行为，有权向有关部门了解食品安全信息，对食品安全监督管理工作提出意见和建议。

第二章　食品安全风险监测和评估

第十一条　国家建立食品安全风险监测制度，对食源性疾病、食品污染以及食品中的有害因素进行监测。

国务院卫生行政部门会同国务院有关部门制定、实施国家食品安全风险监测计划。省、自治区、直辖市人民政府卫生行政部门根据国家食品安全风险监测计划，结合本行政区域的具体情况，组织制定、实施本行政区域的食品安全风险监测方案。

第十二条　国务院农业行政、质量监督、工商行政管理和国家食品药品监督管理等有关部门获知有关食品安全风险信息后，应当立即向国务院卫生行政部门通报。国务院卫生行政部门会同有关部门对信息核实后，应当及时调整食品安全风险监测计划。

第十三条　国家建立食品安全风险评估制度，对食品、食品添加剂中生物性、化学性和物理性危害进行风险评估。

国务院卫生行政部门负责组织食品安全风险评估工作，成立由医学、农业、食品、营养等方面的专家组成的食品安全风险评估专家委员会进行食品安全风险评估。

对农药、肥料、生长调节剂、兽药、饲料和饲料添加剂等的安全性评估，应当有食品安全风险评估专家委员会的专家参加。

食品安全风险评估应当运用科学方法，根据食品安全风险监测信息、科学数据以及其他有关信息进行。

第十四条　国务院卫生行政部门通过食品安全风险监测或者接到举报发现食品可能存在安全隐患的，应当立即组织进行检验和食品安全风险评估。

第十五条　国务院农业行政、质量监督、工商行政管理和国家食品药品监督管理等有关部门应当向国务院卫生行政部门提出食品安全风险评估的建议，并提供有关信息和资料。

国务院卫生行政部门应当及时向国务院有关部门通报食品安全风险评估的结果。

第十六条　食品安全风险评估结果是制定、修订食品安全标准和对食品安全实施监督管理的科学依据。

食品安全风险评估结果得出食品不安全结论的，国务院质量监督、工商行政管理和国家食品药品监督管理部门应当依据各自职责立即采取相应措施，确保该食品停止生产经营，并告知消费者停止食用；需要制定、修订相关食品安全国家标准的，国务院卫生行政部门应当立即制定、修订。

第十七条　国务院卫生行政部门应当会同国务院有关部门，根据食品安全风险评估结果、食品安全监督管理信息，对食品安全状况进行综合分析。对经综合分析表明可能具有较高程度安全风险的食品，国务院卫生行政部门应当及时提出食品安全风险警示，并予以公布。

第三章　食品安全标准

第十八条　制定食品安全标准，应当以保障公众身体健康为宗旨，做到科学合理、安全可靠。

第十九条　食品安全标准是强制执行的标准。除食品安全标准外，不得制定其他的食品强制性标准。

第二十条　食品安全标准应当包括下列内容：

（一）食品、食品相关产品中的致病性微生物、农药残留、兽药残留、重金属、污染物质以及其他危害人体健康物质的限量规定；

（二）食品添加剂的品种、使用范围、用量；

（三）专供婴幼儿和其他特定人群的主辅食品的营养成分要求；

（四）对与食品安全、营养有关的标签、标志、说明书的要求；

（五）食品生产经营过程的卫生要求；

（六）与食品安全有关的质量要求；

（七）食品检验方法与规程；

（八）其他需要制定为食品安全标准的内容。

第二十一条　食品安全国家标准由国务院卫生行政部门负责制定、公布，国务院标准化行政部门提供国家标准编号。

食品中农药残留、兽药残留的限量规定及其检验方法与规程由国务院卫生行政部门、国务院农业行政部门制定。

屠宰畜、禽的检验规程由国务院有关主管部门会同国务院卫生行政部门制定。

有关产品国家标准涉及食品安全国家标准规定内容的，应当与食品安全国家标准相一致。

第二十二条　国务院卫生行政部门应当对现行的食用农产品质量安全标准、食品卫生标准、食品质量标准和有关食品的行业标准中强制执行的标准予以整合，统一公布为食品安全国家标准。

本法规定的食品安全国家标准公布前，食品生产经营者应当按照现行食用农产品质量安全标准、食品卫生标准、食品质量标准和有关食品的行业标准生产经营食品。

第二十三条　食品安全国家标准应当经食品安全国家标准审评委员会审查通过。食品安全国家标准审评委员会由医学、农业、食品、营养等方面的专家以及国务院有关部门的代表组成。

制定食品安全国家标准，应当依据食品安全风险评估结果并充分考虑食用农产品质量安全风险评估结果，参照相关的国际标准和国际食品安全风险评估结果，并广泛听取食品生产经营者和消费者的意见。

第二十四条　没有食品安全国家标准的，可以制定食品安全地方标准。

省、自治区、直辖市人民政府卫生行政部门组织制定食品安全地方标准，应当参照执行本法有关食品安全国家标准制定的规定，并报国务院卫生行政部门备案。

第二十五条　企业生产的食品没有食品安全国家标准或者地方标准的，应当制定企业标准，作为组织生产的依据。国家鼓励食品生产企业制定严于食品安全国家标准或者地方标准的企业标准。企业标准应当报省级卫生行政部门备案，在本企业内部适用。

第二十六条　食品安全标准应当供公众免费查阅。

第四章　食品生产经营

第二十七条　食品生产经营应当符合食品安全标准，并符合下列要求：

（一）具有与生产经营的食品品种、数量相适应的食品原料处理和食品加工、包装、贮存等场所，保持该场所环境整洁，并与有毒、有害场所以及其他污染源保持规定的距离；

（二）具有与生产经营的食品品种、数量相适应的生产经营设备或者设施，有相应的消毒、更衣、盥洗、采光、照明、通风、防腐、防尘、防蝇、防鼠、防虫、洗涤以及处理废水、存放垃圾和废弃物的设备或者设施；

（三）有食品安全专业技术人员、管理人员和保证食品安全的规章制度；

（四）具有合理的设备布局和工艺流程，防止待加工食品与直接入口食品、原料与成品交叉污染，避免食品接触有毒物、不洁物；

（五）餐具、饮具和盛放直接入口食品的容器，使用前应当洗净、消毒，炊具、用具用后应当洗净，保持清洁；

（六）贮存、运输和装卸食品的容器、工具和设备应当安全、无害，保持清洁，防止食品污染，并符合保证食品安全所需的温度等特殊要求，不得将食品与有毒、有害物品一同运输；

（七）直接入口的食品应当有小包装或者使用无毒、清洁的包装材料、餐具；

（八）食品生产经营人员应当保持个人卫生，生产经营食品时，应当将手洗净，穿戴清洁的工作衣、帽；销售无包装的直接入口食品时，应当使用无毒、清洁的售货工具；

（九）用水应当符合国家规定的生活饮用水卫生标准；

（十）使用的洗涤剂、消毒剂应当对人体安全、无害；

（十一）法律、法规规定的其他要求。

第二十八条　禁止生产经营下列食品：

（一）用非食品原料生产的食品或者添加食品添加剂以外的化学物质和其他可能危害人体健康物质的食品，或者用回收食品作为原料生产的食品；

（二）致病性微生物、农药残留、兽药残留、重金属、污染物质以及其他危害人体健康的物质含量超过食品安全标准限量的食品；

（三）营养成分不符合食品安全标准的专供婴幼儿和其他特定人群的主辅食品；

（四）腐败变质、油脂酸败、霉变生虫、污秽不洁、混有异物、掺假掺杂或者感官性状异常的食品；

（五）病死、毒死或者死因不明的禽、畜、兽、水产动物肉类及其制品；

（六）未经动物卫生监督机构检疫或者检疫不合格的肉类，或者未经检验或者检验不合格的肉类制品；

（七）被包装材料、容器、运输工具等污染的食品；

（八）超过保质期的食品；

（九）无标签的预包装食品；

（十）国家为防病等特殊需要明令禁止生产经营的食品；

（十一）其他不符合食品安全标准或者要求的食品。

第二十九条　国家对食品生产经营实行许可制度。从事食品生产、食品流通、餐饮服务，应当依法取得食品生产许可、食品流通许可、餐饮服务许可。

取得食品生产许可的食品生产者在其生产场所销售其生产的食品，不需要取得食品流通的许可；取得餐饮服务许可的餐饮服务提供者在其餐饮服务场所出售其制作加工的食品，不需要取得食品生产和流通的许可；农民个人销售其自产的食用农产品，不需要取得食品流通的许可。

食品生产加工小作坊和食品摊贩从事食品生产经营活动，应当符合本法规定的与其生产经营规模、条件相适应的食品安全要求，保证所生产经营的食品卫生、无毒、无害，有关部门应当对其加强监督管理，具体管理办法由省、自治区、直辖市人民代表大会常务委员会依照本法制定。

第三十条　县级以上地方人民政府鼓励食品生产加工小作坊改进生产条件；鼓励食品摊贩进入集中交易市场、店铺等固定场所经营。

第三十一条　县级以上质量监督、工商行政管理、食品药品监督管理部门应当依照《中华人民共和国行政许可法》的规定，审核申请人提交的本法第二十七条第一项至第四项规定要求的相关资料，必要时对申请人的生产经营场所进行现场核查；对符合规定条件的，决定准予许可；对不符合规定条件的，决定不予许可并书面说明理由。

第三十二条 食品生产经营企业应当建立健全本单位的食品安全管理制度，加强对职工食品安全知识的培训，配备专职或者兼职食品安全管理人员，做好对所生产经营食品的检验工作，依法从事食品生产经营活动。

第三十三条 国家鼓励食品生产经营企业符合良好生产规范要求，实施危害分析与关键控制点体系，提高食品安全管理水平。

对通过良好生产规范、危害分析与关键控制点体系认证的食品生产经营企业，认证机构应当依法实施跟踪调查；对不再符合认证要求的企业，应当依法撤销认证，及时向有关质量监督、工商行政管理、食品药品监督管理部门通报，并向社会公布。认证机构实施跟踪调查不收取任何费用。

第三十四条 食品生产经营者应当建立并执行从业人员健康管理制度。患有痢疾、伤寒、病毒性肝炎等消化道传染病的人员，以及患有活动性肺结核、化脓性或者渗出性皮肤病等有碍食品安全的疾病的人员，不得从事接触直接入口食品的工作。

食品生产经营人员每年应当进行健康检查，取得健康证明后方可参加工作。

第三十五条 食用农产品生产者应当依照食品安全标准和国家有关规定使用农药、肥料、生长调节剂、兽药、饲料和饲料添加剂等农业投入品。食用农产品的生产企业和农民专业合作经济组织应当建立食用农产品生产记录制度。

县级以上农业行政部门应当加强对农业投入品使用的管理和指导，建立健全农业投入品的安全使用制度。

第三十六条 食品生产者采购食品原料、食品添加剂、食品相关产品，应当查验供货者的许可证和产品合格证明文件；对无法提供合格证明文件的食品原料，应当依照食品安全标准进行检验；不得采购或者使用不符合食品安全标准的食品原料、食品添加剂、食品相关产品。

食品生产企业应当建立食品原料、食品添加剂、食品相关产品进货查验记录制度，如实记录食品原料、食品添加剂、食品相关产品的名称、规格、数量、供货者名称及联系方式、进货日期等内容。

食品原料、食品添加剂、食品相关产品进货查验记录应当真实，保存期限不得少于二年。

第三十七条 食品生产企业应当建立食品出厂检验记录制度，查验出厂食品的检验合格证和安全状况，并如实记录食品的名称、规格、数量、生产日期、生产批号、检验合格证号、购货者名称及联系方式、销售日期等内容。

食品出厂检验记录应当真实，保存期限不得少于二年。

第三十八条 食品、食品添加剂和食品相关产品的生产者，应当依照食品安全标准对所生产的食品、食品添加剂和食品相关产品进行检验，检验合格后方可出厂或者销售。

第三十九条 食品经营者采购食品，应当查验供货者的许可证和食品合格的证明文件。

食品经营企业应当建立食品进货查验记录制度，如实记录食品的名称、规格、数量、生产批号、保质期、供货者名称及联系方式、进货日期等内容。

食品进货查验记录应当真实，保存期限不得少于二年。

实行统一配送经营方式的食品经营企业，可以由企业总部统一查验供货者的许可证和食品合格的证明文件，进行食品进货查验记录。

第四十条　食品经营者应当按照保证食品安全的要求贮存食品，定期检查库存食品，及时清理变质或者超过保质期的食品。

第四十一条　食品经营者贮存散装食品，应当在贮存位置标明食品的名称、生产日期、保质期、生产者名称及联系方式等内容。

食品经营者销售散装食品，应当在散装食品的容器、外包装上标明食品的名称、生产日期、保质期、生产经营者名称及联系方式等内容。

第四十二条　预包装食品的包装上应当有标签。标签应当标明下列事项：

（一）名称、规格、净含量、生产日期；

（二）成分或者配料表；

（三）生产者的名称、地址、联系方式；

（四）保质期；

（五）产品标准代号；

（六）贮存条件；

（七）所使用的食品添加剂在国家标准中的通用名称；

（八）生产许可证编号；

（九）法律、法规或者食品安全标准规定必须标明的其他事项。

专供婴幼儿和其他特定人群的主辅食品，其标签还应当标明主要营养成分及其含量。

第四十三条　国家对食品添加剂的生产实行许可制度。申请食品添加剂生产许可的条件、程序，按照国家有关工业产品生产许可证管理的规定执行。

第四十四条　申请利用新的食品原料从事食品生产或者从事食品添加剂新品种、食品相关产品新品种生产活动的单位或者个人，应当向国务院卫生行政部门提交相关产品的安全性评估材料。国务院卫生行政部门应当自收到申请之日起六十日内组织对相关产品的安全性评估材料进行审查；对符合食品安全要求的，依法决定准予许可并予以公布；对不符合食品安全要求的，决定不予许可并书面说明理由。

第四十五条　食品添加剂应当在技术上确有必要且经过风险评估证明安全可靠，方可列入允许使用的范围。国务院卫生行政部门应当根据技术必要性和食品安全风险评估结果，及时对食品添加剂的品种、使用范围、用量的标准进行修订。

第四十六条　食品生产者应当依照食品安全标准关于食品添加剂的品种、使用范围、用量的规定使用食品添加剂；不得在食品生产中使用食品添加剂以外的化学物质和其他可能危害人体健康的物质。

第四十七条　食品添加剂应当有标签、说明书和包装。标签、说明书应当载明本法第四十二条第一款第一项至第六项、第八项、第九项规定的事项，以及食品添加剂的使用范围、用量、使用方法，并在标签上载明"食品添加剂"字样。

第四十八条　食品和食品添加剂的标签、说明书，不得含有虚假、夸大的内容，不得涉及疾病预防、治疗功能。生产者对标签、说明书上所载明的内容负责。

食品和食品添加剂的标签、说明书应当清楚、明显，容易辨识。

食品和食品添加剂与其标签、说明书所载明的内容不符的，不得上市销售。

第四十九条　食品经营者应当按照食品标签标示的警示标志、警示说明或者注意事项的要求，销售预包装食品。

第五十条　生产经营的食品中不得添加药品，但是可以添加按照传统既是食品又是中药材的物质。按照传统既是食品又是中药材的物质的目录由国务院卫生行政部门制定、公布。

第五十一条　国家对声称具有特定保健功能的食品实行严格监管。有关监督管理部门应当依法履职，承担责任。具体管理办法由国务院规定。

声称具有特定保健功能的食品不得对人体产生急性、亚急性或者慢性危害，其标签、说明书不得涉及疾病预防、治疗功能，内容必须真实，应当载明适宜人群、不适宜人群、功效成分或者标志性成分及其含量等；产品的功能和成分必须与标签、说明书相一致。

第五十二条　集中交易市场的开办者、柜台出租者和展销会举办者，应当审查入场食品经营者的许可证，明确入场食品经营者的食品安全管理责任，定期对入场食品经营者的经营环境和条件进行检查，发现食品经营者有违反本法规定的行为的，应当及时制止并立即报告所在地县级工商行政管理部门或者食品药品监督管理部门。

集中交易市场的开办者、柜台出租者和展销会举办者未履行前款规定义务，本市场发生食品安全事故的，应当承担连带责任。

第五十三条　国家建立食品召回制度。食品生产者发现其生产的食品不符合食品安全标准，应当立即停止生产，召回已经上市销售的食品，通知相关生产经营者和消费者，并记录召回和通知情况。

食品经营者发现其经营的食品不符合食品安全标准，应当立即停止经营，通知相关生产经营者和消费者，并记录停止经营和通知情况。食品生产者认为应当召回的，应当立即召回。

食品生产者应当对召回的食品采取补救、无害化处理、销毁等措施，并将食品召回和处理情况向县级以上质量监督部门报告。

食品生产经营者未依照本条规定召回或者停止经营不符合食品安全标准的食品的，县级以上质量监督、工商行政管理、食品药品监督管理部门可以责令其召回或者停止经营。

第五十四条　食品广告的内容应当真实合法，不得含有虚假、夸大的内容，不得涉及疾病预防、治疗功能。

食品安全监督管理部门或者承担食品检验职责的机构、食品行业协会、消费者协会不得以广告或者其他形式向消费者推荐食品。

第五十五条　社会团体或者其他组织、个人在虚假广告中向消费者推荐食品，使消费者的合法权益受到损害的，与食品生产经营者承担连带责任。

第五十六条　地方各级人民政府鼓励食品规模化生产和连锁经营、配送。

第五章　食品检验

第五十七条　食品检验机构按照国家有关认证认可的规定取得资质认定后，方可从事食品检验活动。但是，法律另有规定的除外。

食品检验机构的资质认定条件和检验规范，由国务院卫生行政部门规定。

本法施行前经国务院有关主管部门批准设立或者经依法认定的食品检验机构，可以依照本法继续从事食品检验活动。

第五十八条　食品检验由食品检验机构指定的检验人独立进行。

检验人应当依照有关法律、法规的规定，并依照食品安全标准和检验规范对食品进行检验，尊重科学，恪守职业道德，保证出具的检验数据和结论客观、公正，不得出具虚假的检验报告。

第五十九条　食品检验实行食品检验机构与检验人负责制。食品检验报告应当加盖食品检验机构公章，并有检验人的签名或者盖章。食品检验机构和检验人对出具的食品检验报告负责。

第六十条　食品安全监督管理部门对食品不得实施免检。

县级以上质量监督、工商行政管理、食品药品监督管理部门应当对食品进行定期或者不定期的抽样检验。进行抽样检验，应当购买抽取的样品，不收取检验费和其他任何费用。

县级以上质量监督、工商行政管理、食品药品监督管理部门在执法工作中需要对食品进行检验的，应当委托符合本法规定的食品检验机构进行，并支付相关费用。对检验结论有异议的，可以依法进行复检。

第六十一条　食品生产经营企业可以自行对所生产的食品进行检验，也可以委托符合本法规定的食品检验机构进行检验。

食品行业协会等组织、消费者需要委托食品检验机构对食品进行检验的，应当委托符合本法规定的食品检验机构进行。

第六章　食品进出口

第六十二条　进口的食品、食品添加剂以及食品相关产品应当符合我国食品安全国家标准。

进口的食品应当经出入境检验检疫机构检验合格后，海关凭出入境检验检疫机构签发的通关证明放行。

第六十三条　进口尚无食品安全国家标准的食品，或者首次进口食品添加剂新品种、食品相关产品新品种，进口商应当向国务院卫生行政部门提出申请并提交相关的安全性评估材料。国务院卫生行政部门依照本法第四十四条的规定作出是否准予许可的决定，并及时制定相应的食品安全国家标准。

第六十四条　境外发生的食品安全事件可能对我国境内造成影响，或者在进口食品中发现严重食品安全问题的，国家出入境检验检疫部门应当及时采取风险预警或者控制措施，并向国务院卫生行政、农业行政、工商行政管理和国家食品药品监督管理部门通报。接到通报的部门应当及时采取相应措施。

第六十五条　向我国境内出口食品的出口商或者代理商应当向国家出入境检验检疫部门备案。向我国境内出口食品的境外食品生产企业应当经国家出入境检验检疫部门注册。

国家出入境检验检疫部门应当定期公布已经备案的出口商、代理商和已经注册的境外食品生产企业名单。

第六十六条　进口的预包装食品应当有中文标签、中文说明书。标签、说明书应当符合本法以及我国其他有关法律、行政法规的规定和食品安全国家标准的要求，载明食品的原产地以及境内代理商的名称、地址、联系方式。预包装食品没有中文标签、中文说明书或者标签、说明书不符合本条规定的，不得进口。

第六十七条　进口商应当建立食品进口和销售记录制度，如实记录食品的名称、规格、数量、生产日期、生产或者进口批号、保质期、出口商和购货者名称及联系方式、交货日期等内容。

食品进口和销售记录应当真实，保存期限不得少于二年。

第六十八条　出口的食品由出入境检验检疫机构进行监督、抽检，海关凭出入境检验检疫机构签发的通关证明放行。

出口食品生产企业和出口食品原料种植、养殖场应当向国家出入境检验检疫部门备案。

第六十九条　国家出入境检验检疫部门应当收集、汇总进出口食品安全信息，并及时通报相关部门、机构和企业。

国家出入境检验检疫部门应当建立进出口食品的进口商、出口商和出口食品生产企业的信誉记录，并予以公布。对有不良记录的进口商、出口商和出口食品生产企业，应当加强对其进出口食品的检验检疫。

第七章　食品安全事故处置

第七十条　国务院组织制定国家食品安全事故应急预案。

县级以上地方人民政府应当根据有关法律、法规的规定和上级人民政府的食品安全事故应急预案以及本地区的实际情况，制定本行政区域的食品安全事故应急预案，并报上一级人民政府备案。

食品生产经营企业应当制定食品安全事故处置方案，定期检查本企业各项食品安全防范措施的落实情况，及时消除食品安全事故隐患。

第七十一条　发生食品安全事故的单位应当立即予以处置，防止事故扩大。事故发生单位和接收病人进行治疗的单位应当及时向事故发生地县级卫生行政部门报告。

农业行政、质量监督、工商行政管理、食品药品监督管理部门在日常监督管理中发现食品安全事故，或者接到有关食品安全事故的举报，应当立即向卫生行政部门通报。

发生重大食品安全事故的，接到报告的县级卫生行政部门应当按照规定向本级人民政府和上级人民政府卫生行政部门报告。县级人民政府和上级人民政府卫生行政部门应当按照规定上报。

任何单位或者个人不得对食品安全事故隐瞒、谎报、缓报，不得毁灭有关证据。

第七十二条　县级以上卫生行政部门接到食品安全事故的报告后，应当立即会同有关农业行政、质量监督、工商行政管理、食品药品监督管理部门进行调查处理，并采取下列措施，防止或者减轻社会危害：

（一）开展应急救援工作，对因食品安全事故导致人身伤害的人员，卫生行政部门应当立即组织救治；

（二）封存可能导致食品安全事故的食品及其原料，并立即进行检验；对确认属于被污染的食品及其原料，责令食品生产经营者依照本法第五十三条的规定予以召回、停止经营并销毁；

（三）封存被污染的食品用工具及用具，并责令进行清洗消毒；

（四）做好信息发布工作，依法对食品安全事故及其处理情况进行发布，并对可能产生的危害加以解释、说明。

发生重大食品安全事故的，县级以上人民政府应当立即成立食品安全事故处置指挥机构，启动应急预案，依照前款规定进行处置。

第七十三条　发生重大食品安全事故，设区的市级以上人民政府卫生行政部门应当立即会同有关部门进行事故责任调查，督促有关部门履行职责，向本级人民政府提出事故责任调查处理报告。

重大食品安全事故涉及两个以上省、自治区、直辖市的，由国务院卫生行政部门依照前款规定组织事故责任调查。

第七十四条　发生食品安全事故，县级以上疾病预防控制机构应当协助卫生行政部门和有关部门对事故现场进行卫生处理，并对与食品安全事故有关的因素开展流行病学调查。

第七十五条　调查食品安全事故，除了查明事故单位的责任，还应当查明负有监督管理和认证职责的监督管理部门、认证机构的工作人员失职、渎职情况。

第八章　监督管理

第七十六条　县级以上地方人民政府组织本级卫生行政、农业行政、质量监督、工商行政管理、食品药品监督管理部门制定本行政区域的食品安全年度监督管理计划，并按照年度计划组织开展工作。

第七十七条　县级以上质量监督、工商行政管理、食品药品监督管理部门履行各自食品安全监督管理职责，有权采取下列措施：

（一）进入生产经营场所实施现场检查；

（二）对生产经营的食品进行抽样检验；

（三）查阅、复制有关合同、票据、账簿以及其他有关资料；

（四）查封、扣押有证据证明不符合食品安全标准的食品，违法使用的食品原料、食品添加剂、食品相关产品，以及用于违法生产经营或者被污染的工具、设备；

（五）查封违法从事食品生产经营活动的场所。

县级以上农业行政部门应当依照《中华人民共和国农产品质量安全法》规定的职

责，对食用农产品进行监督管理。

第七十八条　县级以上质量监督、工商行政管理、食品药品监督管理部门对食品生产经营者进行监督检查，应当记录监督检查的情况和处理结果。监督检查记录经监督检查人员和食品生产经营者签字后归档。

第七十九条　县级以上质量监督、工商行政管理、食品药品监督管理部门应当建立食品生产经营者食品安全信用档案，记录许可颁发、日常监督检查结果、违法行为查处等情况；根据食品安全信用档案的记录，对有不良信用记录的食品生产经营者增加监督检查频次。

第八十条　县级以上卫生行政、质量监督、工商行政管理、食品药品监督管理部门接到咨询、投诉、举报，对属于本部门职责的，应当受理，并及时进行答复、核实、处理；对不属于本部门职责的，应当书面通知并移交有权处理的部门处理。有权处理的部门应当及时处理，不得推诿；属于食品安全事故的，依照本法第七章有关规定进行处置。

第八十一条　县级以上卫生行政、质量监督、工商行政管理、食品药品监督管理部门应当按照法定权限和程序履行食品安全监督管理职责；对生产经营者的同一违法行为，不得给予二次以上罚款的行政处罚；涉嫌犯罪的，应当依法向公安机关移送。

第八十二条　国家建立食品安全信息统一公布制度。下列信息由国务院卫生行政部门统一公布：

（一）国家食品安全总体情况；

（二）食品安全风险评估信息和食品安全风险警示信息；

（三）重大食品安全事故及其处理信息；

（四）其他重要的食品安全信息和国务院确定的需要统一公布的信息。

前款第二项、第三项规定的信息，其影响限于特定区域的，也可以由有关省、自治区、直辖市人民政府卫生行政部门公布。县级以上农业行政、质量监督、工商行政管理、食品药品监督管理部门依据各自职责公布食品安全日常监督管理信息。

食品安全监督管理部门公布信息，应当做到准确、及时、客观。

第八十三条　县级以上地方卫生行政、农业行政、质量监督、工商行政管理、食品药品监督管理部门获知本法第八十二条第一款规定的需要统一公布的信息，应当向上级主管部门报告，由上级主管部门立即报告国务院卫生行政部门；必要时，可以直接向国务院卫生行政部门报告。

县级以上卫生行政、农业行政、质量监督、工商行政管理、食品药品监督管理部门应当相互通报获知的食品安全信息。

第九章　法律责任

第八十四条　违反本法规定，未经许可从事食品生产经营活动，或者未经许可生产食品添加剂的，由有关主管部门按照各自职责分工，没收违法所得、违法生产经营的食品、食品添加剂和用于违法生产经营的工具、设备、原料等物品；违法生产经营的食品、食品添加剂货值金额不足一万元的，并处二千元以上五万元以下罚款；货值金额一万元以上的，并处货值金额五倍以上十倍以下罚款。

第八十五条　违反本法规定，有下列情形之一的，由有关主管部门按照各自职责分工，没收违法所得、违法生产经营的食品和用于违法生产经营的工具、设备、原料等物品；违法生产经营的食品货值金额不足一万元的，并处二千元以上五万元以下罚款；货值金额一万元以上的，并处货值金额五倍以上十倍以下罚款；情节严重的，吊销许可证：

（一）用非食品原料生产食品或者在食品中添加食品添加剂以外的化学物质和其他可能危害人体健康的物质，或者用回收食品作为原料生产食品；

（二）生产经营致病性微生物、农药残留、兽药残留、重金属、污染物质以及其他危害人体健康的物质含量超过食品安全标准限量的食品；

（三）生产经营营养成分不符合食品安全标准的专供婴幼儿和其他特定人群的主辅食品；

（四）经营腐败变质、油脂酸败、霉变生虫、污秽不洁、混有异物、掺假掺杂或者感官性状异常的食品；

（五）经营病死、毒死或者死因不明的禽、畜、兽、水产动物肉类，或者生产经营病死、毒死或者死因不明的禽、畜、兽、水产动物肉类的制品；

（六）经营未经动物卫生监督机构检疫或者检疫不合格的肉类，或者生产经营未经检验或者检验不合格的肉类制品；

（七）经营超过保质期的食品；

（八）生产经营国家为防病等特殊需要明令禁止生产经营的食品；

（九）利用新的食品原料从事食品生产或者从事食品添加剂新品种、食品相关产品新品种生产，未经过安全性评估；

（十）食品生产经营者在有关主管部门责令其召回或者停止经营不符合食品安全标准的食品后，仍拒不召回或者停止经营的。

第八十六条　违反本法规定，有下列情形之一的，由有关主管部门按照各自职责分工，没收违法所得、违法生产经营的食品和用于违法生产经营的工具、设备、原料等物品；违法生产经营的食品货值金额不足一万元的，并处二千元以上五万元以下罚款；货值金额一万元以上的，并处货值金额二倍以上五倍以下罚款；情节严重的，责令停产停业，直至吊销许可证：

（一）经营被包装材料、容器、运输工具等污染的食品；

（二）生产经营无标签的预包装食品、食品添加剂或者标签、说明书不符合本法规定的食品、食品添加剂；

（三）食品生产者采购、使用不符合食品安全标准的食品原料、食品添加剂、食品相关产品；

（四）食品生产经营者在食品中添加药品。

第八十七条　违反本法规定，有下列情形之一的，由有关主管部门按照各自职责分工，责令改正，给予警告；拒不改正的，处二千元以上二万元以下罚款；情节严重的，责令停产停业，直至吊销许可证：

（一）未对采购的食品原料和生产的食品、食品添加剂、食品相关产品进行检验；

（二）未建立并遵守查验记录制度、出厂检验记录制度；

（三）制定食品安全企业标准未依照本法规定备案；

（四）未按规定要求贮存、销售食品或者清理库存食品；

（五）进货时未查验许可证和相关证明文件；

（六）生产的食品、食品添加剂的标签、说明书涉及疾病预防、治疗功能；

（七）安排患有本法第三十四条所列疾病的人员从事接触直接入口食品的工作。

第八十八条　违反本法规定，事故单位在发生食品安全事故后未进行处置、报告的，由有关主管部门按照各自职责分工，责令改正，给予警告；毁灭有关证据的，责令停产停业，并处二千元以上十万元以下罚款；造成严重后果的，由原发证部门吊销许可证。

第八十九条　违反本法规定，有下列情形之一的，依照本法第八十五条的规定给予处罚：

（一）进口不符合我国食品安全国家标准的食品；

（二）进口尚无食品安全国家标准的食品，或者首次进口食品添加剂新品种、食品相关产品新品种，未经过安全性评估；

（三）出口商未遵守本法的规定出口食品。

违反本法规定，进口商未建立并遵守食品进口和销售记录制度的，依照本法第八十七条的规定给予处罚。

第九十条　违反本法规定，集中交易市场的开办者、柜台出租者、展销会的举办者允许未取得许可的食品经营者进入市场销售食品，或者未履行检查、报告等义务的，由有关主管部门按照各自职责分工，处二千元以上五万元以下罚款；造成严重后果的，责令停业，由原发证部门吊销许可证。

第九十一条　违反本法规定，未按照要求进行食品运输的，由有关主管部门按照各自职责分工，责令改正，给予警告；拒不改正的，责令停产停业，并处二千元以上五万元以下罚款；情节严重的，由原发证部门吊销许可证。

第九十二条　被吊销食品生产、流通或者餐饮服务许可证的单位，其直接负责的主管人员自处罚决定作出之日起五年内不得从事食品生产经营管理工作。

食品生产经营者聘用不得从事食品生产经营管理工作的人员从事管理工作的，由原发证部门吊销许可证。

第九十三条　违反本法规定，食品检验机构、食品检验人员出具虚假检验报告的，由授予其资质的主管部门或者机构撤销该检验机构的检验资格；依法对检验机构直接负责的主管人员和食品检验人员给予撤职或者开除的处分。

违反本法规定，受到刑事处罚或者开除处分的食品检验机构人员，自刑罚执行完毕或者处分决定作出之日起十年内不得从事食品检验工作。食品检验机构聘用不得从事食品检验工作的人员的，由授予其资质的主管部门或者机构撤销该检验机构的检验资格。

第九十四条　违反本法规定，在广告中对食品质量作虚假宣传，欺骗消费者的，依照《中华人民共和国广告法》的规定给予处罚。

违反本法规定，食品安全监督管理部门或者承担食品检验职责的机构、食品行业协会、消费者协会以广告或者其他形式向消费者推荐食品的，由有关主管部门没收违法所得，依法对直接负责的主管人员和其他直接责任人员给予记大过、降级或者撤职的处分。

第九十五条　违反本法规定，县级以上地方人民政府在食品安全监督管理中未履行职责，本行政区域出现重大食品安全事故、造成严重社会影响的，依法对直接负责的主管人员和其他直接责任人员给予记大过、降级、撤职或者开除的处分。

违反本法规定，县级以上卫生行政、农业行政、质量监督、工商行政管理、食品药品监督管理部门或者其他有关行政部门不履行本法规定的职责或者滥用职权、玩忽职守、徇私舞弊的，依法对直接负责的主管人员和其他直接责任人员给予记大过或者降级的处分；造成严重后果的，给予撤职或者开除的处分；其主要负责人应当引咎辞职。

第九十六条　违反本法规定，造成人身、财产或者其他损害的，依法承担赔偿责任。

生产不符合食品安全标准的食品或者销售明知是不符合食品安全标准的食品，消费者除要求赔偿损失外，还可以向生产者或者销售者要求支付价款十倍的赔偿金。

第九十七条　违反本法规定，应当承担民事赔偿责任和缴纳罚款、罚金，其财产不足以同时支付时，先承担民事赔偿责任。

第九十八条　违反本法规定，构成犯罪的，依法追究刑事责任。

第十章　附　则

第九十九条　本法下列用语的含义：

食品，指各种供人食用或者饮用的成品和原料以及按照传统既是食品又是药品的物品，但是不包括以治疗为目的的物品。

食品安全，指食品无毒、无害，符合应当有的营养要求，对人体健康不造成任何急性、亚急性或者慢性危害。

预包装食品，指预先定量包装或者制作在包装材料和容器中的食品。

食品添加剂，指为改善食品品质和色、香、味以及为防腐、保鲜和加工工艺的需要而加入食品中的人工合成或者天然物质。

用于食品的包装材料和容器，指包装、盛放食品或者食品添加剂用的纸、竹、木、金属、搪瓷、陶瓷、塑料、橡胶、天然纤维、化学纤维、玻璃等制品和直接接触食品或者食品添加剂的涂料。

用于食品生产经营的工具、设备，指在食品或者食品添加剂生产、流通、使用过程中直接接触食品或者食品添加剂的机械、管道、传送带、容器、用具、餐具等。

用于食品的洗涤剂、消毒剂，指直接用于洗涤或者消毒食品、餐饮具以及直接接触食品的工具、设备或者食品包装材料和容器的物质。

保质期，指预包装食品在标签指明的贮存条件下保持品质的期限。

食源性疾病，指食品中致病因素进入人体引起的感染性、中毒性等疾病。

食物中毒，指食用了被有毒有害物质污染的食品或者食用了含有毒有害物质的食品后出现的急性、亚急性疾病。

食品安全事故，指食物中毒、食源性疾病、食品污染等源于食品，对人体健康有危害或者可能有危害的事故。

第一百条　食品生产经营者在本法施行前已经取得相应许可证的，该许可证继续有效。

第一百零一条　乳品、转基因食品、生猪屠宰、酒类和食盐的食品安全管理，适用本法；法律、行政法规另有规定的，依照其规定。

第一百零二条　铁路运营中食品安全的管理办法由国务院卫生行政部门会同国务院有关部门依照本法制定。

军队专用食品和自供食品的食品安全管理办法由中央军事委员会依照本法制定。

第一百零三条　国务院根据实际需要，可以对食品安全监督管理体制作出调整。

第一百零四条　本法自 2009 年 6 月 1 日起施行。《中华人民共和国食品卫生法》同时废止。

十一届全国人大常委会第七次会议

附录二　中华人民共和国产品质量法

（1993 年 2 月 22 日第七届全国人民代表大会常务委员会第三十次会议通过）
（根据 2000 年 7 月 8 日第九届全国人民代表大会常务委员会第十六次会议
《关于修改〈中华人民共和国产品质量法〉的决定》修正）

第一章　总　　则

第一条　为了加强对产品质量的监督管理，提高产品质量水平，明确产品质量责任，保护消费者的合法权益，维护社会经济秩序，制定本法。

第二条　在中华人民共和国境内从事产品生产、销售活动，必须遵守本法。

本法所称产品是指经过加工、制作，用于销售的产品。

建设工程不适用本法规定；但是，建设工程使用的建筑材料、建筑构配件和设备，属于前款规定的产品范围的，适用本法规定。

第三条　生产者、销售者应当建立健全内部产品质量管理制度，严格实施岗位质量规范、质量责任以及相应的考核办法。

第四条　生产者、销售者依照本法规定承担产品质量责任。

第五条　禁止伪造或者冒用认证标志等质量标志；禁止伪造产品的产地，伪造或者冒用他人的厂名、厂址；禁止在生产、销售的产品中掺杂、掺假，以假充真，以次充好。

第六条　国家鼓励推行科学的质量管理方法，采用先进的科学技术，鼓励企业产品质量达到并且超过行业标准、国家标准和国际标准。

对产品质量管理先进和产品质量达到国际先进水平、成绩显著的单位和个人，给予奖励。

第七条　各级人民政府应当把提高产品质量纳入国民经济和社会发展规划，加强对产品质量工作的统筹规划和组织领导，引导、督促生产者、销售者加强产品质量管理，提高产品质量，组织各有关部门依法采取措施，制止产品生产、销售中违反本法规定的行为，保障本法的施行。

第八条　国务院产品质量监督部门主管全国产品质量监督工作。国务院有关部门在各自的职责范围内负责产品质量监督工作。

县级以上地方产品质量监督部门主管本行政区域内的产品质量监督工作。县级以上地方人民政府有关部门在各自的职责范围内负责产品质量监督工作。

法律对产品质量的监督部门另有规定的，依照有关法律的规定执行。

第九条　各级人民政府工作人员和其他国家机关工作人员不得滥用职权、玩忽职守或者徇私舞弊，包庇、放纵本地区、本系统发生的产品生产、销售中违反本法规定的行为，或者阻挠、干预依法对产品生产、销售中违反本法规定的行为进行查处。

各级地方人民政府和其他国家机关有包庇、放纵产品生产、销售中违反本法规定的行为的，依法追究其主要负责人的法律责任。

第十条　任何单位和个人有权对违反本法规定的行为，向产品质量监督部门或者其他有关部门检举。

产品质量监督部门和有关部门应当为检举人保密，并按照省、自治区、直辖市人民政府的规定给予奖励。

第十一条　任何单位和个人不得排斥非本地区或者非本系统企业生产的质量合格产品进入本地区、本系统。

第二章　产品质量的监督

第十二条　产品质量应当检验合格，不得以不合格产品冒充合格产品。

第十三条　可能危及人体健康和人身、财产安全的工业产品，必须符合保障人体健康和人身、财产安全的国家标准、行业标准；未制定国家标准、行业标准的，必须符合保障人体健康和人身、财产安全的要求。

禁止生产、销售不符合保障人体健康和人身、财产安全的标准和要求的工业产品。具体管理办法由国务院规定。

第十四条　国家根据国际通用的质量管理标准，推行企业质量体系认证制度。企业根据自愿原则可以向国务院产品质量监督部门认可的或者国务院产品质量监督部门授权的部门认可的认证机构申请企业质量体系认证。经认证合格的，由认证机构颁发企业质量体系认证证书。国家参照国际先进的产品标准和技术要求，推行产品质量认证制度。

企业根据自愿原则可以向国务院产品质量监督部门认可的或者国务院产品质量监督部门授权的部门认可的认证机构申请产品质量认证。经认证合格的，由认证机构颁发产品质量认证证书，准许企业在产品或者其包装上使用产品质量认证标志。

第十五条　国家对产品质量实行以抽查为主要方式的监督检查制度，对可能危及人体健康和人身、财产安全的产品，影响国计民生的重要工业产品以及消费者、有关组织反映有质量问题的产品进行抽查。抽查的样品应当在市场上或者企业成品仓库内的待销产品中随机抽取。监督抽查工作由国务院产品质量监督部门规划和组织。县级以上地方产品质量监督部门在本行政区域内也可以组织监督抽查。法律对产品质量的监督检查另有规定的，依照有关法律的规定执行。国家监督抽查的产品，地方不得另行重复抽查；上级监督抽查的产品，下级不得另行重复抽查。

根据监督抽查的需要，可以对产品进行检验。检验抽取样品的数量不得超过检验的合理需要，并不得向被检查人收取检验费用。监督抽查所需检验费用按照国务院规定列支。生产者、销售者对抽查检验的结果有异议的，可以自收到检验结果之日起十五日内向实施监督抽查的产品质量监督部门或者其上级产品质量监督部门申请复检，由受理复检的产品质量监督部门作出复检结论。

第十六条　对依法进行的产品质量监督检查，生产者、销售者不得拒绝。

第十七条　依照本法规定进行监督抽查的产品质量不合格的，由实施监督抽查的产品质量监督部门责令其生产者、销售者限期改正。逾期不改正的，由省级以上人民政府产品质量监督部门予以公告；公告后经复查仍不合格的，责令停业，限期整顿；整顿期满后经复查产品质量仍不合格的，吊销营业执照。监督抽查的产品有严重质量问题的，依照本法第五章的有关规定处罚。

第十八条　县级以上产品质量监督部门根据已经取得的违法嫌疑证据或者举报，对涉嫌违反本法规定的行为进行查处时，可以行使下列职权：

（一）对当事人涉嫌从事违反本法的生产、销售活动的场所实施现场检查；

（二）向当事人的法定代表人、主要负责人和其他有关人员调查、了解与涉嫌从事违反本法的生产、销售活动有关的情况；

（三）查阅、复制当事人有关的合同、发票、账簿以及其他有关资料；

（四）对有根据认为不符合保障人体健康和人身、财产安全的国家标准、行业标准的产品或者有其他严重质量问题的产品，以及直接用于生产、销售该项产品的原辅材料、包装物、生产工具，予以查封或者扣押。

县级以上工商行政管理部门按照国务院规定的职责范围，对涉嫌违反本法规定的行为进行查处时，可以行使前款规定的职权。

第十九条　产品质量检验机构必须具备相应的检测条件和能力，经省级以上人民政府产品质量监督部门或者其授权的部门考核合格后，方可承担产品质量检验工作。法律、行政法规对产品质量检验机构另有规定的，依照有关法律、行政法规的规定执行。

第二十条　从事产品质量检验、认证的社会中介机构必须依法设立，不得与行政机关和其他国家机关存在隶属关系或者其他利益关系。

第二十一条　产品质量检验机构、认证机构必须依法按照有关标准，客观、公正地出具检验结果或者认证证明。

产品质量认证机构应当依照国家规定对准许使用认证标志的产品进行认证后的跟踪检查；对不符合认证标准而使用认证标志的，要求其改正；情节严重的，取消其使用认证标志的资格。

第二十二条　消费者有权就产品质量问题，向产品的生产者、销售者查询；向产品质量监督部门、工商行政管理部门及有关部门申诉，接受申诉的部门应当负责处理。

第二十三条　保护消费者权益的社会组织可以就消费者反映的产品质量问题建议有关部门负责处理，支持消费者对因产品质量造成的损害向人民法院起诉。

第二十四条　国务院和省、自治区、直辖市人民政府的产品质量监督部门应当定期发布其监督抽查的产品的质量状况公告。

第二十五条　产品质量监督部门或者其他国家机关以及产品质量检验机构不得向社会推荐生产者的产品；不得以对产品进行监制、监销等方式参与产品经营活动。

第三章　生产者、销售者的产品质量责任和义务

第一节　生产者的产品质量责任和义务

第二十六条　生产者应当对其生产的产品质量负责。

产品质量应当符合下列要求：

（一）不存在危及人身、财产安全的不合理的危险，有保障人体健康和人身、财产安全的国家标准、行业标准的，应当符合该标准；

（二）具备产品应当具备的使用性能，但是，对产品存在使用性能的瑕疵作出说明的除外；

（三）符合在产品或者其包装上注明采用的产品标准，符合以产品说明、实物样品等方式表明的质量状况。

第二十七条　产品或者其包装上的标志必须真实，并符合下列要求：

（一）有产品质量检验合格证明；

（二）有中文标明的产品名称、生产厂厂名和厂址；

（三）根据产品的特点和使用要求，需要标明产品规格、等级、所含主要成分的名称和含量的，用中文相应予以标明；需要事先让消费者知晓的，应当在外包装上标明，或者预先向消费者提供有关资料；

（四）限期使用的产品，应当在显著位置清晰地标明生产日期和安全使用期或者失效日期；

（五）使用不当，容易造成产品本身损坏或者可能危及人身、财产安全的产品，应当有警示标志或者中文警示说明。

裸装的食品和其他根据产品的特点难以附加标志的裸装产品，可以不附加产品标志。

第二十八条　易碎、易燃、易爆、有毒、有腐蚀性、有放射性等危险物品以及贮运中不能倒置和其他有特殊要求的产品，其包装质量必须符合相应要求，依照国家有关规定作出警示标志或者中文警示说明，标明贮运注意事项。

第二十九条　生产者不得生产国家明令淘汰的产品。

第三十条　生产者不得伪造产地，不得伪造或者冒用他人的厂名、厂址。

第三十一条　生产者不得伪造或者冒用认证标志等质量标志。

第三十二条　生产者生产产品，不得掺杂、掺假，不得以假充真、以次充好，不得以不合格产品冒充合格产品。

第二节　销售者的产品质量责任和义务

第三十三条　销售者应当建立并执行进货检查验收制度，验明产品合格证明和其他标志。

第三十四条　销售者应当采取措施，保持销售产品的质量。

第三十五条　销售者不得销售国家明令淘汰并停止销售的产品和失效、变质的产品。

第三十六条　销售者销售的产品的标志应当符合本法第二十七条的规定。

第三十七条　销售者不得伪造产地，不得伪造或者冒用他人的厂名、厂址。

第三十八条　销售者不得伪造或者冒用认证标志等质量标志。

第三十九条　销售者销售产品，不得掺杂、掺假，不得以假充真、以次充好，不得以不合格产品冒充合格产品。

第四章　损害赔偿

第四十条　售出的产品有下列情形之一的，销售者应当负责修理、更换、退货；给购买产品的消费者造成损失的，销售者应当赔偿损失：

（一）不具备产品应当具备的使用性能而事先未作说明的；

（二）不符合在产品或者其包装上注明采用的产品标准的；

（三）不符合以产品说明、实物样品等方式表明的质量状况的。

销售者依照前款规定负责修理、更换、退货、赔偿损失后，属于生产者的责任或者属于向销售者提供产品的其他销售者（以下简称供货者）的责任的，销售者有权向生产者、供货者追偿。

销售者未按照第一款规定给予修理、更换、退货或者赔偿损失的，由产品质量监督部门或者工商行政管理部门责令改正。

生产者之间，销售者之间，生产者与销售者之间订立的买卖合同、承揽合同有不同约定的，合同当事人按照合同约定执行。

第四十一条　因产品存在缺陷造成人身、缺陷产品以外的其他财产（以下简称他人财产）损害的，生产者应当承担赔偿责任。

生产者能够证明有下列情形之一的，不承担赔偿责任：

（一）未将产品投入流通的；

（二）产品投入流通时，引起损害的缺陷尚不存在的；

（三）将产品投入流通时的科学技术水平尚不能发现缺陷的存在的。

第四十二条　由于销售者的过错使产品存在缺陷，造成人身、他人财产损害的，销售者应当承担赔偿责任。销售者不能指明缺陷产品的生产者也不能指明缺陷产品的供货者的，销售者应当承担赔偿责任。

第四十三条　因产品存在缺陷造成人身、他人财产损害的，受害人可以向产品的生产者要求赔偿，也可以向产品的销售者要求赔偿。属于产品的生产者的责任，产品的销售者赔偿的，产品的销售者有权向产品的生产者追偿。属于产品的销售者的责任，产品的生产者赔偿的，产品的生产者有权向产品的销售者追偿。

第四十四条　因产品存在缺陷造成受害人人身伤害的，侵害人应当赔偿医疗费、治疗期间的护理费、因误工减少的收入等费用；造成残疾的，还应当支付残疾者生活自助具费、生活补助费、残疾赔偿金以及由其扶养的人所必需的生活费等费用；造成受害人死亡的，并应当支付丧葬费、死亡赔偿金以及由死者生前扶养的人所必需的生活费等费用。因产品存在缺陷造成受害人财产损失的，侵害人应当恢复原状或者折价赔偿。受害人因此遭受其他重大损失的，侵害人应当赔偿损失。

第四十五条　因产品存在缺陷造成损害要求赔偿的诉讼时效期间为二年，自当事人知道或者应当知道其权益受到损害时起计算。

因产品存在缺陷造成损害要求赔偿的请求权，在造成损害的缺陷产品交付最初消费者满十年丧失；但是，尚未超过明示的安全使用期的除外。

第四十六条　本法所称缺陷，是指产品存在危及人身、他人财产安全的不合理的危险；产品有保障人体健康和人身、财产安全的国家标准、行业标准的，是指不符合该标准。

第四十七条　因产品质量发生民事纠纷时，当事人可以通过协商或者调解解决。当事人不愿通过协商、调解解决或者协商、调解不成的，可以根据当事人各方的协议向仲裁机构申请仲裁；当事人各方没有达成仲裁协议或者仲裁协议无效的，可以直接向人民法院起诉。

第四十八条　仲裁机构或者人民法院可以委托本法第十九条规定的产品质量检验机构，对有关产品质量进行检验。

第五章　罚　　则

第四十九条　生产、销售不符合保障人体健康和人身、财产安全的国家标准、行业标准的产品的，责令停止生产、销售，没收违法生产、销售的产品，并处违法生产、销售产品（包括已售出和未售出的产品，下同）货值金额等值以上三倍以下的罚款；有违法所得的，并处没收违法所得；情节严重的，吊销营业执照；构成犯罪的，依法追究刑事责任。

第五十条　在产品中掺杂、掺假，以假充真，以次充好，或者以不合格产品冒充合格产品的，责令停止生产、销售，没收违法生产、销售的产品，并处违法生产、销售产品货值金额百分之五十以上三倍以下的罚款；有违法所得的，并处没收违法所得；情节严重的，吊销营业执照；构成犯罪的，依法追究刑事责任。

第五十一条　生产国家明令淘汰的产品的，销售国家明令淘汰并停止销售的产品的，责令停止生产、销售，没收违法生产、销售的产品，并处违法生产、销售产品货值金额等值以下的罚款；有违法所得的，并处没收违法所得；情节严重的，吊销营业执照。

第五十二条　销售失效、变质的产品的，责令停止销售，没收违法销售的产品，并处违法销售产品货值金额二倍以下的罚款；有违法所得的，并处没收违法所得；情节严重的，吊销营业执照；构成犯罪的，依法追究刑事责任。

第五十三条　伪造产品产地的，伪造或者冒用他人厂名、厂址的，伪造或者冒用认证标志等质量标志的，责令改正，没收违法生产、销售的产品，并处违法生产、销售产品货值金额等值以下的罚款；有违法所得的，并处没收违法所得；情节严重的，吊销营业执照。

第五十四条　产品标志不符合本法第二十七条规定的，责令改正；有包装的产品标志不符合本法第二十七条第（四）项、第（五）项规定，情节严重的，责令停止生产、销售，并处违法生产、销售产品货值金额百分之三十以下的罚款；有违法所得的，并处没收违法所得。

第五十五条　销售者销售本法第四十九条至第五十三条规定禁止销售的产品，有充分证据证明其不知道该产品为禁止销售的产品并如实说明其进货来源的，可以从轻或者减轻处罚。

第五十六条　拒绝接受依法进行的产品质量监督检查的，给予警告，责令改正；拒不改正的，责令停业整顿；情节特别严重的，吊销营业执照。

第五十七条　产品质量检验机构、认证机构伪造检验结果或者出具虚假证明的，责令改正，对单位处五万元以上十万元以下的罚款，对直接负责的主管人员和其他直接责任人员处一万元以上五万元以下的罚款；有违法所得的，并处没收违法所得；情节严重的，取消其检验资格、认证资格；构成犯罪的，依法追究刑事责任。产品质量检验机构、认证机构出具的检验结果或者证明不实，造成损失的，应当承担相应的赔偿责任；造成重大损失的，撤销其检验资格、认证资格。

产品质量认证机构违反本法第二十一条第二款的规定，对不符合认证标准而使用认证标志的产品，未依法要求其改正或者取消其使用认证标志资格的，对因产品不符合认证标准给消费者造成的损失，与产品的生产者、销售者承担连带责任；情节严重的，撤销其认证资格。

第五十八条　社会团体、社会中介机构对产品质量作出承诺、保证，而该产品又不符合其承诺、保证的质量要求，给消费者造成损失的，与产品的生产者、销售者承担连带责任。

第五十九条　在广告中对产品质量作虚假宣传，欺骗和误导消费者的，依照《中华人民共和国广告法》的规定追究法律责任。

第六十条　对生产者专门用于生产本法第四十九条、第五十一条所列的产品或者以假充真的产品的原辅材料、包装物、生产工具，应当予以没收。

第六十一条　知道或者应当知道属于本法规定禁止生产、销售的产品而为其提供运输、保管、仓贮等便利条件的，或者为以假充真的产品提供制假生产技术的，没收全部运输、保管、仓贮或者提供制假生产技术的收入，并处违法收入百分之五十以上三倍以下的罚款；构成犯罪的，依法追究刑事责任。

第六十二条　服务业的经营者将本法第四十九条至第五十二条规定禁止销售的产品用于经营性服务的，责令停止使用；对知道或者应当知道所使用的产品属于本法规定禁止销售的产品的，按照违法使用的产品（包括已使用和尚未使用的产品）的货值金额，依照本法对销售者的处罚规定处罚。

第六十三条　隐匿、转移、变卖、损毁被产品质量监督部门或者工商行政管理部门查封、扣押的物品的，处被隐匿、转移、变卖、损毁物品货值金额等值以上三倍以下的罚款；有违法所得的，并处没收违法所得。

第六十四　条违反本法规定，应当承担民事赔偿责任和缴纳罚款、罚金，其财产不足以同时支付时，先承担民事赔偿责任。

第六十五条　各级人民政府工作人员和其他国家机关工作人员有下列情形之一的，依法给予行政处分；构成犯罪的，依法追究刑事责任：

（一）包庇、放纵产品生产、销售中违反本法规定行为的；

（二）向从事违反本法规定的生产、销售活动的当事人通风报信，帮助其逃避查处的；

（三）阻挠、干预产品质量监督部门或者工商行政管理部门依法对产品生产、销售中违反本法规定的行为进行查处，造成严重后果的。

第六十六条　产品质量监督部门在产品质量监督抽查中超过规定的数量索取样品或者向被检查人收取检验费用的，由上级产品质量监督部门或者监察机关责令退还；情节严重的，对直接负责的主管人员和其他直接责任人员依法给予行政处分。

第六十七条　产品质量监督部门或者其他国家机关违反本法第二十五条的规定，向社会推荐生产者的产品或者以监制、监销等方式参与产品经营活动的，由其上级机关或者监察机关责令改正，消除影响，有违法收入的予以没收；情节严重的，对直接负责的主管人员和其他直接责任人员依法给予行政处分。

产品质量检验机构有前款所列违法行为的，由产品质量监督部门责令改正，消除影响，有违法收入的予以没收，可以并处违法收入一倍以下的罚款；情节严重的，撤销其质量检验资格。

第六十八条　产品质量监督部门或者工商行政管理部门的工作人员滥用职权、玩忽职守、徇私舞弊，构成犯罪的，依法追究刑事责任；尚不构成犯罪的，依法给予行政处分。

第六十九条　以暴力、威胁方法阻碍产品质量监督部门或者工商行政管理部门的工作人员依法执行职务的，依法追究刑事责任；拒绝、阻碍未使用暴力、威胁方法的，由公安机关依照治安管理处罚条例的规定处罚。

第七十条　本法规定的吊销营业执照的行政处罚由工商行政管理部门决定，本法第四十九条至第五十七条、第六十条至第六十三条规定的行政处罚由产品质量监督部门或者工商行政管理部门按照国务院规定的职权范围决定。法律、行政法规对行使行政处罚权的机关另有规定的，依照有关法律、行政法规的规定执行。

第七十一条　对依照本法规定没收的产品，依照国家有关规定进行销毁或者采取其他方式处理。

第七十二条　本法第四十九条至第五十四条、第六十二条、第六十三条所规定的货值金额以违法生产、销售产品的标价计算；没有标价的，按照同类产品的市场价格计算。

第六章　附　　则

第七十三条　军工产品质量监督管理办法，由国务院、中央军事委员会另行制定。因核设施、核产品造成损害的赔偿责任，法律、行政法规另有规定的，依照其规定。

第七十四条　本法自 1993 年 9 月 1 日起施行。

附录三　中华人民共和国农业部公告
（第 176 号）

为加强饲料、兽药和人用药品管理，防止在饲料生产、经营、使用和动物饮用水中超范围、超剂量使用兽药和饲料添加剂，杜绝滥用违禁药品的行为，根据《饲料和饲料添加剂管理条例》、《兽药管理条例》、《药品管理法》的有关规定，现公布《禁止在饲料和动物饮用水中使用的药物品种目录》，并就有关事项公告如下：

一、凡生产、经营和使用的营养性饲料添加剂和一般饲料添加剂，均应属于《允许使用的饲料添加剂品种目录》（农业部第 105 号公告）中规定的品种及经审批公布的新饲料添加剂，生产饲料添加剂的企业需办理生产许可证和产品批准文号，新饲料添加剂需办理新饲料添加剂证书，经营企业必须按照《饲料和饲料添加剂管理条例》第十六条、第十七条、第十八条的规定从事经营活动，不得经营和使用未经批准生产的饲料添加剂。

二、凡生产含有药物饲料添加剂的饲料产品，必须严格执行《饲料药物添加剂使用规范》（农业部 168 号公告，以下简称《规范》）的规定，不得添加《规范》附录二中的饲料药物添加剂。凡生产含有《规范》附录一中的饲料药物添加剂的饲料产品，必须执行《饲料标签》标准的规定。

三、凡在饲养过程中使用药物饲料添加剂，需按照《规范》规定执行，不得超范围、超剂量使用药物饲料添加剂。使用药物饲料添加剂必须遵守休药期、配伍禁忌等有关规定。

四、人用药品的生产、销售必须遵守《药品管理法》及相关法规的规定。未办理兽药、饲料添加剂审批手续的人用药品，不得直接用于饲料生产和饲养过程。

五、生产、销售《禁止在饲料和动物饮用水中使用的药物品种目录》所列品种的医药企业或个人，违反《药品管理法》第四十八条规定，向饲料企业和养殖企业（或个人）销售的，由药品监督管理部门按照《药品管理法》第七十四条的规定给予处罚；生产、销售《禁止在饲料和动物饮用水中使用的药物品种目录》所列品种的兽药企业或个人，向饲料企业销售的，由兽药行政管理部门按照《兽药管理条例》第四十二条的规定给予处罚；违反《饲料和饲料添加剂管理条例》第十七条、第十八条、第十九条规定，生产、经营、使用《禁止在饲料和动物饮用水中使用的药物品种目录》所列品种的饲料和饲料添加剂生产企业或个人，由饲料管理部门按照《饲料和饲料添加剂管理条例》第二十五条、第二十八条、第二十九条的规定给予处罚。其他单位和个人生产、经营、使用《禁止在饲料和动物饮用水中使用的药物品种目录》所列品种，用于饲料生产和饲养过程中的，上述有关部门按照谁发现谁查处的原则，依据各自法律法规予以处罚；构成犯罪的，要移送司法机关，依法追究刑事责任。

六、各级饲料、兽药、食品和药品监督管理部门要密切配合，协同行动，加大对饲料生产、经营、使用和动物饮用水中非法使用违禁药物违法行为的打击力度。要加快制

定并完善饲料安全标准及检测方法、动物产品有毒有害物质残留标准及检测方法，为行政执法提供技术依据。

七、各级饲料、兽药和药品监督管理部门要进一步加强新闻宣传和科普教育。要将查处饲料和饲养过程中非法使用违禁药物列为宣传工作重点，充分利用各种新闻媒体宣传饲料、兽药和人用药品的管理法规，追踪大案要案，普及饲料、饲养和安全使用兽药知识，努力提高社会各方面对兽药使用管理重要性的认识，为降低药物残留危害，保证动物性食品安全创造良好的外部环境。

中华人民共和国农业部

中华人民共和国卫生部

国家药品监督管理局

二〇〇二年二月九日

附件：

禁止在饲料和动物饮用水中使用的药物品种目录

一、肾上腺素受体激动剂

1. 盐酸克仑特罗（Clenbuterol Hydrochloride）：中华人民共和国药典（以下简称药典）2000 年二部 P605。β2 肾上腺素受体激动药。

2. 沙丁胺醇（Salbutamol）：药典 2000 年二部 P316。β$_2$-肾上腺素受体激动药。

3. 硫酸沙丁胺醇（SalbutamolSulfate）：药典 2000 年二部 P870。β$_2$-肾上腺素受体激动药。

4. 莱克多巴胺（Ractopamine）：一种 β-兴奋剂，美国食品和药物管理局（FDA）已批准，中国未批准。

5. 盐酸多巴胺（Dopamine Hydrochloride）：药典 2000 年二部 P591。多巴胺受体激动药。

6. 西马特罗（Cimaterol）：美国氰胺公司开发的产品，一种 β-兴奋剂，FDA 未批准。

7. 硫酸特布他林（Terbutaline Sulfate）：药典 2000 年二部 P890。β2 肾上腺受体激动药。

二、性激素

8. 己烯雌酚（Diethylstibestrol）：药典 2000 年二部 P42。雌激素类药。

9. 雌二醇（Estradiol）：药典 2000 年二部 P1005。雌激素类药。

10. 戊酸雌二醇（EstradiolValerate）：药典 2000 年二部 P124。雌激素类药。

11. 苯甲酸雌二醇（EstradiolBenzoate）：药典 2000 年二部 P369。雌激素类药。中华人民共和国兽药典（以下简称兽药典）2000 年版一部 P109。雌激素类药。用于发情不明显动物的催情及胎衣滞留、死胎的排除。

12. 氯烯雌醚（Chlorotrianisene）药典 2000 年二部 P919。

13. 炔诺醇（Ethinylestradiol）药典 2000 年二部 P422。

14. 炔诺醚（Quinestrol）药典 2000 年二部 P424。

15. 醋酸氯地孕酮（Chlormadinone acetate）药典 2000 年二部 P1037。

16. 左炔诺孕酮（Levonorgestrel）药典 2000 年二部 P107。

17. 炔诺酮（Norethisterone）药典 2000 年二部 P420。

18. 绒毛膜促性腺激素（绒促性素）（Chorionic Gonadotrophin）：药典 2000 年二部 P534。促性腺激素药。兽药典 2000 年版一部 P146。激素类药。用于性功能障碍、习惯性流产及卵巢囊肿等。

19. 促卵泡生长激素（尿促性素主要含卵泡刺激 FSHT 和黄体生成素 LH）（Menotropins）：药典 2000 年二部 P321。促性腺激素类药。

三、蛋白同化激素

20. 碘化酪蛋白（Iodinated Casein）：蛋白同化激素类，为甲状腺素的前驱物质，具有类似甲状腺素的生理作用。

21. 苯丙酸诺龙及苯丙酸诺龙注射液（Nandrolone phenylpropionate）药典 2000 年二部 P365。

四、精神药品

22. （盐酸）氯丙嗪（Chlorpromazine Hydrochloride）：药典 2000 年二部 P676。抗精神病药。兽药典 2000 年版一部 P177。镇静药。用于强化麻醉以及使动物安静等。

23. 盐酸异丙嗪（Promethazine Hydrochloride）：药典 2000 年二部 P602。抗组胺药。兽药典 2000 年版一部 P164。抗组胺药。用于变态反应性疾病，如荨麻疹、血清病等。

24. 安定（地西泮）（Diazepam）：药典 2000 年二部 P214。抗焦虑药、抗惊厥药。兽药典 2000 年版一部 P61。镇静药、抗惊厥药。

25. 苯巴比妥（Phenobarbital）：药典 2000 年二部 P362。镇静催眠药、抗惊厥药。兽药典 2000 年版一部 P103。巴比妥类药。缓解脑炎、破伤风、士的宁中毒所致的惊厥。

26. 苯巴比妥钠（Phenobarbital Sodium）。兽药典 2000 年版一部 P105。巴比妥类药。缓解脑炎、破伤风、士的宁中毒所致的惊厥。

27. 巴比妥（Barbital）：兽药典 2000 年版一部 P27。中枢抑制和增强解热镇痛。

28. 异戊巴比妥（Amobarbital）：药典 2000 年二部 P252。催眠药、抗惊厥药。

29. 异戊巴比妥钠（Amobarbital Sodium）：兽药典 2000 年版一部 P82。巴比妥类药。用于小动物的镇静、抗惊厥和麻醉。

30. 利血平（Reserpine）：药典 2000 年二部 P304。抗高血压药。

31. 艾司唑仑（Estazolam）。

32. 甲丙氨脂（Meprobamate）。

33. 咪达唑仑（Midazolam）。

34. 硝西泮（Nitrazepam）。

35. 奥沙西泮（Oxazepam）。

36. 匹莫林（Pemoline）。

37. 三唑仑（Triazolam）。

38. 唑吡旦（Zolpidem）。

39. 其他国家管制的精神药品。

五、各种抗生素滤渣

40. 抗生素滤渣：该类物质是抗生素类产品生产过程中产生的工业三废，因含有微量抗生素成分，在饲料和饲养过程中使用后对动物有一定的促生长作用。但对养殖业的危害很大，一是容易引起耐药性，二是由于未做安全性试验，存在各种安全隐患。

附录四　中华人民共和国农业部公告
（第 193 号）

为保证动物源性食品安全，维护人民身体健康，根据《兽药管理条例》的规定，我部制定了《食品动物禁用的兽药及其他化合物清单》（以下简称《禁用清单》），现公告如下：

一、《禁用清单》序号 1 至 18 所列品种的原料药及其单方、复方制剂产品停止生产，已在兽药国家标准、农业部专业标准及兽药地方标准中收载的品种，废止其质量标准，撤销其产品批准文号；已在我国注册登记的进口兽药，废止其进口兽药质量标准，注销其《进口兽药登记许可证》。

二、截止 2002 年 5 月 15 日，《禁用清单》序号 1 至 18 所列品种的原料药及其单方、复方制剂产品停止经营和使用。

三、《禁用清单》序号 19 至 21 所列品种的原料药及其单方、复方制剂产品不准以抗应激、提高饲料报酬、促进动物生长为目的在食品动物饲养过程中使用。

食品动物禁用的兽药及其他化合物清单

序　号	兽药及其他化合物名称	禁止用途	禁用动物
1	β-兴奋剂类：克仑特罗（Clenbuterol）、沙丁胺醇（Salbutamol）、西马特罗（Cimaterol）及其盐、酯及制剂	所有用途	所有食品动物
2	性激素类：己烯雌酚（Diethylstilbestrol）及其盐、酯及制剂	所有用途	所有食品动物
3	具有雌激素样作用的物质：玉米赤霉醇（Zeranol）、去甲雄三烯醇酮（Trenbolone）、醋酸甲孕酮（Mengestrol）、Acetate 及制剂	所有用途	所有食品动物
4	氯霉素（Chloramphenicol）及其盐、酯［包括：琥珀氯霉素（Chloramphenicol Succinate）］及制剂	所有用途	所有食品动物
5	氨苯砜 Dapsone 及制剂	所有用途	所有食品动物
6	硝基呋喃类：呋喃唑酮（Furazolidone）、呋喃它酮（Furaltadone）、呋喃苯烯酸钠（Nifurstyrenate sodium）及制剂	所有用途	所有食品动物
7	硝基化合物：硝基酚钠（Sodium nitrophenolate）、硝呋烯腙（Nitrovin）及制剂	所有用途	所有食品动物
8	催眠、镇静类：安眠酮（Methaqualone）及制剂	所有用途	所有食品动物

续表

序　号	兽药及其他化合物名称	禁止用途	禁用动物
9	林丹（丙体六六六）（Lindane）	杀虫剂	所有食品动物
10	毒杀芬（氯化烯）（Camahechlor）	杀虫剂、清塘剂	所有食品动物
11	呋喃丹（克百威）（Carbofuran）	杀虫剂	所有食品动物
12	杀虫脒（克死螨）（Chlordimeform）	杀虫剂	所有食品动物
13	双甲脒（Amitraz）	杀虫剂	水生食品动物
14	酒石酸锑钾（Antimonypotassiumtartrate）	杀虫剂	所有食品动物
15	锥虫胂胺（Tryparsamide）	杀虫剂	所有食品动物
16	孔雀石绿（Malachitegreen）	抗菌、杀虫剂	所有食品动物
17	五氯酚酸钠（Pentachlorophenolsodium）	杀螺剂	所有食品动物
18	各种汞制剂包括：氯化亚汞（甘汞）（Calomel），硝酸亚汞（Mercurous nitrate）、醋酸汞（Mercurous acetate）、吡啶基醋酸汞（Pyridyl mercurous acetate）	杀虫剂	所有食品动物
19	性激素类：甲基睾丸酮（Methyltestosterone）、丙酸睾酮（Testosterone Propionate）、苯丙酸诺龙（Nandrolone Phenylpropionate）、苯甲酸雌二醇（Estradiol Benzoate）及其盐、酯及制剂	促生长	所有食品动物
20	催眠、镇静类：氯丙嗪（Chlorpromazine）、地西泮（安定）（Diazepam）及其盐、酯及制剂、	促生长	所有食品动物
21	硝基咪唑类：甲硝唑（Metronidazole）、地美硝唑（Dimetronidazole）及其盐、酯及制剂、	促生长	所有食品动物

注：食品动物是指各种供人食用或其产品供人食用的动物。

二〇〇二年四月九日

附录五　中国人民共和国农业部公告
（第 1519 号）

为加强饲料及养殖环节质量安全监管，保障饲料及畜产品质量安全，根据《饲料和饲料添加剂管理条例》有关规定，禁止在饲料和动物饮水中使用苯乙醇胺 A 等物质（见附件）。各级畜牧饲料管理部门要加强日常监管和监督检测，严肃查处在饲料生产、经营、使用和动物饮水中违禁添加苯乙醇胺 A 等物质的违法行为。

特此公告。

附件：禁止在饲料和动物饮水中使用的物质

二〇一〇年十二月二十七日

附件：

禁止在饲料和动物饮水中使用的物质

1. 苯乙醇胺 A（Phenylethanolamine A）：β-肾上腺素受体激动剂。

2. 班布特罗（Bambuterol）：β-肾上腺素受体激动剂。

3. 盐酸齐帕特罗（Zilpaterol Hydrochloride）：β-肾上腺素受体激动剂。

4. 盐酸氯丙那林（Clorprenaline Hydrochloride）：药典 2010 版二部 P783。β-肾上腺素受体激动剂。

5. 马布特罗（Mabuterol）：β-肾上腺素受体激动剂。

6. 西布特罗（Cimbuterol）：β-肾上腺素受体激动剂。

7. 溴布特罗（Brombuterol）：β-肾上腺素受体激动剂。

8. 酒石酸阿福特罗（Arformoterol Tartrate）：长效型 β-肾上腺素受体激动剂。

9. 富马酸福莫特罗（Formoterol Fumatrate）：长效型 β-肾上腺素受体激动剂。

10. 盐酸可乐定（Clonidine Hydrochloride）：药典 2010 版二部 P645。抗高血压药。

11. 盐酸赛庚啶（Cyproheptadine Hydrochloride）：药典 2010 版二部 P803。抗组胺药。

主要参考文献

郭红卫. 2005. 食品营养与食品安全. 上海：复旦大学出版社.

何计国. 2003. 食品卫生学. 北京：中国农业大学出版社.

姬德衡. 1997. 食品卫生指南. 沈阳：东北大学出版社.

蒋云升. 2002. 烹饪卫生学. 北京：中国轻工业出版社.

凌强. 2001. 现代饭店食品营养与卫生控制. 大连：东北财经大学出版社.

吕莹. 1999. 营养与食品卫生学. 开封：河南大学出版社.

彭萍. 2006. 食品营养与卫生. 武汉：武汉大学出版.

食品卫生学编写组. 2002. 食品卫生学. 北京：中国轻工业出版社.

史贤明. 2003. 食品卫生与安全学. 北京：中国农业出版社.

汪志君. 2004. 食品卫生与安全. 北京：高等教育出版社.

王尔茂. 2004. 食品营养与卫生. 北京：科学出版社.

吴坤. 2003. 营养与食品卫生学. 北京：人民卫生出版社.

项伟，马德中. 2005. 营养与食品卫生知识问答. 兰州：甘肃人民出版社.

肖荣. 2003. 营养医学与食品卫生学. 北京：中国协和医科大学出版社.

曾翔云. 2006. 食品营养与卫生. 武汉：华中师范大学出版社.

张永伟. 2002. 食品卫生培训教材. 北京：海洋出版社.

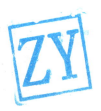